本书中文简体字版通过 **Fantasee Media Co., Ltd.（杭州耕耘奇迹文化传媒有限公司）**授权新世界出版社在中国大陆地区出版并独家发行。未经出版者书面许可，本书的任何部分不得以任何方式抄袭、节录或翻印。

北京版权保护中心引进书版权合同登记号：图字 01-2020-2320 号

图书在版编目（CIP）数据

温柔的良夜 ：生命的最后时刻 ／（美）苏妮塔·普里著；陈诗悦译 . —— 北京 ：新世界出版社，2020.11

书名原文 ：That Good Night:Life and Medicine in the Eleventh Hour

ISBN 978-7-5104-7127-8

Ⅰ．①温… Ⅱ．①苏… ②陈… Ⅲ．①姑息疗法②临终关怀学 Ⅳ．① R459.9 ② R48

中国版本图书馆 CIP 数据核字（2020）第 171227 号

温柔的良夜：生命的最后时刻

作　　者：[美] 苏妮塔·普里
译　　者：陈诗悦
责任编辑：丁　鼎
责任校对：宣　慧
责任印制：王宝根
出版发行：新世界出版社
社　　址：北京西城区百万庄大街 24 号（100037）
发 行 部 ：(010) 6899 5968　(010) 6899 8705（传真）
总 编 室 ：(010) 6899 5424　(010) 6832 6679（传真）
http://www.nwp.cn
http://www.nwp.com.cn
版 权 部 ：+8610 6899 6306
版权部电子信箱：nwpcd@sina.com
印　　刷：三河市骏杰印刷有限公司
经　　销：新华书店
开　　本：880mm×1230mm　1/32
字　　数：270 千字　印　张：11
版　　次：2020 年 11 月第 1 版　　2020 年 11 月第 1 次印刷
书　　号：ISBN 978-7-5104-7127-8
定　　价：49.80 元

THAT
GOOD
NIGHT

Sunita Puri

温 柔 巾

良 但

生 命 的 最 后 时

[美]苏妮塔·普里 ____ 著

陈诗悦 ____ 译

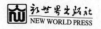
新世界出版社
NEW WORLD PRESS

我谨带着爱与感恩，
将此书
献给赐予我生命的父亲母亲，
献给提醒我享受生活的弟弟，
以及照亮我人生征程的真理。

目 录

第三部分　海贝中的永恒

作者的话

五岁时，我第一次得知了生命的短暂。

在母亲作为麻醉科医师疲于奔命的那些年里，父亲成了我的引路人，也成了我的挚友。早晨，他会为我煮溏心蛋，为我吹干和梳理一头乱糟糟的黑发，教我如何祈祷，还带我去母亲绝不会同意的快餐店吃饭。一个秋日的傍晚，我俩风卷残云地吃了几个炸玉米饼后，瘫坐在公寓窗边的沙发上。父亲像他平时那样看着窗外的暮色，我的手指上还残留着黏糊糊的番茄酱和玉米粉。父亲是位工程师，他耐心地回答着我一个又一个的问题：为什么夕阳有千变万化的颜色？为什么在同一片天空能同时看到渐沉的落日和刚升起的明月？我说，希望天空能永远像现在这样漂亮。父亲却告诉我，所有的生命都像这日暮的天空，美丽、短暂。或者说，恰是这稍纵即逝才让它变得美丽。

"生命中的一切，不论是你、我，还是天空，都会不断变化直至最终消逝。"他先是指向天空中的一片深蓝色，接着滑向渐渐退去的粉红色和橙色。他还跟我说，某一时刻客厅里的植物会枯萎死去，某一天他会长出白发，需要拐杖支撑才能走路。人生中遇到的每个人、每件事都会像眼前慢慢退去的颜色一样变幻消亡。说这话的时候，他的声音安定却又庄重。那不是他读书时欢快的声音，也不是他斥责时刺耳的声音，更不是他吟唱时悦耳的声音。我的表情一定是太惊恐了，他告诉我别害怕。"这是事物的自然法则。"他说，"无人可以幸免。越早知道这一点，就越会珍惜生命中的每一刻，把它们当作是短暂的馈赠。"

那次谈话仅仅是一个开始。后来父母与我和弟弟还聊过许多次，谈论死亡与无常，谈论带着对短暂生命的认知好好生活。但在那个时刻，父亲和我只是静静地坐在一起。我想着他说的话，看着太阳渐渐消失，星星渐渐闪耀。

....

二十多年后，我走上了学医的道路，当上了住院医师。但我发现自己仍然没有准备好去面对父母的死亡和他们的痛苦。尽管父亲的话一直回荡在我的脑海深处，提醒着我死亡是自然规律，也是必然的终点。但作为一个医学生，我的全部注意力都放在了生命的延续上。我相信长寿才是好命。医生的工作是处理、控制并推迟死亡，而不是欣然接受它的必然性，我们学到的是对将要熄灭的生命之光愤然说不。

有时，当我成功治愈了某位患者的严重肺炎，或是确诊了一例新发现但却可医治的癌症时，我会尽情享受胜利的果实。但有时我也会怀疑，我所做的一切究竟是像患者们以为的那样，使他们恢复了原有的生活质量，还是仅仅推迟了他们死亡的时间。尽管我可以调动一系列先进的现代科技让一个患者活着，可我依旧对死亡毫无头绪，难以启齿——这个我们所有人都将面对的终点，这个所有古代文明都试图诠释并拥抱的命运。

我从未想到自己的医学事业会在我选择姑息治疗作为专业时达到顶峰。这是一个相对新生的专业，主要是去治疗那些几乎无法痊愈的绝症患者的痛苦。几个世纪以来，人们不断因为绝症遭受痛苦，最终死亡。可是直到 2006 年，美国医学专业委员会才将临终关怀和姑息治疗列为一项专门的医学分科。西方医学一直忽视和否认人类的痛苦和死亡，而我却选择了一个去接受和认可这一切的领域。同样令我始料未及的是，因为这个选择，我对医学在人生中的作用有了全新的理解。

我的工作游走于生与死之间，这恰恰反映出了我们——医生、患者，以及患者家属——常常拐弯抹角地讨论痛苦、尊严、生存和死亡，而非直言不讳。我们仰赖于委婉的词句、沉默不语或是专业术语，可我们最需要的恰恰是清晰明朗的表达。医学需要找到新的语言方式，也需要消除对这种全人类共享的经验的偏见；我们的回避与沉默导致了许多不必要的痛苦，而姑息治疗的宗旨就是要改变治疗的能力，不管是在病患家中，还是在医院里，为病人和医生提供一套有效而深入的语言来谈论疾病，谈论死亡。这本书是我的一点小小的尝试，希望能够激励人们去开启一些艰难却必要的对话，来减轻由于对死亡的沉默所带来的痛苦。

一点更加私人的经验是，照顾父母也改变了我人生的意义，迫使我重新衡量生命中最重要的事，同时也重新思考如何更好地生活，更好地爱别人。我希望我写下的这些故事——关于我的父母、同事，以及那些患者的家庭——能够让我们所有人深入理解，并欣然接受必死的命运，从而实实在在地点燃生命的激情，也能够使我们重新思考在短暂的一生中，什么才是最有意义的事。

就像父亲在很多年前说过的那样，我们都会衰老，然后死亡。我们会失去所爱之人，不论是何种族、住所在哪、收入几何、有无信仰或是何种肤色。人们因为有限而短暂的生命联结在一起，因为必然的失去而成为同类。我们穷尽一生维护尊严，找寻意义，而在那生命之火将熄之际，我们也能带上一份尊严和意义，踏入那温柔的良夜。

第一部分

两片黑暗的
天空之间

第一章　转变

旧金山，2010 年

　　六十五岁上下的唐娜，有着一双棕色的大眼睛和一副爵士歌手般的烟嗓。她的脸上满是雀斑，皮肤紧紧地包着纤柔的颧骨和下巴。这天下午的旧金山难得风和日丽，空气里的湿气和热意不经意间钻入了唐娜位于大学医院十四层的病房，让这个平素阴冷的空间一反常态。唐娜正拿着一台手持电风扇，闭目享受着扑面的阵阵凉风，落在肩上的几缕棕灰色头发也被吹得乱舞。刚见到她的时候，我还只是一名医科的四年级学生。尽管还有几个星期就要毕业了，我心里却越来越犹豫日后是否该继续从医。

　　五年前，唐娜的肾脏因高血压和糖尿病开始出现衰竭。她身体虚弱，总是感到恶心，不得不经常请假，也差点儿丢掉了在承包商办公室做秘书的工作。为了让自己好受些，同时也为了活命，唐娜不得不接受每周三次、每次三小时的透析治疗，以便过滤掉血液中那些已经无法被肾脏清理的代谢废物和毒性物质。血管外科医生在唐娜的手臂上搭建了一条连接动脉与静脉的瘘管，使透析仪器可以将血液从身体里引出、洗净，再输回体内。最初几年，透析疗法不仅延缓了死神的到来，也确确实实改善了她的身体状况和生活前景。她返回职场，干起了兼职。她不再感到恶心，还把之前因为肾衰竭导致的食欲不振而瘦掉的九斤体重又增了回来。

可没过几年，疲倦和恶心感却卷土重来：透析曾治好过这些症状，现在却成了导致它们的罪魁祸首。唐娜频繁地进出医院，但由于动静脉瘘四周的皮肤发生了严重感染，内部还产生了血栓堵塞，透析已无法正常进行。最近一次就诊时，一组医生将一根临时的透析导管插到唐娜颈部的大静脉里，而另一组医生则尽力修复那根再次被堵塞的动静脉瘘。可几周后，唐娜又因为严重的肺炎进了医院，而病因很有可能是上次就医时感染了细菌。最终在出院后，她不得不在疗养院接受了三周理疗。等到身体慢慢恢复，能自己照顾自己后，唐娜终于回到了家。但日常的穿衣、煮饭对她而言还是很吃力，更别提每周一、周三和周五自己开车去做透析了。

这天，唐娜又来医院报到了——血栓再次堵住了动静脉瘘。她的主治医生想要再装一个临时的透析导管，还同血管外科的医生商量搭建一根新的透析瘘管。唐娜拒绝了。

我再也不想做透析了。唐娜和医生说，我已经活得挺好了。

她的医生想知道，如果唐娜不想再做透析了，她想要做什么，他们又该如何进行治疗。这些问题在我还是个医学生的时候几乎从未遇到过，也从未想过。和所有带教过我的医生一样，我所接受的都是关于如何保护生命和延长寿命的训练。只有在少数情况下，我曾见到过病人主动放弃延续生命的治疗，而我的带教医生总是挣扎着提出别种方案，并指出该方案（如果真的有）的后果和局限。唐娜的治疗团队明白，他们需要其他人的帮助来进行这类敏感的谈话，于是打电话求助于姑息治疗小组，希望后者能和唐娜聊聊，弄明白除了透析之外，她到底想要什么。

当时我正好在加利福尼亚大学旧金山分校的姑息治疗小组进行为期两周的选修实习，就这样碰到了唐娜。那时我还有几个月就要从医学院毕业，之后要进行三年的内科住院培训。此前我已经完成了毕业所需的轮转，在内科、妇科、外科、儿科、精神病科、神经科和家庭医生的科室分别待了一到两个月。在医学院的最后几个月里，我需要选择以后继续学习哪个专科，师从哪些医生。

我翻阅着选修列表来寻求灵感。医学院的培养之道是，技术远高于人文，重医治之术，轻医治之艺。在学医的最初几年，我能理解这种偏差存在的合理性：若缺乏对人体生理机能和疾病发生机制的专业认知，或不能对人类所遭受的各种繁杂疾病有正确的处理方式，我根本无法对病人做出诊断和治疗。然而在各科室轮转期间亲眼看到住院医师和主治医生是如何照料病人的时候，我才震惊于自己与病人相处的时间是如此之少——不过是查房时的几分钟，以及一天里除非绝对必要才会偶尔有的额外几分钟。我常常在等待实验室检测报告和 CT 扫描结果，将病人的详细资料输入电子健康报告，和社工商量如何尽快让病人回家，还有同心脏病科和胃肠病科的医生会面听取他们对病人的建议，一整天的时间就这样飞驰而过了。不知道为什么，医治病人似乎就意味着花很少的时间与他们相处。有一天，我曾出于好奇为自己在医院的各项事务计时，结果是，我花在电脑前的时间是检查病人加上和他们谈话时间的整整两倍。

　　毕业慢慢迫近，住院实习也很快就要开始了，弃医的念头却不自觉地在我脑中浮现。在翻阅选修列表的时候，我真的只是在拼命寻找可以让自己放弃医学的理由。我想用一个月的时间跟着一位擅长医治药物滥用者的精神病医生，再用一个月的时间待在县级医院的一个虐童反应小组里。有个同班同学建议我去姑息治疗小组轮转两周看看，我发现自己已经报名参加了。

　　唐娜是我跟着麦考密克医生看诊的第一个病人。麦考密克医生是我在姑息治疗小组轮转时的带教医生，他面容英俊，有一双柔和的棕色眼睛，脸上总挂着热情的笑容。这天，他穿着一件蓝色格子衬衫和卡其裤，正在同一名社工和牧师艾伦讨论工作。我们围坐在一张长方形桌边，逐一讨论着小组手头的十二位病人，其中就包括新转来的唐娜。"医疗小组似乎是想尽其所能，帮助唐娜继续透析疗程，可是她本人却不想坚持了。"麦考密克医生概述了唐娜的医生希望我们解决的困境，"那让我们去弄清楚她究竟在想些什么吧！"他这个人很随意且风度翩翩，专业素养高却不让人觉得有距离感。我随他一起穿过几个门厅前往唐娜房间时，才惊奇地发现他竟还未见过唐娜。我不禁怀疑，他这样一个突然闯入唐娜人生最后阶段的陌生人，能否取得她的信任，又要如何问一些连她刚出现肾衰竭时就接诊她的医生也未曾提及的私密问题。

　　阳光透过窗户照在唐娜的病床上，我注意到她偶尔会眯眼，便把百叶窗调低了一些。在我们交谈的时候，麦考密克医生、艾伦牧师和我没有围站在她四周或是倚在墙上，而是面对着她坐在几把灰色折椅上。她病床边的小桌子上放着一只棕色的托盘，上面有几个长方形的塑料盒，分别装着豌豆泥、鲜橙色的胡萝卜和一小块鸡胸肉。托盘边上贴有一张粉色小纸条，勾选了"低盐饮食""肾病饮食""糖尿病饮食"几个小方格。"这是透析用餐。"唐娜发现我在看她的午餐，皱了皱鼻子说，"这些东西可比我的肾更容易让我犯恶心。"分毫未动的餐盘旁边摆着一本《心灵鸡汤》，纸页泛黄，还有许多折角。

麦考密克医生以柔软的声调开口，礼貌而富有同情心："我们来自姑息治疗小组，来这儿是想多了解一下你，然后帮助你考虑一些医生们需要你做的决定。"

"我想要……我能得到的……一切帮助。"唐娜回应道。她说起话来很费力，声音逐渐减弱，像在喃喃自语。

疲倦似乎侵入了她说出的每一个词和她试图完成的每一个动作。她告诉我们，现在仅仅是把一勺青豆送到嘴边，对她来说也已经是件很了不起的事了。谈话间她总是在挠自己的手臂，抓下来的干燥皮屑掉落在蓝色的病房床单上。我并非没有见过像她一样被疾病折磨得长期困乏和衰弱的病人，但还从未有人拒绝接受我们建议的治疗，尽管有时候连我自己都怀疑他们的身体是否能撑得住。

从透析中心回到医院的救护车上，唐娜一路都被恐惧支配着。她说她感觉到心脏敲击着胸膛，仿佛是在预示即将到来的危险。她知道医生想要再动一次手术来修复动静脉瘘，以便继续透析治疗。可是她有一个疑问，一个过去几个月来反复在她脑海中浮现的疑问：脱离透析的短暂生命，是否可能比透析后的苟延残喘来得要更好一些呢？

"我不是想了结自己，"她喃喃道，"我只是累了。"

她向我们诉说了因为透析而在过去五年里所享受到的人生：她怀念她的养女，怀念从她家前廊能看到的海湾大桥，怀念按照

11

妈妈的食谱做出来的烤肋排和柠檬派。但她绝不会怀念肾衰竭所带来的精疲力竭是怎样一点点剥夺了她的自理能力：她无法再用西班牙瓷砖铺成的自家厕所，无法享受独自淋浴的快乐，无法用薰衣草味的沐浴露来擦洗全身，也无法在淋浴室里站直身体——只能坐在一把塑料椅上；她无法全身心地浸润在花园的芬芳中，无法把手伸进芳香扑鼻的泥土中照料金盏花和小雏菊，也无法在松软的泥土里留下自己的膝盖印。

"我对你所遭遇的困难感到很抱歉。"麦考密克医生递给唐娜一盒纸巾，"我听到你说，透析确实帮助你恢复了一些，也让生活好了一点。可是我也了解到，在过去的一年里它的确让你十分疲乏，而且时不时让你感到恶心。""是的，没错。"唐娜附和道，停下来喘了口气。哭泣已经让她筋疲力尽了。

"其他医生和你说过一旦停止透析会有什么后果吗？"

我屏住了呼吸，不是很确定麦考密克医生究竟想问什么。他是希望唐娜能够大声回答说，她清楚如果不做透析自己只有死路一条吗？

"老实说……他们没怎么……说太多。"她回答道，一边用纸巾绞着食指，"我会……怎么样？"

"首先你要知道，如果透析无法再帮助你好好生活，你完全可以要求停止，"麦考密克医生开始解释，"可同样重要的是，你得知道一旦停止会有什么样的后果。透析曾经帮你清除掉的血液毒素会再次慢慢堆积起来。"

"然后……我就会……死吗？"唐娜小声问道。

"没错，你会死于肾脏衰竭。"麦考密克医生回答道。我从来没有见过一个医生如此直白地对病人说他将不久于人世。很多好心的医生会慌乱地说着抱歉或是机械地重复保证，绝口不提事实的真相，以期缓和真相带来的打击。我常常对他们这种家长式的作风感到讶异。他们担心病人无法承受不经修饰的事实，认为他们需要一些无关紧要的语言和感情来作为减震器。可是麦考密克医生和他们不同，从他口中说出的话简洁又富于同情，甚至有些不合时宜。我还从未见过有医生以接受而非逃避的姿态来揭开残忍的真相。他的声音坚定而清晰，没有用"过世"或是"安息"这样委婉的词汇。我以为唐娜会打断他，会说她不能接受这样直接地谈论死亡。可她只是点点头，仿佛麦考密克医生不过是证实了她原就知道的事实，仿佛坦言真相令她感到欣慰。"不过我们的重点是，确保你在这段时间里感到舒适并免于痛苦。"他礼貌地把手搭在唐娜的肩膀上，看向她的眼睛，重重地点了点头来强调最后的这句话。

"我会……受什么样的苦？"唐娜突然看向我问道。经过了这么多年的医学训练，我当然可以告诉她肾脏是如何运作的，肾衰竭后她的身体会怎样。但我一点儿也不知道因为肾衰竭而慢慢死去是怎样的经历，也不知道哪种药物治疗可以缓解她的痛苦。我惊讶于自己的沉默，不知道该怎样回答她，指引她步入每个病人、每一个人，甚至是我自己都要经历的那个转变。这样的我，该怎么去成为一个医生呢？

"停止透析后，最普遍的现象之一就是原本靠透析从你体内清除的液体会在肺部囤积起来，你的呼吸可能会变得困难。"麦考密克医生开始解释，唐娜点了点头，"所以我会开一些预防气喘或是呼吸困难的药。"

"好的，"唐娜小声补充道，"我可……不想……窒息。"

"为了不让你有这种糟糕的体验，我会开两种药。"麦考密克医生说，"另外一件可能的事情是，一旦停止透析，堆积起来的毒素会让你迷迷糊糊的，变得嗜睡。这通常不会太痛苦，只是会让你身边的人担心。"

"我……不想要痛苦。"唐娜回应道。麦考密克医生马上跟她保证说肾衰竭一般不会太痛苦，病人通常只会在失去意识后才迎来死亡。他温柔地说，肾衰竭可能是一种相对仁慈的死亡方式。

我从未见过这样当医生的。

随着谈话的深入，我意识到唐娜的决定会带来巨大的影响，我变得越来越纠结。理论上，我清楚病人有权选择不接受或者停止对他们毫无帮助的治疗，但我从未真正遇到过有病人坦言他们的生活质量因为某种本应帮他们续命的治疗而下降。

"我准备好了，"唐娜轻声说，"我知道……上帝……在等着我。"艾伦牧师握着唐娜的手问她是否有宗教信仰或精神寄托，唐娜点了点头，小声地承认她是个基督徒，希望艾伦能陪她一起祈祷。随着艾伦念起《诗篇》中的篇章，唐娜急促的呼吸缓和下来，表情也逐渐放松。

"谢谢你，牧师。"唐娜轻声说。

在遇到唐娜之前，我见过的死亡不是始料未及的飞来横祸（死于严重车祸），就是用尽心力治疗却回天乏术（一个晚期癌症患者在接受了25分钟的心肺复苏后死去）。现在看来，它们都只是死亡的一部分形式。死亡是一个过程，是我在学医生涯中还未认清的过程。泪水涌上了眼角，我眨了眨眼睛想要保持镇定。我不是在为唐娜感到难过，我是钦佩她。

此刻，在我即将结束医学院的学习成为一个"真正"的医生之前，我终于明白该怎样去关怀一个濒死的病人。

　　一个人的形象在这四十五分钟里呈现了出来。我此前曾做过针对病人的社会关系调查，搜集过可能影响他们健康的生活细节：家里有谁？住在哪儿？以何种工作为生？喝酒或是抽烟吗？有没有宗教信仰？我过去常常为能够记住病人的种种细节而自豪，比如孩子的姓名、出生地，还有职业。这些细节可以帮助我认识他们。但它们仅仅只是信息，我认真收集这些信息，好让自己越过医学的巨大鸿沟，来了解病人，将他们视作活生生的人。当我聆听麦考密克医生和唐娜的对话时，我所得到的信息却和上述内容截然不同。我们试图理解她真正关心的是什么，她要如何选择治疗方案，让她能够享受而非牺牲那些被她重视的事情。

　　在此之前，我一直相信治疗疾病是减轻痛苦的最佳方式。一个人和他的疾病一损俱损。随着我学医的深入，这两者之间的界限变得愈加模糊。不自觉地，我开始将病人视作各种诊断的集合体或是亟待解决的生理难题，我也渐渐丢掉了学医的初心：医学是一个能够让我同时成为科学家和人文主义者的宝贵机会，我可以把书本知识应用到减轻人类痛苦的事业上。对无数疾病知识和治疗方式的无休止的记忆，在医院里看诊、预约实验室检验，忙碌的会诊，拼命想要好好表现的压力，还有在医院里长时间的轮班，这些都在持续不断地消磨着我，我慢慢找不到自己做这些事的意义了。然而在选修的姑息治疗小组中，我似乎重新寻回了意义。我想，这真是讽刺，医学原本想消灭死亡，我却在一个接受死亡的领域里找到了目标。

　　之后的两周里，我时而觉得不太适应，时而又备受鼓舞。一边对能够从事如此具有人性的医学治疗感到高兴，一边又因为姑息治疗同我以前所学之间的巨大差异而感到惊奇。

在那两周里，麦考密克医生教会我如何正确地评估、治疗疼痛和恶心。即便都快要从医学院毕业了，我也还没有做好应对这些最基本症状的准备。如果我们能够减轻一位癌症病患因为心力衰竭导致的疼痛或是气短，这些人就有能力自己穿衣打扮或是自然地与人交流，还有些人就能够慢慢恢复体力来进一步接受化疗或是参加临床试验。麦考密克医生教会我临终关怀和姑息治疗的区别：临终关怀不是一个具体的场所，它更像一种姑息治疗的方式。当病人只有不到六个月的存活期时，他能够在自己家中得到由护士、医生、社工和牧师的照料。麦考密克医生主持家庭会议的时候，我会在一旁边观察边做着笔记。他总是会问病人，患病这件事如何重塑了他们的希望和目标。

我还从没想过除了治好病快点回家，病人竟然还会有其他的目标。我曾听到一位患了胰腺癌的病人对麦考密克医生说，她希望能恢复到足够好的程度，去参加两个月后女儿的大学毕业典礼。还有一位年迈的先生鼓足勇气向我们坦言，去看肿瘤医生已经剥夺了太多他本已所剩无几的生命。他宁愿待在家中陪伴家人，而不是来来回回地驾车去诊所，花几个小时坐在带软垫的椅子上，看着化疗药物一点点滴进自己的静脉。尽管我的病人中大多数都已濒临死亡，但我们同他们谈论最多的却是生命，是怎样在他们仅剩的时间里更好地生活。

轮转结束的前几天，我遇到了茱莉亚。她有五十多岁，已经到了乳腺癌的晚期，癌细胞侵蚀了她大半根脊柱，以致她无法依靠自己的背躺下。即便麦考密克医生和我已经调整了止疼片的剂量好让她入睡，夜班医生还是于凌晨三点在她的住院表格上写下了"易醒和警觉的"和"抱怨失眠"。我问她在忧心什么，她告诉我："我只是还没准备好离开女儿和外孙女，我有太多的事情想要告诉她们。"我静静地听着，不时点头，却不知道该说些什么。一踏出她的房间我便意识到，如果我从未念过医学院，也许我更容易与她共情，将她视为一个即将面临重大损失的女人，而现在的我却只会把她当作一个快要死于乳腺癌的病人。专业的医学知识似乎让我与她之间产生了距离，使我失去了与她共情的能力。这种权衡与交换令我很羞愧。搭电梯回到团队讨论病人的房间时，我开始怀疑在过去的几年里，我身上还有哪些部分也同样逝去或者被迫压抑了。

几个小时后，整个团队围坐在一起讨论起各自的病人。我向大家叙述了和茱莉亚之间的对话后，便转向麦考密克医生，建议给她增加助眠药物的剂量。艾伦牧师提出疑问说，除了给她开一些助眠药物外，我们还能做些什么。"你听说过遗赠工作吗？"艾伦问我。她解释说，人们通常想要在自己死后给还活着的亲人们留下讯息，或是表达爱意的纪念和话语。有时候，人们会写信，让亲人在像是毕业典礼或是婚礼等特殊的场合上打开。还有人会用录像表达自己对伴侣的爱意，或是用颜料在纸板上印出火鸡、爱心等形状的手印送给孙辈。我从未听说过遗赠工作，但我觉得这是一种帮助我们进入病人内心世界并帮助他们挖掘生命意义的重要方式。

几个小时后，我在艾伦的陪同下又去见了茱莉亚。艾伦拿着一台录音机，我带着笔记本和笔。"你想用哪种方式来向家人传达你想说的话呢？"我问她，并向她解释说我们可以录下她的声音或是帮助她写下想说的话。

两种方式她都选了。对外孙女，她录下了自己时而有力时而微弱的声音；而对女儿，她想说的话都由我替她写在了画线的打印纸上。写完后，茱莉亚仔细阅读了两遍，才颤颤巍巍地签下了自己的名字，折好按在自己的胸前。"谢谢你，"她说，"谢谢你帮我为我的女孩儿们留下了属于我的一部分。"那个下午，我所做的事无须任何医学训练。茱莉亚当晚睡了一个好觉，中间只醒了一次。

．．．．．．．．．．．．．．．．．

唐娜和茱莉亚都死去了。唐娜原本希望的是，接受临终关怀的辅助在家中等待死亡，但就在我们会面的三天后她就开始变得迷迷糊糊，不久便陷入了昏迷。麦考密克医生说，她可能撑不过用救护车送她回家的这段路，所以我们就在医院的病床上继续照料她。她哆嗦的时候我们为她添了几床毯子，还写下了嘱咐，让护士不要每六个小时就把她弄醒来测血压和体温。她的舒适与否成了我们最为关注的生命体征。我们每天都去她病房里看好几次，细心地调整用药剂量来缓和她呼吸急促、昏迷以及疼痛等症状。她的家人在床柱上系上了气球，还在她周围贴满了亲朋好友的照片。他们围绕着她，吟唱颂歌，歌的旋律因为抽泣而断断续续。家人走后不久，在那天夜里，唐娜独自一人在那寂静却安详的小屋中离开了人世。

茱莉亚带着录好的磁带和书信回到家里接受临终关怀。在轮转结束的几周后我去找了艾伦，她告诉我茱莉亚的家人给我们团队写了一封感谢信。"我想那封信和那盘磁带为她带去了真正的平静，让她觉得可以放下一切了吧。"艾伦对我说。

我从麦考密克医生和艾伦那里学到的东西，和我在医学院经历的太不一样了，我甚至怀疑过那是不是"真正的"医学。我所学的医学是快节奏的、用来拯救生命的事业，依赖于塑料导管和超声波、手术室和内窥镜、给糖尿病和高血压患者吃的各式各样的药丸，还有从挂在输液架上的塑料包里流入身体的生理盐水和抗生素。为了延长生命我们用尽全力，不给死亡留下任何缝隙。

然而轮转结束后我却完全被姑息治疗吸引了，我甚至觉得为什么没能早点儿学到这些，好让我救治以前的那些病人。这次转变恰恰是我所追寻的灵感。它关乎那些医学院没能教给我的东西，关乎那些被塑造出来的模板之外的东西。在这片呼唤着我的灰暗的空间里，学习去讲述无法被言说的事物，对我来说究竟是什么呢？

回顾那两周的时光，我意识到自己为那些病人所做的事情并非我受到的医学训练——诊断或是治疗他们的病痛。他们在同我见面后，都只生存了几个星期，甚至几天，但我记住的并非他们的死亡，而是我们用真诚令他们觅得平静，让他们得以清晰表达出自己的痛苦，大声说出在仅存的生命中的心愿。即便我试图说服自己，我不可能像麦考密克医生一样每天都做那样的事，可是我所习得的这种特殊的语言、我对同情心和真相态度的转变，一直困扰着我。在那几周里，我感受到了人性和人道。既是一个医生，同时也是一个活生生的人，而不是非此即彼。在轮转结束时，我无法否认，这是我离自己想要成为的那种医生最近的时刻。

第二章　言语

　　我不确定自己成为一名医生究竟是出于对医学的喜爱，还只是因为想成为母亲那样的人。

　　母亲出生于孟买，后来搬到了旁遮普西部的印度难民营，她的父母在工业城市古杰兰瓦拉经营着一家棉纺厂。

　　母亲出生前，她的父母和她四个哥哥姐姐挤在一个小房间里，一个挨着一个睡在一张粗糙的床垫上。而她就出生在这个房间的小角落里。因为是在家中出世的，外祖父母并不记得她准确的生日。但这不过是她早年生活中众多未解之谜中的一个，全然比不上外祖父是否有收入、家里能否吃上一顿热饭，以及有没有足够干净的洗澡水来得重要。唯一一件她很早就确定的事，就是她想要成为一名医生。

　　她在 7 岁时就确立了这个志向。那时每当家里有人生病，他们的家庭医生便会拎着一个黑亮的小包出现在家中。他的手很柔软，人也安静，包上有一个铜扣，每次打开和关上时发出的一记声响听上去很是专业。母亲曾想象这是一个有魔力的包，里头装满了能够吓跑疾病的药片和药水。她的哥哥曾经跌下楼梯摔破了下巴，她便坐在一边看着医生替他缝合；当外祖母脸烧得发烫，喉咙肿胀，她便看着他送来冰毛巾和一瓶亮蓝色的小药丸。仅仅是待在他身边就让我母亲觉得开心。她会偷窥他的"魔法包"，并相信这是一个无底洞。她猜想，当他把手伸进包里时，也许通向了一个秘密的世界。有一次她悄悄把手伸了进去，想看看能发现什么，可当医生转过头来时，她迅速地抽回了手。她想像他一样驱走寒热、缝合意外、抚慰人们。她想要一个属于自己的"魔法包"。

这个梦想陪伴她度过了一段沮丧而无聊的灰暗日子。耳畔是永无停歇的汽车轰鸣声，眼前是川流不息的载人摩托车。孟买这座城市永不落幕的嘈杂声，每日迎接她起床，一直到夜晚又伴她入睡。她的父亲从一个颇有前途的生意人，沦落为挣扎在温饱线上的出租车司机，这种羞辱感折磨着他，令他不时在家中爆发，和妻子大吼大叫，不一会儿又突然陷入沉默。从她母亲的灶台上升起的浓烟和水汽时常刺激着她的鼻子，弄得她晕乎乎的。尽管如此，这股浓烟却意味着父亲挣回了足够的钱，让母亲可以煮上豆子汤，蒸上米，为全家开饭，也让小小的公寓里终于散发出了大蒜、生姜和洋葱诱人的香气。如若没有这烟火气，则意味着她要在夜晚边读着课本边忍受胃里空空如也的绞痛，再三思索是睡觉还是继续读书来得好受一点。这时候，她便会想起那个"魔法包"。周日的时候，她会帮哥哥姐姐抓头发里的虱子，她会用食指和拇指碾碎那些小虫子，然后把手放进一碗已满是血污的水里漂洗，这时候她又会想起那个"魔法包"。

母亲在祷告中找到了平静。她会在伽内什神的银塑上端放上茉莉花藤，也会在厨房的小长凳上摆起镶框的难近母女神像。小公寓的不远处有一座给锡克教徒礼拜用的谒师所，母亲和外祖母每次都会头戴细布围巾，怀着虔敬的心走进去，坐在满是灰尘的地板上一起叩拜。她虔诚地希望自己可以行医，祈求上帝给予她成为一名医生的机会。在用梵语和旁遮普语轻声祷告的时候，她的脑袋里全是那只"魔法包"的画面。

母亲考上孟买一所医学院的那天，我的外祖母流下了自豪却又羞愧的泪水，因为她和外祖父付不起学校所需的入学费。那天晚些时候，母亲鼓足勇气去找隔壁一户相当富裕的邻居寻求帮助。在听完我母亲的困境后，这位邻居给了她所需的钱。后来每当母亲交不出学费的时候，她就苦苦哀求医学院的院长给她提供奖学金，而她的坚持、决心和优异的成绩每次都动摇了他。在医学院求学期间，母亲一直和她的父母住在一块儿，每天单程搭乘两辆火车和一趟公交往返学校。晚上回到家迎接她的总是外祖母开伙的饭香，还有冰冷地板上粗糙的床垫。

....

在我的童年里，母亲和医学总是密不可分地交缠在一起，有时甚至无法分辨，像是互相塑造了彼此。我几乎觉得医学就是我们家的第五口人，静默地待在我父母、我弟弟希达斯和我的身边。它是母亲落在玄关壁橱里偶尔被我当作睡衣的绿色手术服；它会潜伏在母亲的车里，化身蓝色手术帽粘在她缕缕的黑色长发上，或是变为鞋套躲在乘客的座椅底下；它甚至还入侵了父亲的衣柜。在几张二十世纪八十年代的家庭照里，父亲都穿着一件母亲给他的衬衫，上面是她刚开始在手术室里应用的一种药物的广告："一切尽在掌握：卡肌宁"。

医院就是我第二个家，母亲的同事们则成了我的叔叔和阿姨。学校放假时，她总会带着我和弟弟一起去医院，然后把我们留在外科休息室里。在那里，会有在两台手术的间隙出来吃甜甜圈和炸薯条的医生来照看我们。他们喜欢给我和弟弟戴上手术帽，穿上手术服，把我们打扮成他们的样子。我会在医院厕所的镜子前仔细端详自己的脸，希望有一天也能拥有母亲那样的黑色长发、褐色眼睛和长睫毛，当然还有她开朗温暖的微笑。那微笑足以安慰人心，使任何人都卸下防备。我会帮她整理满是无菌手套、针头和手术用具的箱子。母亲每年都会带着它们去印度做一段时间的志愿麻醉医生，治疗那些没能像她一样逃离贫困的病人们，再把这些设备器具捐献给当地医院。我还在上中学的时候，母亲会和我坐在一起学习生物学和生理学，陪我复习那些至今仍让我充满敬意的人体机能：心脏的跳动、肾脏的过滤、肝脏的清洁和大脑的指挥。这样的时刻里，医学就好像在我的肩上盘旋着。

上高中以后我开始学习生物，母亲说我终于懂得足够多了，她可以同我分享她日常生活的细节了。她用手指沿着我的脖颈抚摸，告诉我如何找到病人的颈静脉，还跟我解释为什么要给手术中的病人通过静脉注射提供强大的血压药物。她会顺着动脉走向一直抚到我的手腕，然后向我展示她会如何在这里安插一根细巧的导管来感知和检测血压变化。她告诉我如何沿着脖子找到用于呼吸机插管的体表标志，以确保病人的肺在手术期间能正常运作。她还会从包里拿出她的听诊器，先教我如何听自己的心跳，然后再让我听她的——那颗我还在她的子宫中时就滋养着我的心脏。

　　她心脏的跳动声一如高中生理课上描述的那样，由两种独特的声响组成："噗""嗵"，分别来自房室瓣和动脉瓣的关闭，以确保血液只沿着心房到心室这个方向流动到身体的其他部位。几年后，在医学院里学到怎样看心电图时，我又想起了她心脏跳动的声音，图表上的优雅轨迹恰恰表明了电脉冲正以每分钟八十次的频率穿过心脏组织。在感到难过或紧张的时候，我会将手放在胸前，惊叹于掌下几英寸外跳动着的这颗拳头大小的器官。它提醒着我自己的强大和坚韧，一如那个赋予我生命的女人。

　　和这份强烈的存在感并存的，是她时常的缺席。尽管医学让我们相连，但是她的工作属性也在不断挑战着这份牵绊。她总是长时间地待在医院里，漫无止境。如果碰到急诊或是复杂的病例，我就会变成日托班最后一个被领走的小孩。有一阵子，她每三个晚上就要值一个夜班。我总在母亲值夜班时打电话给她，以至于医院的接线员都能认出我的声音了。有时候放学回家，我发现她刚值完三十个小时的班后正在小睡，便会跳上床把她摇醒，用手臂缠着她，希望她能带我去海滩或是公园玩。我会深深闻她睡前刚洗好的头发的香味，把头挤进她下巴和锁骨间的小小空间里。而她则会把我推开，迷迷糊糊地叫我让她接着睡。

　　我离不开她，但我也渐渐意识到她离不开医学。于是，我追随着母亲学了医，因为我知道那是她会在的地方。

....

　　在内科住院培训的第一年最是折磨。实习到第六个月的时候我遇到了谭约翰。

　　谭先生不能说话，所以会用写纸条的方式和我交流。他待在

24

大学医院的特需病房里，距离我见唐娜和茱莉亚的小间仅几步之遥。他六十出头，一小撮灰黑的头发贴着头的下缘。一年前，他刚刚熬过一场由鼻腔和咽喉引发的癌症，可是用来治疗癌症的化疗和辐射却让他对感染失去了免疫力。一种真菌传染病侵入了他的头骨底部，然后在一条为脑部提供营养的动脉里安家落户。小块的真菌会间歇性地冲破动脉壁，随着血流一起冲入脑部，停留在那些为精细的脑组织提供营养的小血管里。因此他常常会无预警地突然中风（医学现称脑卒中），也逐渐失去了行走、吞咽和说话的能力。

我向医院的神经外科医生咨询是否有方法可以移除或是减轻感染时，他回答我说："没有任何手术能够消除感染，再次中风只是时间问题。我们能做的只有继续给他开抗菌药物，希望这样可以减缓真菌的成长速度，为他赢得一点时间。但是长远来看，他是不会好转的。"

尽管真菌感染不时危及他的生命，但这一次谭约翰却并非因此入院。他得了严重的肺炎，需要来医院注射强效的抗生素。肺炎被控制住了，他却因为胃溃疡开始大出血，生命垂危。我不得不给他输了好几次血，还安排了 CT 和内镜检查想找到出血点。出血的情况被控制后不久，他的心跳又开始不正常地加速。这意味着他又有了新的感染，而这一次被感染的是膀胱。

谭先生是我职责范围内的十个病人之一。我同任何一个病人相处的时间都很短暂和匆忙，因为效率是每一个实习生的神圣信条，而病人往往一和我们聊起来就没完没了。尽管我一再说服自己不要走上和带教老师一样的道路，可事实上我还是将更多的时间用在了文书工作、记笔记和学习上，而不是给病人做检查以及同他们交谈。这种习惯令我困扰，但我仍会提醒自己，只有熬过住院实习，我才能够用自己想要的方式行医。实习时的同学和我开玩笑说，毕竟我们都是"延迟满足"的专家。不过谭先生的状况在我心里敲响了一个无法被忽略的警钟，他病症的严重性让我确信，想要治好他，就不能再争分夺秒地计较时间了。

每天早上查房时，谭先生都会用微笑迎接我。尽管眼角有一排深深的鱼尾纹，他的双眸却很清亮。中风导致他左边的面颊略高于右边，让这个笑容看起来有些扭曲。他会伸出左手示意我过去坐在他身边，手上的蓝色静脉十分突出，根根可见。他的嘴唇干裂，总是微微张开，露出稀疏的牙床和沾满厚厚唾液的牙齿。有时唾液会流到他一侧的脸颊，或是在他小睡时滴落到锁骨窝里。我用听诊器在他躯干上移动，听着他的心跳和呼吸。与此同时，房间里因为他最近的一次内出血弥漫着一股血液的腥臭味。床边放着他的白板和一支快要干掉的红笔，一旁还有一只加州大学戴维斯分校的深蓝色杯子和一封似乎用中文写成的信。他用没有受到中风影响的左手拿起了白板和笔写道：

我的嘴巴很干。你能给我一些凝胶吗？

和肺炎、膀胱感染、胃出血以及总会再出现的中风相比，嘴唇干裂实在微不足道。我看了一眼他的药物记录，发现之前开过的凝胶不知为何已经过期了，便答应他重新开一份。他从不会问我很多问题，但是他已经在医院待了两周半，病一个又一个地接踵而至。我开始意识到，我有很多事情想要问他，像是我第一次听到麦考密克医生问的那些问题：他知道自己病得有多重吗？如果病情再加重的话，他希望我如何医治他？他有没有和家人讨论过他所珍视的生命质量是怎样的？以及，如果下一次中风令他再也无法交流了，他希望家人为他做怎样的决定？如果心脏停止，他想要做心肺复苏吗？我曾见过麦考密克医生轻松优雅地就展开了这些对话，但我很怀疑自己能不能和他做得一样。当我刚要开口告诉谭先生，下午晚点儿我会再过来确保他的嘴唇好受些的时候，他给我写了一句话：

你都不回家的吗？

我笑了，我说我会回的。

你早上在这儿，下午在这儿，晚上也在这儿，你什么时候回家？

"好啦，你听上去就像我妈妈！"我打趣他道，我们一起笑了起来。从没有病人表达过对我的关心，这让我有点感动。"我保证会回家的，谢谢你关心我。你人真好！"而我没有告诉他也羞于承认的事实是，我宁愿待在医院里而不是别的地方。在医院的高墙里，我有清晰的角色要扮演。尽管时而沮丧时而疲惫，但这个角色让我有了目标。而在医院以外的世界，我不清楚自己是谁：我花了太多太多的时间学习成为一个合格的医生，以至于我已经再也不知道空闲的时候应该干些什么了。即便在我怀疑自己是否应该从医的日子里，我都仿佛变成了工作本身。成为一个医生已经占据了我生命中太多的时间，我需要承诺自己会找到一条路，来让过去的时间都有所回报。在医院之外，我常常和做工程师的男友吵架。他开始厌倦这个时常耗尽情绪的实习生，厌倦了几个小时后才会回他信息的女朋友，也厌倦了下班后打着电话就会突然睡着的我。我对在杂货店排队毫无耐心，对营业员态度粗暴。大学里的同学渐渐不再给我打电话或是发邮件了，因为我几乎从不回复他们；似乎总有更加紧迫的事情突然横插进来，比如一次测试或是一个研究项目。我好像不擅长工作以外的生活，但我以为我仍擅长医学。我提醒着自己，要接受延迟满足这个概念，提醒自己现在所牺牲的一切在培训结束后都会重新归属于我。

"谢谢你照顾我。"他写道，还竖起了大拇指。

"谭先生，你真的不用客气。我答应你，一定会帮你解决嘴唇干裂的问题。"

走出房间时，我知道自己得鼓起勇气，同他和他的家人好好聊聊现在的状况了。在他住院期间，有这么多不同的医护人员治疗过他：外科医生、神经科医生、传染病专家，还有肿瘤学专家，没有一个人想过他可能会死在这儿，也没人担心过即便他活下来却可能比之前更加虚弱和疲惫。在我经手的十个病人中，他可能是面对重大疾病最脆弱的那一个。如果出现了我们无法控制的并发症，我们能做的只有用尽一切可能的有创仪器和技术来维持他濒死的躯体，也不管这些方式能否真的为他生命的最后时光带来好处。我开始怀疑起来，治好某一种疾病的意义，难道仅仅是为了让另一种疾病有时间发展起来吗？可随着越来越多有经验的医生参与到对他的治疗中来，我觉得自己也越来越没有资格说出这个想法。

谭先生正在慢慢死去吗？已经诊治他几个星期了，亲眼见到他的情况不断恶化，我不禁这样问自己。如果他真的时日无多，他会希望待在医院里让我们追赶一个又一个的疾病，却始终无法真正改变生命的走向吗？与其害怕面对他的死亡，如果我能尊重他的想法并直接说出来，请他和我谈谈自己人生的终点，又将如何呢？我知道我必须这么做。可如果他知道了我的想法后，究竟会感到惊恐万分，还是会松一口气呢？

我最想要的莫过于做个好医生，不论是对谭先生还是其他任何一个现在或是以后的病人。可是对一个身处困境的病人来说，到底怎样才算是个好医生呢？是承诺会倾尽全力去拯救生命的医生吗？还是诚实告知对方医学无法医治的医生？是对谭先生未知的未来抱有乐观并沉默吗？还是打破这种沉默的才算呢？

接下来的一天我和两位带教医师——第二年的住院医师安德鲁和十年前就完成住院培训的主治医生迈克尔斯，一起去其他病人那里查房，为他们一一制定治疗方案。夜幕逐渐降临，我坐在医院九楼住院医师的房间里，赶着今天回家前要完成的十个病人的医嘱。这个房间更像是我们住院医师的办公室，放着一排排电脑和储物柜。几个破旧的沙发中间有一张桌子，上面散着半包薯条、小松饼蛋糕上掉下来的油腻腻的碎屑，还有附近中餐厅和印度餐厅的外卖单。我们会在这里讨论一些有难度的病历细节，也会一起为住院训练的种种不便叹息。值夜班的时候，我们会在这间屋子里挤作一团，输入白天记录的医嘱或是研究一些疑难杂症。我们还会一起分享餐厅里的深夜雪糕，或是从 ICU（重症监护病房）拿条毯子来裹在肩膀上。尽管这间房间总是散发着汗臭和咖啡味混杂的奇怪气味，它却总能让我平静。

从房间的窗户里，我能够看到第一缕灰色的夜幕从旧金山海湾升起，逐渐将整个城市都拢入怀中。值夜班的时候，会有新的病人被收入院。之后我也会在这同一间房间里写着医嘱，偶尔停下看着阳光慢慢洒满城市，仿佛是液态的金色在与锈粉色争夺着一大早的天空。

算上我学医的四年、做研究的两年和住院医师实习的最初一年，我在湾区住了快七年，却从未觉得有任何地方的景色比得上从这座医院的大墙内向外所看到的旧金山风光。从十四楼会议室望出去，在大桥、山川还有大片的绿荫之间固定的日升日落，带给我恒定的可靠感，和窗内医院里拘束却瞬息万变的气氛形成鲜明对比。我总会在每天早晨查房前，逛到这间房间来看看窗外的景色。清晨的露珠装饰着窗棂，而我会把手掌贴在冰冷的窗户上。刚刚写了一阵医嘱，想要休息片刻，我便来到这儿，把手掌贴在窗户上，期望可以穿越那被点点繁星围绕着的片片层云。这小小的窗户似乎隔开了两个世界：外面，是自然的秩序；里面，是医院的混乱。

....

那天我并不当值。这就意味着我可以清晨 6:30 到医院，下午 6:30 左右离开，搭上学校的短驳车回到自己的小公寓中。每隔四天，我会值一个三十小时的夜班，诊治已经入院的病人，也会接收一些新病人。我住在学生公寓，离巨人队主场和使命湾附近的旧金山站都不远。坐车回家的路上，我总会凝神望向窗外旧金山的风景。沿途经过金门公园边界上的绿地、田德隆区成排的旅馆和小咖啡店，以及街上成群的流浪汉，还有第七街上一段了无生趣的水泥路和在 280 号州际公路上飞驰的汽车。高速公路立交桥上汽车的轰鸣不断，而桥下则是轻轨铁道。

我的公寓反映出生活恼人的模样：冰箱里除了几罐健怡可乐，基本空空如也；橱柜里是从医院餐厅顺回来的香蕉、苹果和几袋烤薯片；一张奶油色的床垫和一台从克雷格列表①买来的

① 美国大型免费分类广告网站。

旧电视在客厅里相对摆放，旁边的旧宜家桌子上堆了几本教科书和我写了一半的论文；公寓里到处贴着我父母和弟弟的照片，而从来德爱①促销买来的相框则静静躺在书桌下的一堆杂物中，甚至还没有被拆开；我睡在一张已经有点凹陷的床垫上，盖的是褐橘色相间的羽绒被。床的一半摆满了小说、论文集和诗集，因为我总会在睡前读点什么，于是也就懒得把书放回书架了。赖内·马利亚·里尔克②的《献给奥尔甫斯的十四行诗》、阿兰达蒂·洛伊③的《微物之神》，还有琼·狄迪恩④的《向伯利恒跋涉》，这些书名都是我从大学英语文学课的课程大纲上搜集来的。我一直都想上那些课，可是我的时间全被医学院的必修课给占满了。我买了二手的《黑孩子》⑤《紫色》⑥《我的祖国》⑦和《说母语的人》⑧，画下那些令我心荡神摇却难以言喻的段落和诗句。很多年前我就卖掉了生物和生理学的教科书，也回收过几本化学讲座的笔记，但在枕边伴我入睡的书却来自那些我从未上过的课。

　　我总是立志要在每周休息日整理房间。可当真到了那一天，我要么是在呼呼大睡，要么就是一路从英巴卡迪诺⑨散步到渡轮大厦。我会从书店出发，经由素食甜甜圈小店，到一家咖啡厅吃个午餐，逛上几个小时，让阳光——我在医院里异常想念的阳

① 美国连锁药店。
② 奥地利诗人。
③ 印度女作家。
④ 美国女作家。
⑤ 美国黑人作家理查德·赖特的自传体小说。
⑥ 美国女作家爱丽丝·沃顿的代表作。
⑦ 埃塞俄比亚裔医学专家和作家亚拉伯罕·维基斯的著作。
⑧ 韩籍作家李昌来的小说。
⑨ 总部位于旧金山的软件开发公司。

光——温暖我的周身。有时我会和一起实习的一两个朋友去一些物美价廉的餐厅享用晚餐，像是波特雷罗山附近的一家越南咖啡厅，或是教会区的一家南印度餐馆。我们会聊各自的朋友——不学医的朋友、结了婚的朋友、住在自己家而不是学生公寓的朋友，还有一些有钱有闲周末可以随时出国旅行的朋友。

住院培训开始的时候，我已经三十岁了。有时我会从医院厕所的镜子里看着自己，眼前的女人有着一头黑色长发，却可从中辨认出新生的细微灰发。深色的眼睛下有淡淡的黑眼圈，脸庞消瘦，眉毛杂乱需要修理。我还没结婚，仅有的几段恋爱关系都被我长时间的工作和学习给搅黄了。我天真地以为我爱的人会默默理解学医所需要耗费的精力和情感，可事实并非如此。反观我的母亲，三十岁的时候她已经嫁给了一个才认识一周的男人，跟随他离开祖国去了一个没有任何亲戚的地方，生了两个孩子，同时接受着累人的麻醉科培训。她慢慢积攒着住院医师微薄的收入，希望给她的家和孩子们未来的教育存下一点钱。而三十岁的我自己还像是一个孩子，被培训中没完没了的无常搅得心烦意乱，挣扎着想在这个世界找到立足点：我要在三家不同的医院给病人看病，一起工作的住院医师、学生和主治医生永远在变，我还要去适应每一个新的带教老师。变化才是我生命中的恒常，而我渴望稳定的生活。

母亲几乎每天都给我打电话，但我不是每次都能接到。这天晚上我刚躺上床，她的电话就来了，问我今天过得怎么样。

"挺忙的。"我回答。她轻快的印度语令我放松地闭上了眼睛。我跟她说起自己诊断出一个病人因为化疗而产生了心力衰竭，还告诉她另一个病人的背痛要归咎于刚发现的多发性骨髓瘤。我还提到了谭先生，我不知道他能否健康出院。

"他的情况听上去很复杂。"母亲认可我的疑虑，"现如今的人们比以前更容易生病，不过我做的和你在内科做的很不一样。我只要把管子插进静脉注射药物，然后只要等着就好啦！"

她说她和父亲正在计划每年例行去印度的旅行，想在一、二月天气最宜人的时候出发。我们聊到她的故乡变化有多大，她已经很难想象自己曾居住在那个到处挤人、毫无安静之处的城市了，何况天空还因为污染整日灰蒙蒙的。要回到已经失去的故乡，我能感觉到她有点伤感。我问她，回到印度是不是反而让她更加难过而不是开心，她回答我说："我不太想起从前，也不太想起过去的事情。反正一切都只是暂时的，我们拥有此刻，然后这一刻便不复存在。"每当提到印度时她总会这么说。她说印度已经变得让她不认识了，也很难再给她家的感觉。可她的声音中还是充满了无法掩饰的渴望与懊悔。我也能敏锐地察觉到我的父母为了弟弟和我现在的生活所牺牲的一切。她和我父亲一直以为我会追随她的脚步从医，可是当我想要从事文学或是人类学的时候，她也表现出了支持。然而，她声音中的怀旧与伤感一直萦绕着我，让我不断追问自己，想走的道路是否对得起她做出的牺牲。那些她说出口的和未说出口的话渐渐压倒了我，超越了语言本身。

和她聊完后，我跑到书架上，找了一本阿加·沙希德·阿里的诗集。我最早是在大学里知道这位诗人的，现在却有些忘了具体是怎么一回事。我想要找到母亲没能说出来的那些东西。

....

　　第二天早晨查房的时候，我同安德鲁和迈克尔斯医生聊起了谭先生，我说出了几小时前在来医院的接驳车上反复练习的话："我觉得是时候坐下来和他的家人谈谈……之后该怎么办了。"我说得犹犹豫豫的，一开始表达不清，后来才慢慢壮起胆子，"我担心他的病情很快就会加重，可我们还没有和他或是他的家人谈过一旦发生这种情况该怎么办。如果他又突然中风无法呼吸，我们要不要给他插管？他是否想要进行心肺复苏？他真的知道自己的情况有多糟糕吗？这些问题我们都应该尽早讨论，而不是一直拖着。"我没能说出提议召开这次家庭会议背后的其他动机：事实上，每一个在照顾谭先生的人都清楚他的状况有多糟，都明白再一次发病很有可能就会夺去他的生命。每个人都清楚，除了他自己。

　　"当然。"迈克尔斯医生说道，"这个想法不错，这些问题都需要好好说明。现在，我们先继续给他开抗生素和其他药，确保他的血细胞计数稳定。有什么情况，随时和我们联系。"我有点焦虑地颤抖了一下，安德鲁和迈克尔斯医生不和我一起去吗？如果我要操作的是一项技术活动，比如在谭先生的颈部大静脉进行注射，或是从他肿胀的腹部抽取液体，安德鲁一定会帮助我做好准备，甚至会监督整个过程，而迈克尔斯医生说不定会在一旁指导我们俩。这些技术活必要却又危险，可家庭会议同样如此。就像我和麦考密克医生一起工作时看到的那样。言语和沉默，就如同针头和导管，能疗愈也能伤人，能启迪也有损害。我回想起和麦考密克医生学习的时光，我们会温习一遍病人的基本状况，然后一起决定要和病人聊些什么，怎样去聊。我们会设想病人和家属可能会问我们的问题，思考该如何回答。我们会斟酌用词，希望能在诚恳讨论病人现状和不打消他们对未来的希望之间找到那细微的平衡。我希望安德鲁能像麦考密克医生那样帮助我，筹备这次家庭会议，厘清和病人交流的内容以及方式。但是作为一个实习生，我常常感到自己需要营造出一种"我能够解决一切问题"的假象，即便事实上我并不能。在住院医师的带教中，没有什么比碰到一个连和家属谈话这样简单的任务都完成不了的实习生更让人烦心的了。特别是这样的家庭会议往往耗时耗力，需要在本已经满满当当的时间里至少再挤出一个小时。准备的时候，我想起麦考密克医生推荐的一本袖珍指南，里面有一些关于如何有条有理并富于同情心地准备和进行家庭会议的要点。我从背包里找出了这本指南，伏在住院医师房间的桌子上记录下一些要点。我希望可以做得像麦考密克医生教我的一样好。

我打电话给谭先生的妻子劳拉和他的女儿诺艾尔，请她们来医院开一次家庭会议。"不不不，"我告诉她们，"没有发生什么意外。是的，他一切如常。"可我不知道如何开口的是，这种长期性的不稳定才是症结所在。我需要找到一种精确但又温和的方法来转述外科医生告诉我的事，然后帮助她们弄清楚：不是如果，而是当最坏的情况发生后，该怎么办。

"我的家人都在这儿了。"那天晚些时候，她们都来到了他的病房，谭先生写道。

劳拉十分瘦小，穿着松松垮垮的黑色裤子和一件过大的羊毛开衫，只到我的胸口高。她短短的黑发从中间分开，露出脸庞。她笑脸盈盈，戴着一副简单的眼镜，脖颈上挂着一个圆形玉挂件。"我是他的妻子。"她的英语不是很流畅。

"您好！很高兴您能来。"我握住了她的手说道。诺艾尔比我高几厘米，脖子挺直，身材颀长，就像芭蕾舞演员一样优雅地站在那儿。她的黑色长发中有几簇浅亮的挑染，梳成了高马尾。上身一件松松垮垮的暗色毛衣遮住了她苗条的身材。她二十岁出头，在加州大学戴维斯分校读二年级。谈话刚开始的时候，她还有些严肃，但是当我说起她父亲总是盯着那个戴维斯分校的宝贝杯子时，她渐渐展开了温暖的笑颜。不过她紧紧抱在胸前的两臂还是泄露了紧张，仿佛这个姿势可以让她在这场未知的来访中保持镇定，甚至保护她。诺艾尔和我说英语，和她母亲说广东话。我以前读谭先生的病历时了解到，诺艾尔经常会陪他就医，充当他和劳拉的翻译。后来我才得知她会根据父亲的就医时间来选课，确保自己有空去接父母一起去听医嘱，也确保配药、拿药的过程正确无误。

"别担心。"我指了指医院里派来的广东话翻译对诺艾尔说，"今天你不用再帮忙翻译，只要聆听就可以了。"

"太谢谢你了。"她静静地说，脸上的表情和怀抱着的双臂却没有松动。

我迅速扫了一眼房间，想找到主持这个会议的最佳位置。谭先生的床边吗？还是和他的家人坐在一起？我从护士站搬来好几张椅子，硬塞进这间不大的房间，并殷勤地邀请家属们坐下。可我自己还是焦虑得不行，直接就站在了他的床边。"好的，谢谢你们今天都到这儿来一起聊聊谭先生的情况。"翻译站在家属的旁边，将我的话翻译成了广东话后看向了我。我低头看了看自己写的大纲，上面是我想在这次会面时提到的一些要点，里面好多都是我从麦考密克医生的备忘单上抄下来的。

我一直都知道如何表达。可是在这间房间里，我却觉得孤立无援。我深吸了一口气。

1. 询问病人或家属对病人的疾病了解多少。

"请告诉我，在你们看来，谭先生的病情是怎样的？"我先是看向诺艾尔和劳拉，然后再将视线转回谭先生。他开始用歪歪斜斜的字体慢慢写下答案：我的嘴巴很干。

什么？我在心里打了个疑问，但嘴上还是说道："好的，我会给你开一点凝胶的。"我想着是不是应该换种方式提问才能让他说得更详细些。劳拉给谭先生的嘴上涂上了人工唾液，我又试着问了一次："关于你的真菌感染，神经外科和传染病的医生是怎么跟你说的呢？"

翻译用广东话把我的问题传达给他们的时候，我瞄了一眼自己的下一个要点。

2. 纠正他们关于病情的所有误解。

白板上谭先生的回答是：我不知道。

这怎么可能？他已经入院快一个月了，怎么会不了解真菌感染是怎么回事呢？我在心里想。

我该怎么开口解释？

"有几件事希望您和您的家人可以理解。"我看向笔记本，上面这样写着：真菌感染→可能触发又一次中风→无法做手术只能注射抗菌药物。

3. 用简洁明了的语言传达信息。

"其实我们已经在你的静脉输液中加入了抗菌药物来治疗感染，"我说道，"但是这些药物不会完全治愈或者去除真菌。最理想的状态是，药物可以防止真菌继续增长。而最坏的情况就是即便我们继续给你注射药物，感染也在持续扩大。给你做过手术的神经外科医生认为真菌已经侵入了血管，随时有可能恶化引起又一次中风。可是我们已经无法用手术来去除真菌了。"

我停下来让翻译传达我的话，也有点好奇她要如何准确地翻译我提到的这些概念。我注意到劳拉的表情因关切而开始紧绷，诺艾尔的目光则有些呆滞。房间里的情绪逐渐产生变化，我觉得自己负有责任却不知如何应对。

谭先生还是没什么表情。他盯着他的记事本，又写下了一个问题。

那我能用激光疗法来杀掉真菌吗？你能帮我从血液里过滤掉真菌吗？

我仿佛能看到他那颗工程师的大脑在飞速运转，不想放过任何一个可能的解决方案。我摇了摇头，强迫自己说出令人担心的事情，但又对自己可能会摧毁谭先生的希望而感到厌恶。可是，如果不把这些话说出口，我会更加无法忍受："再次发生中风只是时间问题。而且这一次会比以前任何一次都更严重地影响你的生活。"

4. 设身处地。用"我真希望"来说话会很有用。

"我真希望我们能用上像激光疗法这样的手段。"我说道。

翻译过后，是一阵长时间的沉默。

5. 给沉默和情绪表达以空间

我有点忍受不了这阵沉默，便开始即兴发挥："谭先生，你们对此是怎么想的？你觉得你想要做什么呢？"话刚出口，我立刻就后悔了，恨不得把刚才说的咽回肚子里去。

"对于什么？"他写道，依然面无表情。

对于你治疗癌症时所遭受的那些并发症；对于每次我们以为治好了一种病，另一种又跑出来的情况；对于你已经在医院住了三个多星期而且可能一直会住到死去这个事实；对于你随时可能会中风，而我们无法预防也不可能治愈；对于如果病情继续加重，你的心脏会停止跳动，一旦进行心肺复苏我就需要压断你的肋骨而伤害到你。

这些话在我脑中飞快地组织着，我却如鲠在喉。房间里的气氛明显紧张了起来，显然不论是谭先生的家人还是我都从来没有进行过这样的对话。可是一旦话题开启，不论气氛有多尴尬，我们都得直面他的死亡。他嘴里因为辐射灼烧发出的臭味和最近开始挂在他床边的尿袋，都在提醒着我们，他的死亡肉眼可见。我忍不住怀疑自己所期待的诚实以对，是不是仅仅引起了害怕、恐慌和不解。"我想……我的意思是，如果真的又中风了，你是不是希望我们尽一切可能进行治疗？即便这些疗法最终不会有任何效果？"我希望他回答说，他想要平静地离世。我不知道该怎么告诉他，为了防止又一次中风，我们几乎尽了一切努力。但我开不了口，我无法告诉他，等真的到了下一次我们几乎什么都做不了。我不知道该怎么说。

谭先生看向他的白板又写道：

别把这句话念出来。我的时日还有多少？

我抿起了嘴。我只是个实习生，初出茅庐的新手医生，怎么可能告诉他还有多长的日子呢？可是在准备这次会面的时候，我又怎会想不到他要问的这个问题呢？换句话说，如果我是他的话，难道不想知道吗？

我观察着他，颞动脉在前额角上突突地跳着，因为静脉注射留下的淤青让手臂颜色有些暗沉。如果他急性中风，内腹又突然出血了呢？或者因为耐抗生素又引发了严重的感染呢？现在任何一种并发症都可能随时要了他的命。可是如果这些都没有发生呢？如果他能好好地离开医院呢？

"可能只有几个月。"我也写在了他的白板上。我担心诺艾尔和劳拉会问我们在写什么，要我大声读出我俩的对话。"我没办法给你一个确切的数字，但这是我最乐观的估计了。"我停顿了一下继续写道，"我还担心你会突发严重中风，之后就离不开医院了。"他看了看我，然后擦掉了我写下的话。

抱歉医生，但我想你错了。我会端着一杯咖啡自己走出这里的。

他也停了一下，继续写道：

我还会在两年后亲眼见到女儿从加州大学戴维斯分校毕业的。

像是要证明自己是认真的，谭先生放下了白板支撑着要坐起来。他小心地将身体的右侧都靠在枕头上，上半身几乎完全抬了起来，头上渗出细密的汗珠。看护他的护士跑了进来，想要阻止他："不，谭先生，你不能自己站起来！"

谭先生没有听她的，他用还能动的那只手抓紧了病床旁的扶手来稳住自己，然后站直在我面前。一开始有些摇晃，慢慢稳当，最后站定。

护士就站在我身边，我能感觉到她的恐惧和不安。从某种程度上，我理解谭先生从床上起身的动作不是一种反抗，而更像是在强调他用颤颤巍巍的手加粗写下的那些话。他站在离我和护士只有几厘米的地方，灰色病服挂在他形容枯槁的躯体上。他环视着屋子，仿佛过了几分钟，什么也没有说，安静却神情坚毅，然后慢慢又坐回床上。

"我明白。"我很敬佩他刚刚的举动，也不知道自己能再说些什么。他慢慢让身体重新躺回床上时，我却想着如何能尽快逃离这个房间。"我知道今天我们聊了很多不怎么愉快的话题，希望这些没有令你们感到沮丧，也不要引起任何的误解。"翻译转述给劳拉后，又回过头来对我说，"她想知道以后可不可以不要再聊这些了。"

她的话有些刺伤了我，但我强迫自己微笑着回答说："当然可以。我明白这有点尴尬，但我不是有意想让你难过的。我只是，嗯，想让你知道，也想确保你了解有关他健康的一切信息。"我同劳拉和诺艾尔都握了握手，答应谭先生第二天早上会来再给他做个检查。

"谢谢你抽空做这些。"他在白板上写道，还向我竖起了大拇指。

我回到值班室想安静一会儿，这间屋子是给当值的住院医师在值夜班时睡觉用的。我在脑中重演了一遍刚才的会议，想到我提出的问题、家属们的不解和困惑就有点不安。我的本意是想让他们搞清状况，并提供一些指导意见。可是谭先生一家却再也不希望有这样的会面了。那么如果最坏的情况发生了，我现在又能为他做什么呢？默许的程序是，给予他一切可以维持生命的急救方式。我能想象他会需要心肺复苏、连上呼吸机，然后因此感到恶心。一旦他的心跳或呼吸停止，都会有仪器可以恢复心跳。可是再多的仪器也不可能将他已经被真菌感染、肺炎和内出血弄得羸弱不堪的身体恢复到他们所期待的样子了。现在的技术也许可以阻止死神的降临，却几乎无法令他回到从前的生活质量。更多的干涉和治疗必定意味着更多的损伤，可我已经发誓不再伤害他了。

我出于善意却效果不佳的谈话让自己不知所措。我想给母亲打个电话，想知道她会怎么修复自己犯下的错误，想知道她是如何在值班室里觅得平静，如何在这个房间里暂停歇息，弄清楚每天面对的事情，找到退路的。

·················

那一年我七岁，读二年级。弟弟希达斯四岁，在上幼儿园。一、二月之间恰逢一个三天的长周末，和往常一样，母亲清晨六点就把我们叫醒，带着我们一起出门工作了。她和父亲谁都没法请一天假在家里照看我们，更不用说带我们去卡塔丽娜、棕榈泉或是莫罗贝度假了。这些都是我同学的爸爸妈妈会带他们去的地方，而我们却永远都不会去。

这些早晨都差不多，我们会先在自助餐厅买点小吃，我总会选一种带坚果的巧克力布朗尼，急匆匆地扯开外面红棕色的塑料包装后开始狼吞虎咽。而我的弟弟，别看他才四岁，却已经比我更懂得饮食健康，他总是更喜欢牛奶加脆谷乐。医院最近新引进了一台卖冰酸奶和冰激凌的机器，可母亲总是很坚决地带着我们火速穿过。她注意到弟弟和我在餐厅的喜好，于是会经常带布朗尼和谷类食物回家，有时还有她和麻醉科同事组织的百乐餐（指每个参加者各带一种食物的聚餐形式）剩下的一些吃食。

用餐过后，我们会跟着母亲沿着有荧光灯照射的医院长廊，一路经过堆积着厚厚票据的护士站，经过运输着不管是躺在病床上还是坐着挂点滴的病人上上下下的电梯，还会经过医生休息室。休息室里总是会有一盒酥皮糕点，旁边会有一圈用过的泡沫塑料杯。

"丽塔，你和你的小朋友们又来了！"一个高个护士从后面叫住了我们，我老是记不住她的名字，可我永远也不会忘记，她总是充满爱意地一把搂住我和弟弟，把身上的花香味留在我俩身上。"今天也要乖哟，孩子们。"她说，"那样我就会给你们更多小贴纸的！"我从来都不喜欢她给我的贴纸，小小的，圆圆的，五颜六色的，所有的贴纸上都只有一个词：STAT。我见过她会把黄色贴纸贴在一叠纸上，红色贴在另一叠，绿色又一叠。尽管如此，贴纸就只是贴纸，她给了弟弟和我许许多多不同颜色的贴纸，我们就用它们来装饰身边的所有东西。无论是给父母的生日卡片还是我家猫咪的灭蚤颈圈，都被我们贴得满满的。母亲像往常一样热情地报以微笑，朝她的同事挥挥手后，就继续快步沿着光亮而吱吱呀呀的医院地板一路走去她的值班室。

弟弟跑进房间后立马就打开了电视机，然后把小小的身体窝进床里啃起了脆谷乐。我看到母亲从她的手袋中拿出了一尊伽内什的小雕像放到床边的桌上。伽内什是印度神话里的象头神，通常被认为能排忧解难。她还把从餐厅里拿来的一个苹果放在了塑像旁边，闭上眼睛紧握住双手开始祷告，就像每天清晨起床后和夜间睡前会做的那样。多年以后我才了解到，在她行医的过程中，科学和信仰一直并行不悖。她每天早上都向神祷告，祈求神能帮助自己为病人做正确的事情，也保佑那些复杂的操作能够一切顺利。作为一个麻醉科医师，母亲所做的工作有时候的确接近于神。

她会给病人注射药物，让他们进入深度睡眠，在手术过程中监控他们的呼吸、心率和血压。然后在手术后才唤醒他们，让他们深吸一口气再告诉她哪里感到疼痛，以便她能够对症下药。父亲在好几年后跟我说，母亲会接手那些其他麻醉科医生不太愿意接手的病情复杂、身体虚弱的病人。在进手术室前她一定会先做祷告，祈求神指引她为这些病患做出决定。"'他'总会给我答案的。"她告诉我，"作为医生我能做的很有限，最终病人的命运都掌握在'他'的手上。"她会在每个病例前都向神祷告，指引她做每一步来确保病人安然无恙。在轻声念了三遍颂歌之后，她先是将小雕像贴向自己的额头，然后又按在心脏前。

"不要打恶作剧电话！"临走前她告诫我们，因为我曾经因为无聊打了好几次分机。"也不要让接线员呼我，我会尽快回来的。乖乖待在这里看史努比。"说话间她将一头浓密的黑发向后梳，然后迅速打成一个漂亮的结，塞到了手术帽里面。

我爬上了值班室硬邦邦的床——上面有一条让人发痒的破旧黑毯子，闻起来有消毒液的味道，看着病恹恹的绿墙上模模糊糊的电视机。床边的闹钟一闪一闪地显示着亮红色数字：6:57a.m.。屋子里没有照片也没有任何装饰，只有一张床、一台电视机和一个床头柜。柜子上是一本棕蓝相间的教科书，书封上烫金的字写的是：麻醉学。母亲常带我们来医院，这个值班室对我们来说如同亲戚家一般亲切。

弟弟变成了我最好的朋友，等到我们不再去日托班或是母亲的值班室后，我们自己有了房门钥匙，便会在一起等待父母下班回家的漫长时光中照顾彼此。我会把冻豌豆加热，或是从一个蓝盒子里挖点芝士做点通心粉，他有时会闹着让我不要学习了，休息一会陪他一起看《鼠来宝》。他的幽默感平衡了我的紧张。我们有时会因为他比我享有更多自由而大吵，比如他在高中就有了一辆车，他可以晚归没有宵禁。可是只有在他身边，我才能坦诚相对，卸下防备。

母亲会在两场手术之间来看看我们，跟我们说说遇到的病人。聊起这个她总是很兴奋，往往刚抓住一丝头绪立刻又跳到另一个念头，聊起医学的样子就仿佛弟弟和我这两个才上小学的孩子是她的同事一样。后来当我自己接受培训的时候，我才意识到这些故事不仅仅关于医学，而且是关于她想要厘清自己所见到的一切，想要找到合适的词句来表述工作中遇到的道德与精神问题。她曾提到过一个才19岁的病人，因为可卡因令动脉收缩导致心脏停搏死去。她要做的仅仅是在他的喉咙上插上管子再连上呼吸机。但她还是禁不住问自己，为什么可卡因对许多比他年纪大得多的病患都没事，却独独夺走了他的性命呢？她还提到过一个因被卡车撞倒而入院的人，在常规的胸片拍摄中，发现左肺有一个边缘不齐的肿块，这才发现自己患上了肺癌。这颗意外发现的肿瘤被医生及时摘除，癌症也因此痊愈。母亲说如果不是因为被卡车撞了，那颗肿瘤会悄无声息地扩散到其他器官，最终令他无药可救地死去。她还提到过一个才20多岁的女人，头胎生下一个健康的男孩，可是在一个小时后就因为一块大血栓堵在肺部从而心跳停止，她甚至还来不及给新生的儿子起一个名字。

弟弟和我嚼着她从餐厅带回来的烤奶酪三明治，看着她就如同看着一个英雄。我问她为什么没能救活那位年轻的母亲。

"医生不是神。"她告诉我，"我们只能尽我们的全力帮助别人，但是万事万物皆有神的旨意。"我正想追问她为什么一位年轻母亲的死亡也会是神的旨意，母亲的呼机叫了起来，她说她得走了。很多年后，当我自己行医的时候，我开始想，这是否就是母亲为她日常遇到的悲剧寻求意义的方式。她的信仰就是一把庇护伞，吸收掉对她所有的打击。

....

关于谭先生的状况，我大致能猜到母亲会给我怎样的建议："别太倾注感情，你能做的只是给他一点抗生素，然后告诉他已经没什么能做的了。他该祈祷了。你也该为他祈祷。"她会让我既保持同情心又保持距离，在医学范畴内尽一切努力，然后将剩下的留待神去决定。

可是我却不习惯这么做。我总是很钦佩父母的虔诚信仰，钦佩他们将生活中的大小决定和成败得失都归咎于神。我也试过，但是总觉得自己不够真诚。我的父母靠着对神的信仰熬过了各自的童年，我也曾做过那些他们觉得很神圣的事情，多数情况只是为了令他们开心，可我自己并没有像他们一样感受到神圣。每到周日和周四的晚上，我们都会和其他的印度移民街坊坐在一起唱颂歌。因为我的父母相信服务他人就是一种信仰神的方式，于是我和弟弟每周日都会帮父母准备花生酱和果冻三明治，然后去洛杉矶的市中心或是长滩分发给无家可归的流浪汉。我总是很不耐烦地做这些事，希望快点熬过去，好能够重新自由支配时间。每次祷告完，我的父母总是精力充沛，而我却感到厌倦甚至会冒火气。尽管如此，我的内心深处却有点嫉妒他们，嫉妒他们对神的虔诚信仰，信仰神俯瞰众生，无善无恶，万事万物都只是更大的图景中原本就设定好的一部分。这张图景超出了他们的理解，于是只能以全然屈服的姿态来接受。

可是我不知道如何在医学中保持这份信仰，祷告像是我的最终庇护所。我该祈祷谭先生的状况有所改变吗？还是我应该祈祷他拾起无论发生什么事情都能面对的勇气？又或是说我应该祈祷有人能告诉我该怎样正确地治疗谭先生呢？我该拿谭先生的生命去和神讨价还价吗？我很难忽略心里涌起的这个念头：我已经对谭先生的状况没辙了，也许是时候为他祷告了。

三下连续的哔哔声打破了沉默，我得赶去急诊室看几个新病人。等过了几个小时再回到值班室的时候，我顺道去看了看谭先生。他有点失魂落魄，人在心却不在，眼神沮丧，朝我示意的手透着一丝沉重。

"你看上去很沮丧。"我说。他耸了耸肩然后抓起了记号笔和白板。

我很害怕，我不想失去我的家人。

我点点头，拉过一把椅子坐在他床边。他的白板每次最多只能写几句话，他擦掉刚刚写的，又继续："诺艾尔，她读完了两年专科学校后去的戴维斯大学。"我点点头，他又擦掉继续写："劳拉和我开了一家餐馆。我们什么菜都会做。"

他指了指饲管，写道："所以这就是地狱。"

我又点点头，心里抽搐了一下，想象着一个厨师得靠饲管生活的恐惧。

我是为了她们才做这些的。

我开始感到一丝不适，不知道如果他停下这个写写擦擦的动作后，我该说什么。他确实停了下来，然后看向我。

"谭先生，这些对你来说一定很不容易。可你有没有想过，如果我们没法让你康复的话，你想怎么做呢？"

就这样，我试着开口了。我说出来了，不是很理想，也不像我希望的那样清晰。

但是我尝试了。

"如果你放弃治疗我的话，我会很痛苦吧。"他写下这句后又擦掉，"但是只要我和她们在一起，我就会没事的。"

我紧紧地盯着他的白板，盯着他写下的每一个字和所在的位置。我曾想过如何同他谈论死亡，但是他却想和我谈论生命，谈论为何疼痛难忍也要继续生存。因为对他来说，最难以承受的痛苦是失去家人。在为期六个月的住院培训中，我学着顶住压力把针从病人颈部扎进皮下一根通往心脏的大静脉中，学着把手指伸进病人的直肠去分辨健康前列腺的光滑表面或是一个患病的前列腺有结节的不规则表面，我还用超声波观察过病人的腹部，看到了正常体液中的肠子，也辨别出因为癌症而堆积起来的异常体液。可是这些全都没有谭先生同我的这番对话让人感到更加亲密，更有侵入性。他的这番话点亮了一片深渊般的长眠之地，在那里，他的期望、恐惧和焦虑肆意生长。

"谭先生，对你来说美好的一天是什么样子的呢？"我问道。

"和她们在一起的每一天。"他写道。

"什么样的事情会阻碍这样的美好呢？什么会让它变得糟糕？"我继续问，在嘴边斟酌着合适的语词。

嘴巴干，或者虚弱到爬不起来。

"那么我觉得我们需要确保的是，无论你发生什么状况，都有凝胶供你经常使用。"我说道，"还有我们得确保物理治疗在那些美好的日子里都在起作用。"

他对着我竖起了大拇指。"让你感到我们在尽全力做到最好，这对我来说真的很重要。"他又竖起了大拇指。

"之前我不是想要吓唬你或是你的家人。我真的很抱歉。"我羞红了脸。

他笑了起来——这是我见过他笑得最开朗的一次，而后又摇了摇头。

没事儿。讨论是很重要的。

在他写写擦擦期间，我突发奇想，如果有人现在经过谭先生的房间，这整个场景看起来就像是我在自言自语。在我讲话而他书写的交谈过程中，我觉得自己在以一种全新的方式使用语言。在这个场景下，我所学习的医学同病人的内心世界产生了冲突。在这里，针头、超声波或是听诊器都不再重要。

....

实习轮转的日子慢慢过去，谭先生的身体也逐渐好转，感染已经痊愈，出血也得到了控制。他不仅能够转出 ICU，还恢复了一定的体力可以开始接受理疗，之后就转入了一家疗养院。我还记得他出院那天，我和诺艾尔击掌庆祝，她很高兴社工安排谭先生住进了一家就在旧金山南部的疗养院，在那里从门厅就可以看见大海。我很庆幸自己之前的判断是错误的，尽管我知道他还是很有可能随时突发大病。后来他也很感激我有勇气向他和他的家人提起这样敏感的话题，以激发他为应对最坏的情况做好准备。

在实习的日子里，我常常担心自己不够聪明，无法根据病人对症状的描述和各种检查结果做出相应的诊断。我还担心自己误诊，不能确认和治疗遇到的每一种疾病。可是，只是诊断和治疗疾病对我来说总好像缺了一块。我察觉到自己开始自然地倾向于为病人考虑一种我称之为"全局"的东西。特别是像谭先生这样的病人，他所需要的不只是药物或 CT 扫描，而是深入细致的对话，需要有人和他聊聊这些诊断会如何在瞬间改变他的生活。我想要用学到的东西来延长病人的寿命，但绝不是以牺牲他们珍视的生活质量为前提。我开始明白，帮助人们过得好，和帮助他们活下去是同等重要的。

那时候的我绝对无法预料两年后我会在加州大学戴维斯分校的超大健身房里坐在谭先生的身边。我用相机为诺艾尔留下了许多毕业的瞬间：诺艾尔身穿学士服头戴学士帽；诺艾尔调皮地把学士帽戴在她父亲的头上；在司仪叫到诺艾尔名字后她走向大讲台，谭先生和妻子抬头看向她的神情。我后来把这些照片都打印出来送给了诺艾尔。谭先生想要出席毕业典礼的决心帮助他熬过了许多次住院的经历，这之间他经历过一次饲管故障，也经历过一次感染性腹泻。在他的肉体遭受病痛折磨的时候，他体内究竟有什么东西让他坚持去抵抗呢？还是说有什么超越他肉体的存在？典礼过后，看着他迎着中央山谷毒辣的日头拥抱自己的女儿，我突然想起了母亲的话。她说医生只能知道一个人躯体的命运，而神能够知晓一个人灵魂的去向。

那年十二月，谭先生在出院前还给我留了一张便条。我一开始把它放在白大褂的口袋里，之后存到了钱包里，再后来放到了一个鞋盒里，那里存放着多年来对我来说很有意义的信件、卡片

和纸条。歪歪斜斜的笔迹中，他的意思很明确。那张教会我勇气
与决心、温情与忠诚的纸条上这样写着：

我说过，我肯定能离开这儿的！

第三章　决定

我蹒跚学步时，母亲就已经在接受住院医师培训了。她一早离开家，走时天还很黑。夜里下班回家，天依旧很黑，父亲早在几个小时前就喂我吃完了晚饭，给我洗完了澡。在两片漆黑的天空间，她一直在手术室和特护病房的荧光灯下忙碌。

她用药物和机器将病人暂时推离死亡的边缘，然后通过手术让病人变得更加健康长寿。如果手术过程开始超出病人心肺能承受的负荷，母亲就会立刻通知手术医生，确认问题的根源，然后一起决定继续手术是否安全。她参与过心内直视术、髋关节置换术、肝脏移植、阑尾切除术以及肠道肿瘤切除的手术。这类疾病患者的状况本来就很难预测，所以母亲总会待到夜深，保证做好一切，确保在几小时后的第二天清早还能见到他们平安活着，她才离开医院。

麻醉科医师成了母亲一生的职业，但这并不是她最初的选择。她曾以为自己会像大多数印度裔医生一样，实习结束后去家庭医学科接受住院训练。当时美国家庭医师的需求量很大，而对一个在国外受训过的医生来说，这也是相对容易进入的专科。高中时我曾问她，是什么把她引向了麻醉科。她告诉我，一位名叫帕特尔的同事曾建议她考虑一些非传统的选择，在那之后她便完全改变了自己的计划。"我还清楚地记得他和我的那次对话。"她说。

有一天，母亲在医院餐厅快要匆匆吃完午饭时，帕特尔医生突然建议她去试试麻醉科的住院培训。因为麻醉科正在迅猛发展，而训练有素的麻醉科医师在全国各地都十分紧缺。麻醉科收入更高，时间上也更轻松，没有那么多的文书工作。我母亲有点担心。因为很少有人选择麻醉科，但家庭医学科却是很多人都尝试过且行之有效的一条路。帕特尔医生表示理解，但是他自己希望冒个险，选择一个新兴的领域。

除了担忧以外，母亲并没有质疑帕特尔医生，也没有思考她是否会喜欢当一个麻醉科医师。我问她，为什么只是听了一个熟人的建议就做出这么重大的决定。"我没想太多。"她这样告诉我，"他说这是个新兴又很有趣的领域，能赚很多钱，我就去了。你父亲和我得很快就做决定，我们没法想太多。"就这样，母亲申请了麻醉科的住院培训。不久她收到了路易斯维尔大学的录取信，父亲和她一起在美国地图上找寻路易斯维尔的方位，找到后，他们耸了耸肩，认定这一定也是神明对他们的安排。

"现在回过头来看，我确实冒了很大的险。"我一再认为她的决策只是一时冲动，而非像她其他时候那样理性权衡，她终于松口承认了。"我无法解释。冥冥之中有人告诉我这就是正确的决定，于是我没多想，就行动了。"

到了住院培训的第二年九月，我自己也面临了要去哪个科室的选择。我到底是想直接开始大内科的工作，还是进一步选择某一个亚专业的专科轮转？许多一起参加住院培训的同僚们都申请了心内科或是肠胃病学的专科培训，接下来的几年会让他们精深于治疗人体某一个系统的疾病，不论是心脏和循环系统还是胃肠道或者肺。我在认真考虑肺病及其重症医学的专科实习。这是内科的一个分支，主要医治因为肺病进入 ICU 的病人们。这些训练会让我学会为病人插管，用呼吸机使他们平静，用有创设备监测心跳，给病人开强效的止疼药和镇静剂来帮助他们熬过在 ICU 的日子。我会学很多母亲做过的事，只不过不在手术室，而是在 ICU。

差不多在那个时候，我开始了为期四周在特护病房的轮转，继承了母亲在住院培训时的例行日常。我的闹钟总在清晨 5:15 准时发出恼人的声响，我要迅速刷好牙，把头发梳高扎成圆髻，然后穿上那件窄小的天蓝色手术服，狂奔去接驳车站，不时呵出白色的雾气。雾气在黎明前漆黑的庭院里格外显眼。每天晚上回家，迎接我的是同一片黑漆漆的天空和庭院。而我，依然行色匆匆，只想着快点到家洗个热水澡，冲走一天的疲惫。来回通勤之间，我都会在 ICU 的荧光灯下工作，照顾着一个个躺在有着移动玻璃门和灰紫色窗帘布的单间里的重症病人。在那四个星期里，我学习和经历了母亲在近三十年时间里重复了无数遍的步骤和程序。

在住院培训的这个阶段，我会治疗老年病患的肺炎和膀胱感染，学着分辨由肺气肿或是心脏病引起的气短，快速识别出紧急情况，然后不慌乱地做出反应。但我最喜欢的是和谭先生或是唐娜在一起的时刻。他们的症状很难被简单治好，慢性疾病已经侵蚀了他们的正常生活，并且限制了他们的活动范围。在他们的病例中，我的作用远不止诊断和治疗疾病。我喜欢没有简单答案的问题，我想要探索医学的灰色地带。当我闭上眼睛想象能让我感到幸福和成就的医学时，不断印入脑海的便是姑息治疗。我其实不太明白，为什么自己能在医治那些很快就会死去的病人中找到成就感，我的父母也不理解。

"那是什么？"当我告诉母亲我要申请去姑息治疗培训时，她这样问我。实习结束前一周的周末我回了家，父母和我一同坐在餐厅的桌子旁，边喝茶边小口吃着杏仁饼干。我解释说这个领域主要是为那些患有严重的、通常不可治愈的疾病的病人减轻痛苦，母亲哂笑了一下，"难道医生不都是帮病人减轻痛苦的吗？这不是我们都应该做的吗？"

不只我的父母有这样的困惑，包括医学从业者在内的大多数人都不怎么了解姑息治疗或临终关怀，更不要说去辨别两者之间的区别了。许多人认为临终关怀就是照顾弥留之际的病人。而事实上，临终关怀小组通常在患者自己的家里照顾他们。这些患者已经不再继续进行化疗和透析这样的疗法，临终关怀能做的就是在他们生命最后的六个月里，帮助减轻他们在生理和心理上的痛苦。

随着医学界逐步认识到越来越多的美国人希望得到由临终关怀带来的症状改善和生活质量的提高，有许多人开始提出，重症患者是否能在生命的最后半年前就可以享受到类似的服务。这个想法演变为后来的姑息治疗——在病人被确诊重疾后的最初阶段就介入，保障其生活质量，而不是等到最后几个月的时间。这就意味着患者可以同时接受姑息治疗和针对某种疾病的治疗，无论其患有癌症、心脏病，还是肾衰竭。尽管在二十世纪八十年代就有医院开始提供姑息治疗，但直到 2006 年它才被美国医学专业委员会列入医学分科，也就是我同父母谈话的五年前。尽管父母想让我申请一个更受尊重也更加成熟的专科，我却觉得在一个仍在确认其边界的新兴学科做一名年轻的医生更让人兴奋。眼前的两个人都曾经冒过比这更大的风险，面对过比这更可怕的未知。可是此刻他们却不断表达着对我的犹疑，我心里有点想发笑。

"就我所见不全是如此。"我提醒母亲。她曾多次质疑我的住院医师，为什么要坚持给濒死的病人提供很激进的疗法。

"为什么不选一些更有用的科室呢？比如心内科，或者重症监护。有了这些技术你走遍世界都不愁，可是学这个……叫什么来着，你感兴趣的这个？"她问道。

"姑——息——治——疗，妈妈！"我有点恼火。

"这个词很奇怪。你真的想照顾快死的病人吗？你难道是因为这个才想成为医生的吗？"她说话的时候，我父亲不断地点着头。"到了那个地步，病人难道不是只能自己直面神了吗？"他问道，"如果你不能帮他们治疗疾病，那你还能做什么呢？"

我激动地呼了一口气，把茶杯推远，双臂交叉在胸前，摇着头。我对自己突然的生气感到惊讶。茶杯里的水溅到了桌子上，父亲斥责了一句："喂，注意点！"语气很严厉。

"我觉得你们不明白。我之前都想放弃了，姑息治疗是我没有完全放弃的原因。"我握紧了拳头。

紧张的气氛漫延开来。以前我也对别的领域很有兴趣，比如说人类学、文学或是社会工作，但是我知道家人一直都希望我成为一名医生。我以为去上医学院是我自愿的，可事实上在满足父母期待的责任和对自己人生的认知之间，一向都不是泾渭分明的。

"可这个领域太让人沮丧了。"母亲继续说道，"你不觉得它会让你心情很差吗？去别的方向至少你能真真正正地帮到别人。"

"这就是你不明白的地方！它一点儿也不让人沮丧。恰恰相反，它很了不起。它能够控制住病人的痛苦，或者是向他们解释自己身体的真实状况。你自己是个麻醉师，你最应该知道怎样让人感到舒适了。"我的声音变得紧张，眼睛也眯了起来。母亲躲开了我注视的目光。

"好吧，你是来问我们意见的。如果你不想听的话就别问了。"父亲说道，摆摆手，起身去洗他的空茶杯了。

我用手拍着桌子。"我没有在问你们意见！我只是告诉你们！我才是那个要完成所有一切的人，为什么你们不能支持我的决定呢？"

父亲回到了桌前俯视着我，他很严肃地说："如果不是我们过去这么努力，你不可能做这样的工作。所以请尊重我们。来吧，丽塔，我们去散个步。"母亲起身和他一起走了。

以前，我总会去寻求父母的许可，但这次他们对我选科的怀疑让我动摇了。他们曾以务实的态度和独到的远见做出过很多重要的决定，这些决定帮助他们度过童年的贫困，也经受住了风雨飘摇的移民生活。这些决定几乎总是很出色，在冒险和因循之间的奇妙地带保持着平衡。比起自己，我曾一度更信任他们的判断。如果他们对我人生中的重大选择给予肯定，比如教育、职业或是经济，我就会对自己的判断更有信心。可是如果他们反对，我就会深深地怀疑自己。

我独自在餐桌前坐了快一个小时，思考父母提出的问题，茶杯里的最后几口茶已经慢慢凉了，一层棕色的奶皮浮在最上层。姑息治疗真的能最大限度地发挥我的所学吗？为什么我不能更喜欢那些能够延续病人生命的科室呢？这难道不是我在选择学医时的目标吗？我能否处理在姑息治疗中的激动情绪呢？我试图想象自己一直在 ICU 工作，做一个心内科医生或是家庭医生。这些都是受人尊敬并术有专攻的专家。我能预想到，自己会享受这其中的任何一份工作，不用向任何人解释或是捍卫自己的工作。我还可以和母亲一样参加去印度的支援医疗小组，可以使用人们更熟悉和理解的方式来帮助病患。或者我可以将对姑息医学的兴趣和特定的人群结合，就像部分社区医生主要负责 HIV 病人的护理。于是，我将自己投入到 ICU 的轮转中去，希望我能喜欢上它，然后不再动姑息治疗的念头。

⋯⋯⋯⋯⋯⋯

ICU 的操作和技术都让我很激动。可以亲手对病人做些什么以立刻缓解某种恼人的症状，或者是开一剂必要的药物，都会让人感到巨大的满足。私下我们都希望自己的病人要求的操作越多越好，这样我们就可以熟练掌握每一种技术。我喜欢像母亲过去每天做的那样操作一台呼吸机，我会告诉她我学会了用某些设置来治疗肺炎患者，然后用另一些设置来帮助哮喘病人。我还会告诉她，把一根大导管插进一位肾衰竭病人身体的时候有多紧张，而在成功让他进行透析之后我又是如何舒了一口气。

有的病人因为心脏衰竭或是癌症晚期，会出现肺部积水。我得学会在他们的背部割开一小块皮肤，然后插入导管来排空液体，从而快速缓解他们呼吸短促的症状。某些药物对于普通的静脉注射来说太过强效，我就会刺穿病人的颈部皮肤，来牵引导管从静脉一直通到心脏。我还会把更大的肺动脉导管从病人颈部穿到心脏，一路从右心房通到右心室，一直到肺动脉的入口处。

有时候心脏对于新导管会出现一种危险的颤动，称之为异位。"你在推进导管的时候有观察到异位吗？"在我完成第一次安插肺动脉导管后，母亲这样问我。

"我看到了，那一瞬间我很害怕。"我回想起在慢慢推进导管的时候，导管碰到了心脏，病人的心跳也变得异常，那一刻我很焦虑。

"过去我会为每一个去手术室前的病人安插导管。"母亲补充道，"既然现在你知道每一个步骤要花多长时间，你就能明白为什么那么多年来我都要早早出门了吧。"我仿佛突然看到自己变回了四岁的模样，抱着母亲的腿央求她不要去工作。父亲会把我拽下来，抱住啜泣的我，目送她头也不回地消失在家门口。我仿佛还看到七岁的自己，几小时几小时地待在小学后面的活动房车里。那是给因父母工作无法在放学后被接走的孩子们准备的托管班。有一个周五，我偶然听到两个负责房车的女人在悄悄耳语说，我的母亲又一次迟到了。距离上个孩子被接走，已经过了一个小时。我假装没听见，把注意力都放在我自己的艰巨任务上——独自玩饥饿河马的游戏。可是我的脸已经羞得通红，十分生气。妈妈在哪儿？她终于还是出现了，从她的车上下来一路奔向活动房车，完全没有意识到自己忘了摘掉头上的蓝色手术帽。"你已经不在医院了！"我指着她的头生气地说。她想来抱我，可我却一把推开了她。

她的缺席是因为她一直在做着我现在学习的事情，而我直到现在才理解了她。在 ICU 不那么忙的时候，我会想到她，然后惊异于她竟可以在工作和生存之外挤出时间做别的事。

ICU 里的一些病人需要的不过是几天的仪器辅助和药物治疗，等到严重感染消除或是手术时意外的并发症消退就好了，这时候我总会默默庆祝自己的小小成就。这些病人当然需要挺过痛苦但必要的疗程，还要忍受在 ICU 里恼人的噪声和紧张的气氛。这些会令他们晕头转向或是使他们的睡眠受到影响，可是这些也是他们能存活下来、平安回家的代价，熬过去，就能活下来。治疗的病人最终活了下来，当然令人高兴。可如果我们做出所有努力、施用最好的技术也无法挽回病人，必然会让人难过。但最让人烦恼的，是那些既没有痊愈也没有病逝的病人。这些患者可能会在 ICU 待上几周，甚至是几个月，他们的心肺总是好转了一阵又突然恶化，循环往复。我对待这些病人的态度和方式与对待其他病患并无不同，可是心中慢慢也会升起一阵不安：无论我做什么，他们都一直病得这么严重。甚至有时候，我做得越多，他们病得越重。

丹尼斯六十多岁，是个已经退休的商人。一次髋关节手术后不久，他开始出现肺衰竭的症状，肺衰竭不久又导致了心脏衰竭。我们用尽一切药物来控制他的心脏机能，却未能成功。从心脏渗出的液体填满了肺部，他也越来越依赖于呼吸机，最终连呼吸机也无能为力。心脏和肺部恶化的同时，他的肾脏也出现了问题。于是，我们又开始对他进行透析，因为这是我们能够使用的应对肾衰竭最正常的手段。可是如果其他器官的衰竭尚未好转，并且因此导致肾衰竭时，这还是不是正常的操作呢？我在心里这样问自己，却从没有把这个疑惑告诉过我的团队。每天的快节奏工作让我无法喘息。各种操作、开药、摆弄仪器，一切都是为了让病人活下去。我根本没有精力关注任何别的事情。可是当我在丹尼斯的每日医嘱上写下治疗方案时，我还是怀疑自己的所作所为是否真的在帮助他好转。我为他插了管，连上了呼吸机，安插了连接到心脏的肺动脉导管，还安排了心内科、肾内科和传染病科的专家来会诊，寻求他们的治疗意见。即便我的母亲在这儿，她能做到的，我也已经全都做了。但我还是怀疑，我为他延续下的生命是否是他能够接受的。他说不了话，吃不了饭，认不出妻儿，也没办法与他们互动。用来连接监控仪和其他仪器的针管都是用别针固定的。为了帮助他忍受这些痛苦，我们开了许多止痛药和镇静剂，但这些药会让他变得糊涂。在 ICU 住了几周后，我开始怀疑他的这些恶化不是暂时性的。我依然期待他能痊愈，但是我根本无法想象他究竟会怎样痊愈。

有天下午，我和丹尼斯的太太坐在一块儿。她很瘦，戴着搭配银耳环和银手镯的绿松石。我告诉她，即便已经将呼吸机的功率调到最大，丹尼斯的血氧饱和度也只能达到 85% 左右，远低于正常水平的 92% 到 100%，我很担心这种低血氧饱和度已经侵害了他的大脑和心脏。我解释说，会再给他安排一次肺部 CT 来评估他可能受到的新损伤。如果肺部积液又增加的话，我需要插入针管把液体吸出来以提高血氧量。

这时，丹尼斯的药物泵开始哔哔作响，这表示有一种药物需要补液。我起身去摁掉泵上的按钮让它安静下来。"你觉得他在受苦吗？"他太太一边抚摸着他的头发一边问我。在进 ICU 三周后，他的头发已经变得又暗又油，胡子拉碴，面色潮红，皮肤也软塌塌的。即便有各种仪器维持机体功能，他那曾经轮廓分明的脸庞现在也变得浮肿，一如他被液体填满的心脏和肾。尽管看起来已经完全不像过去的自己了，他却没有表现出痛苦。相反，他很镇定，似乎没有意识到自己被连上了各种各样的仪器：支撑心脏的、帮助肺部呼吸的，还有代替肾脏过滤血液的。"我们给他开了缓和的药物，所以我想他没有在受苦。"我小心翼翼地说道，"但我觉得经历了这么多的治疗，一直无法过上正常的生活，对他来说一定很艰难。"她点了点头，眼神在她丈夫的脸、呼吸机，还有他头顶的灰色监控仪间来回移动，想要通过那几根花花绿绿的线捕捉到她丈夫的生理机能：绿线代表心率和心律；红线是血压；白线是血氧量；黄线表示肺动脉压。而我看着丹尼斯的监控仪，比以往任何时候还要认真。

　　那天晚些时候，我突然想到，在给丹尼斯的太太解释他最新的情况时，我花了更多时间去描述他的疾病，而不是告诉她这些疾病的严重程度。我会快速说明将要采取的下一个步骤或是治疗方案，却没有解释可能发生的副作用，像是膀胱感染、恶化的心脏衰竭或者是因为连接呼吸机时间过长而导致的肺炎。这些都会让康复的希望看上去更加渺茫。我用早上查房时同住院医师讨论治疗方案的语气和方式在和她谈话，想到这儿我觉得很羞愧。因为如果只是讨论下一步治疗方案，会给她一种错觉，好像丹尼斯现在持续性的低血氧饱和度是可以被治好的。

　　如果有机会能重新和她聊聊的话，我会问丹尼斯的太太，是什么促使她问我这个问题的，她有没有观察到丹尼斯在承受着痛苦。我会问她在这样的情况下，丹尼斯自己会如何定义痛苦。我想知道我们出于好意的治疗，又是否给他带来了痛苦。对他来说，没有这些仪器的支持就活不下去，而接上仪器又死不掉的感受到底是什么样的？也许我最应该做的，是停下来，不再去伤害他，是去思考能够真正帮助到他的事情。我无意加速他的死亡，可也不想让他陷入半死不活、享受不了有质量的生活的痛苦境地。我在年少时曾见到过同样的情境，那个病人的名字叫拉吉夫。

....

洛杉矶，1994 年

我一直管这个地方叫"彩云疗养院"。穿过入口，一位红发护士穿着淡紫色的手术服向父亲和我致意，然后领我们从前台走过。穿过大厅时我屏住了呼吸，不想闻到那阵混合着尿液、消毒水和花香味空气清洁剂的味道。在客厅的餐桌旁，总是坐着同一群人：一个瘦如幽灵般的男人把自己包裹在一条松软的蓝色毯子里，张着嘴，头歪向一边；他的身边是个半秃的女人，不断哑着嘴，偶尔发出尖叫；还有一个男人，我猜大概和我父亲差不多大，在那两个人周围绕了一圈，然后去拿水果杯。他迈步的时候两只脚之间的距离很大，腿旁边还绑着一个袋子。我后来才意识到那是他的尿袋。

这个地方有一个巨大但闲置的访客停车场。

十二月份的餐厅菜单就挂在那个幽灵般的男人和尖叫女人的上方，菜单上用红色和绿色写着"松饼、三明治和酥皮蛋糕"。另一边，一棵圣诞树被大量银色装饰物和亮闪闪的灯泡压弯了腰，树脚下放满了包装精美的盒子。我也不知道这些是真的礼物还是装饰。耳边放着的是二十世纪四五十年代的音乐。

这是我第三次来"彩云疗养院"了。我父母对老年疗养机构总是感到十分恐惧，他们认为老年人应该由家人而非陌生人来照顾。但是最让他们觉得恐怖的是，"彩云疗养院"里的一些住户根本就没有家人，或是从未有家人来看望过他们。在我整个初中和高中生活的早期，我一直都不情不愿地跟着父母去为这些没有家人的住户购买圣诞礼物和复活节礼筐。我的父母不信基督教，但他们觉得圣诞节和复活节是应该和家人团聚的神圣节日。去"彩云疗养院"是我父母自愿参加的众多社区服务之一。他们常常教导我和弟弟，要时常为他人服务。帮助社会最底层的人是一种信仰。我那时虽然叛逆，但也同意父母的这个观点。我愿意参加任何其他的社区服务项目，但就是不想去"彩云疗养院"。每次父亲都会把一大袋礼物、去年圣诞节用剩下的包装纸和一卷胶带放在我面前。"把这些包好。"他说，"弄好了我们就去'彩云疗养院'。"我总会咕哝着，很不耐烦。

"彩云疗养院"的住户大都身体虚弱，同时又与世隔绝。这种状态让我感到惊讶。我按父亲的要求冲他们微笑，和他们握手，努力想控制住自己的眼泪、紧张的笑容和想要逃走的强烈冲动。有次父亲正在分发礼物，先是给了一个总在轻声自言自语的神经错乱的女人，然后是一位被截肢的男性和一位患有严重脊柱侧凹的老太太。她说自己想再次看到天空。我实在忍不住了，找了个借口逃去了厕所。有时候我会在回家的路上哭起来，父亲却从不安慰我。"衰老和生病都是生命的一部分。"他会这样对我说，"你现在就得知道这一点。我们会变老，某天也会死去。"我问父亲，为什么他总要在开车从"彩云疗养院"回来的路上跟我说这些，为什么我们不能就去麦当劳买个苹果派和冰激凌，然后把这个下午抛在脑后呢？为什么要聊这么难过的事情？为什么每年都得在应该快乐的日子去这么悲伤的地方？

"这是生命的一部分。"他重复道，"当你和我还有其他很多人在享受生活的同时，这些人却处在悲惨的境地。既然他们在遭受痛苦，那我们为什么不能花点儿时间给他们带去些许快乐呢？"

我的父亲懂得什么是痛苦。他成长于德里的达雅加尼，是七个孩子中的老幺。记忆中，童年最让人开心的事物，是黏黏的橘色糖耳朵和泰国奶茶，是难得去戈尔察电影院看的电影，是瞒着母亲和小伙伴们玩棒球的那些交错的窄巷。在公寓楼群的顶层，他会放飞亲手用纸和绳子做的风筝，也会在夏日来临时躺在那儿打盹。站在俯瞰整个社区的有利位置，他发现痛苦根本无可避免，因为它无所不在：近乎一无所有的麻风病人会向最穷困的家庭讨要晚餐的残羹剩饭；一幢公寓大楼里挤满了在印巴分治时被强暴的妇女，她们被家人抛弃，无处可去。他还曾目睹自己母亲的痛苦，因为她得了很严重的关节风湿。还在上小学的他总是一放学就立刻回家帮忙做饭。他要把面粉和水和成面团，然后用小小的双手把面团做成形状奇怪的薄饼。我祖父似乎什么活儿也干不长，父亲只能用自己的方法来帮我祖母购买晚餐的食材。他和当地的孩子们玩打弹子的游戏，然后把从"街头锦标赛"赢来的奖金带回家。有时，他还会跋涉到富裕的街区，偷溜进当地的婚礼。仪式结束后宾客会向新郎新娘扔钱币，而我父亲就会拼命捡起地上的卢布，然后一路飞跑回家。

父亲受不了看着自己的母亲受苦，他曾向神祈祷把母亲得了风湿的关节换给他。因为对他来说，自己忍受风湿比看着母亲受苦要容易多了。"可这是我该受的罪。"祖母听到他的祈祷时会这样跟他说，"这是我的命运，不是你的，你没法替我受苦。"

"所以你治不好奶奶的痛苦咯？"现在想来，我不知道这样说是我观察后得出的结论还仅仅只是在提问。

"是的。"父亲承认，"但我得学会看着她受苦。尽我所能帮助她，其实就是在减轻她的痛苦。"父亲没有以一种回避或是哀痛的态度来谈起痛苦，他谈论痛苦的样子就仿佛这是人之所以为人的一部分，是我们都有能力忍受甚至超越的东西。痛苦从不在生存之外。

················

某天下午正要离开"彩云疗养院"时，父亲注意到休息室里有一位上了年纪的印度人。在来疗养院的这么多年里，我们从未见过他，也没有见过其他的印度人。

那是巴吉瓦吉。他的高腰裤上紧紧地系着一条腰带，穿着白色衬衫，厚厚的眼镜片让我想起父亲。他走路的时候会把双手背在身后握紧，和我父亲一模一样，一双受惊的双眼仿佛一直无处安放。我父亲很快就开始用印度语同他讲话，这让巴吉瓦吉有点吃惊。

我们很快了解到，他来自德里。他的儿子拉吉夫四十八岁，五个月前在洛杉矶经历了一场车祸，现在变成了植物人。拉吉夫的妻儿在事故后纷纷离开了他，而唯一可以收容他的地方就是像"彩云"这样的疗养机构了。巴吉瓦吉和妻子阿米塔都已年过古稀，特地从德里搬来疗养院附近的一个小公寓里，日夜守在儿子的床边，期望神能够垂怜他们的不眠不休，降下奇迹让拉吉夫可以说话、思考、行走、进食，回到以前的样子。巴吉瓦吉和我父亲都不知道，为什么他们竟从未在"彩云疗养院"里碰到过。我有些退缩了，因为我意识到以后来"彩云疗养院"的次数会更加频繁。

拉吉夫的房间坐落在灰色长廊的右侧。一位红发护士说，他是疗养院里迄今为止唯一的印度病人。看护人和助理护士一度以为他是拉丁裔，还曾用西班牙语来安慰过他。拉吉夫躺在病床上，眼睛圆睁，眉头紧蹙，脸上露出如同凝固般的吃惊神情。我不知道这是不是当时他在刚看到那辆飞驰而来的汽车时被惊恐扭曲的表情。他没来得及转向躲开，很快就听到金属撞击的声音，安全气囊突然弹出，然后就身处一片碎玻璃中。他总是穿着白色袍子，盖着白色被子，仿佛在等待一场印度式的火葬。

我去看他的时候，他通常都面无表情，旁观着护士用海绵给他洗澡，小心地抬起或挪动他僵硬的四肢，在他因为疼痛收缩时说一些安慰的话语。她们要给他补液，每几个小时要给他测血压和体温，要清空尿袋，还要给他换尿布。他的母亲就坐在他身边，帮着护士做些力所能及的事情，比如擦擦他额头上的灰尘，以及低声祈祷。她会穿带碎花的鲜艳纱丽，衣服上的深紫色、金盏花色和祖母绿总能给拉吉夫这间无趣的房间带来一些暖意。

他就是个活死人。我还记得自己用阴沉的少年想法在心里默默这么说着。巴吉瓦吉开始频繁地给我家打电话，用印度语缓缓地说："孩子，我是巴吉瓦吉。"

他从不需要告诉我他是来找父亲的，而父亲也不需要告诉我，只要巴吉瓦吉打来电话，无论他在做什么都得马上打断他。我会在父亲的书房外徘徊，观察着他在聆听电话时那长长的寂静。他安慰对方说，拉吉夫会好起来的。我怀疑父亲是否相信自己说的话，他有多确定拉吉夫会"好起来"。他告诉巴吉瓦吉，拉吉夫能活下来已经是个奇迹了，只要心存神明，奇迹会再次发生的。"神明有时会考验我们。"父亲告诉我，"相信不可能之事本就是信仰的一部分。"很久以后我也开始认为，去接受无法忍受之事不也是信仰的一部分吗？

到底拉吉夫的处境是个奇迹还是一场牢狱？在接下来的三年中，偷听父亲和巴吉瓦吉谈话时，也在因为快要高中毕业渐渐不再去"彩云疗养院"的日子里，我总在想着这个问题。如果拉吉夫死在那场车祸里，会不会更好？

....

同样的问题在遇到丹尼斯时我也想过：如果他死于呼吸衰竭，会让他自己和家人都免于那份被拖长的痛苦吗？在试图拯救他性命而非让他安然离世的过程中，我们是不是给他带去了更大的伤害？可是我们又要如何知道，为救他性命所做的努力，只不过是在一个接一个地瓦解其他的器官系统呢？作为医生，运用所有的医术和技术来救治丹尼斯是我们的使命，可是当我们的努力已经救不了他，他自己的身体也不再听使唤的时候，我们的责任究竟是什么呢？很多时候，走出 ICU 的我筋疲力尽。不仅仅是因为工作中的紧张和压力，还因为我脑中不断盘旋着的这些问题，关于丹尼斯，关于那个有着 16 张床的单元里大约一半的病人。这种时候，我就会想起父亲和我关于受苦的那段对话。开始住院实习后，我遇到过病人各种各样的生理和心理上的痛苦。让我惊讶的是，医学院里竟从没有关于人类痛苦的讨论。我能够记住如何诊断和治疗一系列的疾病，不管能不能治好，也不去考虑病人是不是会遭罪。有一天晚上在 ICU 值夜班时，我在医学杂志上搜索关于人类痛苦的资料，找到一篇由艾瑞克·卡塞尔写于 1982 年文章：《痛苦之本源与医学的目标》。

"我想从一个现代悖论说起。"卡塞尔这样写道，"即便拥有最好的设备和最优秀的医生，但痛苦仍然很常见，不论是在疾病发生的过程中，还是作为治疗的结果。"我想了想自己团队的病人，觉得他说得很对。很多病人多年来饱受糖尿病、肺气肿、心脏衰竭或是肝硬化等几种疾病的困扰，而他们现在身处 ICU 的原因，不论是一种新型的侵略性癌细胞、一次严重中风，还是再一次的器官衰竭等，都不过是压垮他们的最后一根稻草，我们无能为力。丹尼斯的隔壁房间住着一位五十多岁的精瘦男人，癌细胞从他的结肠转移到了肺部，摧毁了精细的肺部组织，令他只能完全依赖呼吸机来呼吸。几周后他就因为感染肺炎去世了，而感染肺炎的原因通常是因为连接了呼吸机。住在他对面的女人，在过去两年里心脏衰竭不断恶化，最近三个月来她待在医院的时间比在家里还长。我给她开了很多强效药，可她的心脏还是越来越虚弱，终于在一天夜里停止了跳动。在进行了二十分钟的心肺复苏后，她的心脏重新跳动起来，可是脑部的损伤令她无法言语也不能动弹了。究竟是要用机器辅助她生存还是放她走，她的家人陷入了极大的痛苦之中。

早在入院以前，丹尼斯的慢性阻塞性肺病和关节炎就已经让他行动不便了。情况糟糕的时候，他都很难自己穿衣下床。我准备为他安装透析导管的那天，一起实习的一位同事跟我说，她很羡慕我可以做这样一系列的操作。可我自己却丝毫没有感到兴奋。准备操作材料的时候，我感到窘迫，不知道透析能帮到他什么，因为在来 ICU 之前他其实就已经很难自己下床了。

我将透析导管插进丹尼斯的大腿上部、接近腹股沟的一根大静脉，把他的病服往上拉，把一个超声探头贴到那根静脉表面的皮肤上，用黑笔在上面画了一个 ×，然后帮他刮掉了大腿上部灰棕色的汗毛。在用剃刀划过他皮肤时，我才注意到他的腿很瘦，有许多淤青，曾经曲线毕露的大腿肌肉现在只剩下了残败的线条。我看向他的脖子，十天前我在那里插进了一根大导管。然后又瞥了眼他的手腕，前一天我才插了新导管来检测他的血压。我试了三次才找到正确的位置，在他手腕一圈和拇指根部留下了大片的紫色淤青。因为眼睛很干，护士最近开始给他滴眼药水，有几滴漏到了枕头上留下了泪痕一般的形状。他的这副脆弱模样让我心疼。可现在，我站在他的面前，又拿着一根导管，找寻着另一根静脉。

强烈而难以言表的不安油然而生，让我为之一颤。我用病服盖好丹尼斯那条裸露的腿，退出了他的房间。我呼了另一个住院医生，问她能不能代替我来放导管。"没问题！乐意效劳。我十分钟就到。"她的语气很热情。我很感激她没有问我为什么要把这个操作让给她，因为我不知道自己该如何回答。

她会接替我继续去安装透析导管，然后丹尼斯就会被连上一台高大的灰绿色机器，以此来代替他的肾脏工作。他的血氧饱和度并不会得到改善，血压也会掉得厉害，甚至需要更大剂量的药物来维持正常的血压。他的心率会降低，开始只是几秒，后来就是几分钟。他曾经红润的脸庞会变得苍白，指尖先是变蓝，然后会慢慢变黑，这是吃了好几周降血压药的副作用。

带教的主治医生和我在一个周六下午约谈了丹尼斯的妻儿。他妻子又问起丹尼斯是否在受苦。我温和地说出了那天早上在镜子前已经排练了很多遍的两句话："我们已经尽一切可能帮助丹尼斯恢复心脏、肺部和肾脏的功能了，可他的病越来越严重。我希望你们能理解，因为我确实认为治疗给他带来了更多的痛苦和伤害，而他的身体看上去就像正在死去一样。"我尽量说得缓慢而温柔，却抑制不住声音里的颤抖。

"爸爸不会希望再这样下去的。"他儿子说道，透过一大团静脉注射线和腕带，想找到他父亲的手。丹尼斯的妻子则盯着自己的手，转动着手上的婚戒。"这已经不是他了。"她先看看我，又看向主治医生，"是时候了。"她哭着点点头，"拜托你们了，能让他变回自己吗？"

曾几何时，医生是绝对不会考虑停掉生命维持系统的。二十世纪七十年代，一位名叫凯伦·安·昆兰的年轻女子在服用镇静剂和酒精后陷入了昏迷，随后停止了呼吸，被接上了呼吸机和饲管。医生认定她处于持续性植物人状态，并且不太可能再恢复原状了。她的双亲希望可以撤掉呼吸机让她自然死亡，因为这种多余的方式会带给她极大的痛苦，对神经恢复毫无益处。如果仅仅是为了苟延残喘，他们并不想要。然而她的医生们拒绝了，他们相信撤机无异于谋杀。最终，新泽西最高法院判定基于昆兰的隐私权，其父作为她的法定监护人，可以代表她拒绝呼吸机的支持。因为还插有饲管，凯伦在撤机后又活了九年。用她母亲的话来说，这是"上帝赐予的时间"。

　　昆兰案是最初几个将生命维持技术列为濒死病人的可选项，而非必选项的重要案例之一，其中就包括呼吸机、透析和饲管。病人对自己身体拥有最终的自主权，以后他们也会被视为法定的决策者，可以自己选择是继续保留还是放弃维持生命的治疗。尽管撤掉呼吸机或是拔掉饲管在法律层面并不算是安乐死或自杀行为，但是无论对医生、病人，还是家属来说，这都是一个道德困境。对丹尼斯来说，关掉呼吸机和透析仪器、停掉降血压的药物和饲管这样的行为，会让他因肺部、心脏和肾脏的衰竭而自然停下生命的脚步。这个终点已经在那些仪器的帮助下被延缓了许久。即便能够想通这点，当真要写下撤机和停止透析的医嘱时，我还是感到很不舒服。从专业角度来说，我能理解夺去他生命的是那些已经衰竭的器官，而非我写下的撤机医嘱。但在情感上，即使我知道这会给他带去来之不易的平静，可这个决定所导致的生命的终结仍然令我不安。我先给他开了止痛药，然后亲手写下了撤机和停止透析的医嘱。我告诫自己，这件事与我无关，重点也不在于我应该如何做得不同。可是我仍然觉得这是我的责任，我既没能治愈他，也没能减轻他的痛苦。

　　一位天主教牧师给丹尼斯施以圣礼后，我开始一步步撤回之前的操作。我给他开了几剂止痛药，把以前穿进他手腕的那根导管拔出来，把更大的那根从颈部连接到心脏的导管也抽了回来，还把连在他腹股沟附近那根静脉的透析导管也拔了出来。我又额外开了几片止痛药来缓解可能发生的任何气短或是其他不适。在一位呼吸科医师的指导下，我轻轻地将呼吸机的管子从他的嘴巴里拿掉，仔细观察，寻找气喘的迹象。在护士停掉降压药后，我关掉了监控仪，然后告诉他的妻儿，现在最要紧的生命迹象就是他舒适与否。

丹尼斯没有气喘，也没有做出痛苦的表情，没有出汗，也没有呻吟。他看上去就像在沉睡。十分钟后，他的呼吸开始发生变化。他深吸一口气，然后伴随着长长的停顿。等到他的呼吸完全停止后，他的妻子将面颊贴在他的脸上，亲吻他的嘴唇、脸颊和额头。她流着泪转向我，声音中有些哽咽："谢谢你。"说完转头抱住了他们的儿子。与她谈论丹尼斯的真实病况，似乎是我在治疗中最有用和最慈悲的贡献了。我多希望自己能再早些开口。

....

洛杉矶，1997 年 12 月

高中最后一年的圣诞假期，我随父亲在"彩云疗养院"最后一次见到了拉吉夫。那阵子他总是进出医院，已经有快六个星期没有待在疗养院了。一开始，他饲管中的配餐不小心回流了一部分到肺部，引发了严重的肺炎。炎症加重了肾脏负担，使他不得不接受短期的透析。刚回"彩云疗养院"两天，他的饲管又发生感染，只能再次被送回医院。在医生为他装好新的腹部饲管之前，他得暂时装上一根从鼻腔伸到胃部的管子来进食。在我去看他的这些年里，拉吉夫的眼睛变得越来越无神，皮肤渐黄，曾经毛茸茸的手臂也消瘦了下去。这天巴吉瓦吉坐在拉吉夫身边的塑料椅子上，用婴儿油给他的手臂做按摩。阿米塔则紧闭双眼，两手合拢做起了祷告。无论什么时候和拉吉夫的父母说话，我都对自己心里的抗拒感到愧疚。"神总会保佑你的，孩子。"巴吉瓦吉和他的妻子每次看到我，都会这么说。"你父亲说你要去上大学了。"

巴吉瓦吉说，"我们会祝福你在学业和生活上一切顺利，永远。"
他渐渐变得虚弱，走路需要用拐杖，还要服用降血压的药，这在
以往是不需要的。"要想着拉吉夫，要来看看我们哟。"父亲和
我离开时，巴吉瓦吉说。

在开车回家的路上，父亲和我都很沉默。"如果他在车祸中
丧生，你觉得会不会更好？"话突然从我嘴里冒了出来，我甚至
来不及意识到它们是多么冷酷。

"你是说，如果他死在车祸中，这一切会不会更容易？"父
亲问道。

我能从他的音调中判断出，他又要将话题上升到哲学层面了。
如果说我母亲有一种医生式的语调，那我的父亲有的绝对就是那
种"苏格拉底式"的语调。

"不，我是说那样会不会更好，对他还有他可怜的父母来说。
除了照顾他，他们什么都做不了，而他永远也不可能康复。这个
过程显然也在损害他们的健康。"我突然间同情起拉吉夫的父母
来了，但也对他们感到生气，"我的意思是，他们放弃了自己所
有的生活，来照看像这样躺在病床上的孩子。如果他当时就死了，
他们当然会难过一阵子，可是像现在这样，对所有人都是一种折
磨！"

"如果是你躺在那里，我也会做同样的事情。"他回答，"我
会每天都陪在那儿。"

"我知道，但是我一点儿也不想那样！"我说。我已经做
好准备听父亲对我说，我能从拉吉夫的父母那里学到何为信仰，
以及如果虔诚祈祷，不可能也能成为可能之类的话。"我也不想
你受那样的苦。"我告诉父亲。

"你觉得什么是人生？躲避痛苦吗？"可他笑着问我。

"我觉得没有人应该像拉吉夫那样活着。那根本不是真正的活着。像那样被绑着，难道不是受苦吗？"我问。

"苏妮塔，我们没法选择此生会承受怎样的痛苦。"他回答我，"拉吉夫可能是在受苦，你能看到他的父母明显也在受苦。可这正是他们需要我们支持的原因，因为人们很难独自承受这些事情。"

"我宁愿你告诉他们拉吉夫永远也不会康复，他们就应该放手让他走，让他别再受苦了！"我激动地说道。"你需要学会的是，"他又操起了苏格拉底式的语调，"如何与生命中的苦难相处。因为它们无法避免，没有人能够幸免。如果你能注意到这些苦难，然后帮助别人减轻他们的苦难，那便是神的旨意了。"

················

在住院实习的过程中，我渐渐明白了此前不曾理解的父亲的话。少年时，我总是对父亲感到烦躁，因为他沉迷于巴吉瓦吉对拉吉夫康复的无谓希望中。可是现在回想起来，我为他能够陪伴一个陌生家庭去忍受不能忍之事而动容。他理解他们的痛苦，坚持陪伴他们，直到巴吉瓦吉和他妻子因为太过思乡最终带着拉吉夫飞回了德里。在那里他们请了看护，让拉吉夫可以在童年的家乡继续接受照料。回到德里后，巴吉瓦吉和我父亲一直保持着联系，直到大约两年后巴吉瓦吉在睡梦中去世。拉吉夫比他的父母活得都长，最后在童年的家中，也在睡梦中安详离世。

作为一个年轻医生，我一直在学习如何预防和修复人体的毛病，但这和承认痛苦、与痛苦共生是两码事。我父亲的所为需要人们放慢脚步，可时间对于我的住院实习来说又是多么奢侈，在ICU里尤为如此。我在病人与病人之间奔走，操作与操作之间切换，在被压缩的时间内如饥似渴地学习。可是，治好某种生理疾病并不表示消除了病人的痛苦，而解除痛苦也不等于治愈某种疾病。我的父亲想要教会我的是去看见痛苦。与痛苦共存本就是一种治疗。我想不论我是否成为医生，这都是他想让我明白的。

医学的目的是什么？丹尼斯去世那天，我把这个问题写在一张便利贴上，贴在了冰箱上。在ICU的日子里，我努力想要适应快节奏、多任务、拯救生命的过程，并从中找到意义，就像母亲这一生所做的那样。可是我仍会追寻更安静和平缓的时刻。这些时刻让我能够去判断是否要尝试或是怎样尝试用一项科技手段来治疗病人；让我有片刻的时间来思索和回答关于痛苦的问题；让我仿佛回到和麦考密克医生一起相处的几个星期。那时，语言是我的工具，而谈话成了我介入的方式。丹尼斯在ICU的日子里，若我能更早地和他的家人正确地对话，也许我们就能够在他的妻子不断追问之前发现，其实我们做的是在延长他的痛苦。

我想，每个人对于医学的目的都会有自己不同的看法。可是我突然清楚地明白，自己对于医学的目标恰恰在于姑息治疗。我也许希望自己会选择一个更传统的专科，我也完全可以想象自己做着别的医生熟悉而享受的事情。可是无论在ICU或者心内科参与过多少流程、度过多少时间，都无法改变我所知的真相。

我也曾以为我会继续走母亲的道路，去相信医学的确定性。可是我发现自己脱离了她的道路，选择了充满着不确定性的姑息治疗。我决定放弃传统，就像她过去那样，跳入一片未知的领域。

在 ICU 的最后一晚，我筋疲力尽地坐在公寓里，没有力气和朋友出门，只能独自喝着红酒。我回想起母亲是如何选择麻醉科的，脑袋里反复出现她的话，身体渐渐松弛下来。

我无法解释。冥冥之中有人告诉我这就是正确的决定，于是我没多想就行动了。

第四章　不寻常

洛杉矶，2012 年春

　　结束ICU轮转的六个月后，住院实习的第二年也接近了尾声。我被斯坦福大学的姑息治疗项目录取了。项目会在一年后开始，正好接上我住院实习的第三年，也是最后一年。我既为自己终于选定了专科而舒心，也为可以继续留在湾区而高兴。收到录取通知的那天早上，我在洛杉矶的老兵医院轮转。那时我正在指导两个实习生和一个医学生，斯坦福的录取通知邮件就来了。那天上午是我们团队当值，需要评估和诊断急诊室的病人，然后安排他们入院。接近中午的时候，我们已经接收了九位新病人，我这才能够抽空仔细阅读我的录取邮件。正当我想从头再读一遍来确保自己不是在做梦的时候，传呼机响了，我又得赶去急诊室了。

　　在那个四月中旬忙碌的早晨，史密斯先生是我们团队接收的第十个也是最后一个病人。按照惯例，急诊室医生会先向我描述病例细节，好让我做出初步诊断，然后根据病情的严重程度决定应该送他去哪种病房（是特护病房、心脏监控病房，还是普通病房）。这个过程听上去很容易，却需要几项重要的技巧：辨认疾病目前的危险程度并预判将来的走向；考虑最可能危及生命的症状和最有可能的诊断；再用物理检查来综合这些可能性；最后得出治疗方案。

急诊室医生快速跟我过了一遍："他得了食管癌，已经扩散到了肝脏和肺部。最要紧的是，肺部现在有一个巨大的血栓。肿瘤科医生的医嘱上说，他拒绝紧急救治。可是他已经丧失判断力了，我也没办法让他告诉我他自己想要什么了。他的肺叶现在一团糟，血氧饱和度也很低，看上去很不好。"

"这听上去太糟了。"我回答说，"你在用肝素治疗血栓吗？"我问道。肝素是一种通过静脉注射的强效抗凝血药物，专门用来治疗血栓。

"医嘱上说，大概在一个月前他的腹部附近有一次出血，那之后虽然没有再出血，可如果我们开始使用肝素的话，那就说不定了。既然是你收的他，那么就由你来做决定吧。"

真是漂亮的踢皮球，我暗暗地想，尽管我完全明白他为什么这么做。"他已经完全不清醒了吗？"我问道。

"神志不清到想要吃掉自己的氧气监护仪了。"

我朝着急诊室的方向走去，准备给史密斯先生做评估。一路上，我放慢脚步来给自己一点思考的时间。不可治愈的食管癌扩散到了他的肝和肺，肺部血栓也在阻碍他获得必要的氧气，而且还威胁到了心脏。几乎可以肯定血栓就是由癌症引发的。现在所呈现出来的两难境地既典型又危急：肝素无法消除现有的血栓，但是能够预防血栓的再次出现和进一步威胁心肺，乃至夺走他的生命。可是考虑到最近一次的腹部出血，使用肝素又有很高的风险，会让他因为出血过多而死亡。

癌症病人经常会因为血栓而死，我这样告诉自己。他要死了吗？心里冒出的问题吓到了自己。尽管我已经进行了快两年的住院培训，也在加州获得了行医执照，还被一个姑息治疗的专科项目录取，我仍然怀疑自己是否有能力去决定，某一种疾病究竟是死亡过程中的自然环节，还是一个需要被解决的问题。我想起了丹尼斯，呼吸机和透析仪代替了他正在衰竭的肺和肾，强效药帮助他维持了正常的血压，可是因为缺乏锻炼他的肌肉变得萎缩，肠子也没法消化我们通过饲管喂给他的人工营养。我们都承认他没有好转。但是丹尼斯是不是要死了？在他妻子迫使我们去思考他是否在受苦之前，我们从未问过自己这个问题。

为什么我这么害怕承认史密斯先生可能就要死了？我很困惑，我想知道。即便我得到的关于他所有的信息都在暗示他已经临近生命的尾声，可想到他的死亡我一点也不舒服，想到自己要放弃治疗他的血栓更是让我觉得羞愧。我意识到，想要救活病人的冲动深植在自己心里。因为医生的训练就是要让我们延长寿命，拯救生命的。做医生可不是为了认清和接受死亡的。

美国的医疗文化主要关注的是救治和延长生命。医学期刊上新的研究是依据它们"是否有利于生存"来评估的，也就是说根据可以让病人再多活几个月或是几年来进行判断。多数科室每周或是每月都会召开"发病率和死亡率"的例会，来让同事们讨论某个病人去世的原因，以及如果改变治疗方案是否能够延长存活时间。医学专家和普罗大众都被社会教导去相信救治生命是医学的天职，一如铺天盖地的医疗剧和电影里描述的那样。如果说病人去世就意味着医学的失败，那么我们绝少去辨认、命名和讨论生存以外的任何事，就一点也不奇怪了。

让我惊讶的是，自己想要介入的冲动在经过 ICU 的轮转后反而加强了，尤其是当我负责的小组里有两个实习生和一个医学生的时候。作为一个有经验的住院医师，我的职责是照看我们团队所有的病人，同时也要教导实习生和医学生如何根据每个病人的情况制定治疗方案。我自己仍在学习阶段，却也要教授别人和领导团队。虽然我很难解释为什么，但要模仿自己在实习生时期就质疑的行医方式让我备感压力。病人一旦入院，我就一定要提供治疗，解决问题。我意识到，在我想尝试做些什么来修补问题的时候，任何尝试都有可能造成伤害。可是知道这个道理是一回事，基于冲动去做又是另一回事，尤其是当我同时要负责治疗病人和带年轻医生的时候。

"我不能让他死。"我这样对自己说，"他得了癌症，还因此有了血栓。我治过很多血栓，这个也会很容易的。"

"等一等。"另一个声音在说话，更深沉，更冷静，也更坚定。先去看看他吧。

....

史密斯先生的房间黑漆漆的，只有心脏监控仪的绿色指示灯和红色警铃闪烁着，吸引我注意到他令人担忧的生命体征：心率异常得快到了 120，血压低至 90，血氧饱和度也只有危险的 85 左右。综合来说，这些数字表明他的心肺已经因为血栓完全衰竭了。我摁下一个按钮停掉了警铃，然后便听到一个沙哑的声音。

"达琳，达琳，达琳。"他喃喃着。

"史密斯先生？"我犹犹豫豫地开口。

"达啊啊啊啊——琳嗯嗯嗯嗯——"他回答道，声音大了些。

我开始对他进行检查。他暗淡的棕色头发一缕缕地贴在憔悴的脸上，眼角的皱纹细密地堆在一起，肋骨仿佛是细瘦躯干上凸起的减速带，一路通向干瘪的肚皮。被心电图导联、氧气管还有三根静脉管所困，他只能待在床上。他的皮肤上满是因为多次抽血而留下的淤青，左手食指上用胶带缠着测量血氧含量的白色仪器。他一边啃咬着胶带，一边盯着我。右手臂上静脉蜿蜒，肌肉紧紧地包裹着骨头，皮肤上有个褪了色的浅绿色文身，是我在很多退伍军人身上看到过的那种，它写着"光亮之处必有阴影"。

我听了听他的心脏，那是他空荡荡的胸腔内唯一的震动。他的呼吸浅而急促，像是远处传来的低语。因为唾液被食管内的肿瘤堵塞，每次试图吞咽的时候他都会咳嗽。这些身体症状都在告诉我他本人无法言说的情况，而他的病历则记录下了一些重要的细节。

"该病人不希望采取特别措施。"最近诊治他的一位肿瘤医生在医嘱上这样写道，"没有已知的家人或朋友，也没有一个能为他做决定的人。状况代码为：DNR/DNI。"这里的意思是，如果他心跳停止，他不希望我们采用心肺复苏或是电击，也不希望在无法呼吸后被插管接上呼吸机。他想要的是自然死去。

看着他的 CT 扫描结果，我很难判断到底他的身体还有哪部分是健康的，而癌症又是从何处开始的。肿瘤就像一棵可怕的圣诞树一样侵占了他的全身。

给血栓开凝血剂算不得什么了不起的办法，我心里有个教科书式的声音这样说，这大概是我在内科做得最稀松平常的一件事了。可是内心深处还有个声音在问，治疗他的血栓非同寻常吗？这是一个截然不同的问题。他可能会出血，会比现在更加痛苦。他也可能不会出血，可是那样就能让他活得更好吗？还是仅仅延缓了死亡而已呢？他的电子病历中有 2500 条医嘱，可是没有一条能解答我的疑问。唯一可以让我稍稍了解他生活态度的是他的文身：光亮之处必有阴影。

我打电话给他的肿瘤医生、内科医生，还有疗养院，迫切地希望得到一点指导，也希望有人可以支持我想要治疗血栓的决定。可是没有人能给我想要的信息：这个人是谁？他对自己的癌症有多少了解？他想要怎样的生活质量？有没有其他我需要联系的人？得到的答案基本都是推测。只有一位疗养院的员工很确切地告诉我："我只知道他总是想要喝根汁啤酒，因为咳嗽他都无法吞咽，但这会让他很开心。"

于是我决定坚持最开始的做法。看着眼前这个温柔却神志不清的男人，想着是应该给他戴上大小合适的氧气面罩，冒着再出血的风险给他开点肝素，还是第二天一早把他送回有临终关怀服务的疗养院，然后帮助他减少气促，免于痛苦地度过最后的日子。也许我最该做的是停止思考什么才是最好的治疗方法。我不想让他受苦，可同时我也觉得有责任去解决让他住院的问题。

....

下午轮班的时候，我会和主治医师道尔、实习生莱恩和医学生依琳坐在一块儿讨论刚收入院的几个病人，确保在我独自值夜班前每个病人都有清晰明确的治疗方案。我们从史密斯先生开始谈起。

在我之后，莱恩和依琳也在急诊病房给他做了评估。作为实习生，莱恩的职责是给出一套治疗方案，而我则需要再对其评判，特别是当我和他意见相左时。莱恩想开一些肝素来治疗血栓，再用静脉输液来降低因癌细胞而升高并导致他神志不清的血钙值。他认为一旦史密斯先生稍微清醒些，就可以告诉我们他到底想要如何治疗了。如果采纳他的方案，那我们就需要每天为史密斯先生抽好几次血（来保证他血液充足却不过分稀薄），从他的手臂处快速输入好几升的液体（来降低血钙值），还要在他鼻梁和嘴巴处戴上塑料面罩，而不是在他的喉咙上插管来连接呼吸机。莱恩觉得也许可以尝试固定住他的脸。因为在急诊室里，史密斯先生好几次都碰掉了呼吸面罩。这时，依琳插话说，可以试试把面具用胶带粘在他的脸上，因为即便是尺寸最小的成人面具也没办法完全贴合他瘦削的脸颊。

他们的方案很周到。如果在这些努力之后史密斯先生仍然离世了，我会觉得至少我们已经不遗余力地尝试了所有的救治办法。然而，我在脑海中想象着史密斯先生被绑在床上的情景，氧气罩压着他鼻子和脸颊上薄薄的皮肤，冰冷的盐水注入他的静脉，从他被刺穿的皮肤中彻夜抽取血液……这一切都刺痛着我。我提醒自己，这些努力其实都治不好他的晚期癌症。可如果这些能让他在疗养院里神志清醒、呼吸顺畅地多待上几天呢？

"谢谢你们考虑得这么周全。"我开口道，"你们的意思是，想给他输液来降低血钙值，开肝素来治疗血栓，然后寄希望于他可以自己告诉我们他想要怎样治疗，是吗？"

"是的。"莱恩点头，"我的意思是，我们预料到了他可能会因为注入肝素而出血，一旦发生这种情况我们一定会把他送去ICU，通过输血或是内镜治疗让他稳定下来。"

"当然，我们可以这么做……"我想开口，却又停了下来。我们当然可以等他一出血就把他送进ICU，可难道我们不应该避免这种情况发生在一个如此虚弱的病人身上吗？鉴于他最近已有过出血症状，为什么我还在掂量是否要开肝素呢？的确，史密斯先生是因为呼吸困难被送入医院的，作为医生我理应处理这个问题。可你不该只为了让自己看起来像个"好医生"才做决策。我曾决定在给出治疗方案前先去看看他，现在同样的想法令我觉得，理论上我能为他做的事情未必是实际上我应该为他做的。

"你们觉得他是因为快死了才神志不清的吗？"我问莱恩和依琳，尽力表现得很平静，就像两年多前麦考密克医生和我一起看病人时他问我的那样。

依琳略带吃惊地看着我。这是个什么难题吗？莱恩看了眼他打印的史密斯先生的医疗记录、血检报告、CT报告、肿瘤科的医嘱，然后说："我还是觉得应该让他清醒一点，自己告诉我们希望我们怎么做。"

"是的，但如果他之所以不清醒，是因为癌症让他的身体各部分都停工了呢？"我对莱恩和依琳说，其实也是在和自己说话。为了让他"更清醒一点"，我们究竟愿意做到什么程度？如果他的血氧含量继续下跌到危险的地步，以至于无法自主呼吸了，我们是不是要违背他"不插管"的意愿给他接上呼吸机，再把他送到特护病房去呢？我想着，即便史密斯先生变得"更清醒一点儿"了，我们又能提供给他哪些选择呢？冒着大出血的危险治疗他的血栓吗？我们说着要"让他自己告诉我们希望我们怎么做"，可是我们到时候能提供给他的，不过是在他死亡的过程中减轻痛苦、焦虑和呼吸困难。这样到底公平吗？

"可我们还是得治血栓，不是吗？"莱恩问道，"没错，我们是治不好他的癌症，他也会因此死去，可难道我们不应该去治我们能治好的吗？"的确，可是如果去治好他，反而会害了他呢？我这样想。整个团队都盯着我，莱恩和依琳观察着我做决定的过程，道尔医生在研究我教学方式的同时也在检验我的医学知识，而药剂师则在等着我告诉他需要开多大剂量的肝素。我觉得他们都感觉到了我不合时宜的犹豫。这股气氛甚至掩盖了弥漫在整个医院的洗手液和过期薯片的味道。

"这是个艰难的局面。"道尔医生试图打破这小小的寂静，"他已经接受了静脉注射，就现在而言，他戴着呼吸罩，情况也相对稳定，你还有时间来思考到底怎样才是对他最好的方案。"我多希望道尔医生能够直接告诉我该怎么做，但他通常不会这么做。"一年后你自己就要成为一名主治医生了。"初次见面时，在谈到和他共事的一个月里他对我有什么期待时，他就这么说过，"你必须学着自己做出决策，就当我不存在一样。你也得相信，如果你做出了危险或是欠考虑的决策，我是会指出来的。"他一头白发，脸庞消瘦而温柔。相信他意味着要相信我自己的判断。有时这颇具挑战性。

我们继续往后讨论其他九个病人，可是我的思绪总是回到史密斯先生的身上。好几个病人都比他严重得多，有一个肝衰竭得很厉害，有一个心脏病发作，另一个已经到了痴呆晚期还感染了褥疮，还有一个有肾脏感染和严重的糖尿病。尽管他们中的好几个都已病入膏肓，很快就要被送往 ICU，我却对自己给出的治疗方案颇为坚定，很有信心。他们的治疗当然会有风险，所有的治疗都会有，可是这些风险同可预见的好处比起来就显得微不足道了。

查房后，我专心地盯着电脑屏幕，仿佛这样可以盯出一个清晰的正确答案。治疗血栓对我来说就像第二天性一样熟练。我的手指开始输入指令，可才输到一半，我就按下了撤销键。又开始输入，又停了下来。我看着屏幕，噘起了嘴。我仍能感受到莱恩和依琳困惑的目光投在我身上。我认为治疗血栓并不等于治疗史密斯先生本人，可我会不会因为不想治疗血栓就变成个"假医生"？

我有点忧虑，于是给道尔医生打了个电话。我说，给史密斯先生开肝素治疗血栓或是挂盐水来降低血钙值，这都是很容易的事情，但两者都是他的身体受癌细胞影响而崩坏的症状。为了遏制这一自然崩坏的过程，特别是要使用肝素的话，就很有可能会引发大出血，给他带去更大的痛苦。"即便他醒来，"我说道，"除了临终关怀，我们已经什么都做不了了。也许最好的办法是保持他一切正常，除此以外不要再冒任何风险。我只是觉得他快死了。"电话那头是一阵沉默。我甚至开始怀疑道尔医生会不会跟我说，他强烈质疑我的决策，并且怀疑我是否真的准备好踏入第三年，同时也是最后一年的住院培训。

"看，这就是实习生和住院医师的思维差别。"他回应道，"你我都知道莱恩和依琳为什么那么想。也许换一个病人，或者是一年前的史密斯先生，我们会选择治疗那个血栓。可是我俩都清楚史密斯先生的神志不清只是他将要死于癌症的先兆。我赞同你的判断。今晚我们就先处理一下他的疼痛和气短吧，明天一早就把他送回家。"

我松开了拳头，为他的赞同松了一口气，但也立刻意识到我为史密斯先生做的治疗方案有多沉重。"我还担心你会觉得我是个不称职的医生呢。"我承认，可话刚出口就又后悔不该对自己的缺乏把握如此坦诚。"完全不会。"道尔医生说，"比起撸起袖子就开始解决问题或是治疗每一种疾病来说，我意识到有时我们需要退一步。顺其自然要难得多。"我理解他，并感谢他。

那通电话以后，我在史密斯先生的病历卡上写下了这样一段话："对史密斯先生来说，鉴于最近才经历的大出血，和因转移性食道癌即将不久于人世的客观事实，抗凝治疗的风险大于益处。我会开一些治疗呼吸困难和神志不清的药物，并在早晨安排他出院，回到原来的疗养院接受临终关怀。"我没有像以前大多数医嘱那样，用医学缩写和短句了事，而是用了整段整段的语句来写。好像病历卡上的完整的句子，能够为一个将要独自死去的人带去多一分的尊严。我也没有给他开治疗血栓的药，而是开了些可以缓解呼吸困难的药。我让护士把例行的检查尽量隔开，以减少对他睡眠的干扰，还让她们不要再给他抽血了。写完后，我打电话给莱恩，告知他治疗方案的变化。"好吧。"他很平静，"我想我们得看他早上是什么情况了。"

挂掉电话后，我继续盯着电脑屏幕。

....

接下来的几个小时，我挨个儿去看了每一个病人，进行必要的检查，查看是否需要调整药物剂量，同他们的家属谈话，一直忙活到凌晨两点才回到夜班休息室。

有整整三十分钟都没有人呼我，这大概是我那天最长的一段休息时间了。我在值班室破旧的床上躺下，闭上眼睛，脑中却依然是电脑的画面。屏幕上我写下的医嘱排队似的一条条固定在我的眼睑上。我想到，即便道尔医生赞同我的想法，但将我的决定告知莱恩也不是件容易的事。在关于病人的重大决定上和同事出现分歧是让人难受的事情，这是我从母亲那儿学到的。

九岁起，母亲开始和我谈论她在工作中需要做出的艰难决定，尤其是当她的想法和手术室其他同事不一致的情况。说起这些时，她总是坐在那张灰黑条纹的沙发上，而我坐在地毯上，闭上眼睛任由她梳理我一头毛躁蜷曲的头发。她会先用椰子油把头发弄顺，再编成一个小辫。我的头总是因为梳子的拉扯往后倾斜，于是我便盯着天花板上像香草蛋糕屑一样的白色凸起。她一边梳着头发，一边说着一天的日程："今天我跟一个外科医生有两台手术，下午我在门诊部帮忙。"她的声音甜腻，混杂着英国口音和印度腔调，此时有一种超然的平静。当时我还不知道这是我以后也会习得的一种音调——医生的调调。不过，那时听她谈论自己的工作，我只是好奇，她的声音怎么变了呢？

她放下梳子，拿起了从亚洲糖果香料店买来的蓝瓶椰子油。这是从我家附近开车能到达的唯一一家印度杂货店，也是那时唯一能够供应我们所有需求的地方：椰子油、藏红花、存在冰箱里的大豆蔻、印度老电影的盗版录像带、新出版的《罗摩衍那》、能打到印度的电话卡、阿育吠陀牌的牙膏，还有母亲在参加祷告和宴会时佩戴的天鹅绒红色眉心饰，以及玻璃橱柜后那些我父母喜爱的各式各样彩色的印度糖果……总之应有尽有。

母亲的手娇小柔软，沾着油滴。先是从我的头皮开始摩挲，然后快速往下顺到发梢。弄完后，她会用剩余的一点油按摩自己的双手。

"这个外科医生总想做一些很激进的手术，我却觉得不必要。有一个病人已经九十岁了，心肺都出现了很多问题，他这次摔断了自己的盆骨。而那个医生竟然想要去动手术来修复。"

我还在盯着天花板看，想知道我时常在学校听说的那次大地震会不会让头顶的白色微粒飘摇落下。在几乎不下雪的洛杉矶，这也许是我能看到的最像雪的东西了。"我觉得这么做不对。"母亲接着说，"他的心肺都衰败得厉害，竟然还想动手术？"我能感到她的手有节奏地在我的三股头发之间穿梭，把它们编在一起，停顿一下，紧一紧已经编好的地方，再继续。"我真的觉得我们不应该这么做，可是我很难和那个医生理论。"

她在我辫子的发尾系上一根紫色发带后，起身说："该走了。"

要到很多年后，我才能理解麻醉师和外科医生之间的复杂关系。可即便在孩童时代，我也能感觉到，在母亲的日常工作中，专业间的各持己见是常态。这种不合有时会带来严重的后果。我现在会想，为什么她在跟我讲这些事情的时候，总是让我坐在她的脚边。她只能看到我的背，而非我的脸。也许她想要倾诉的对象并不是我，也许她只是在和自己谈心，又也许给孩子编织或是弄顺头发这件事中自由简洁的艺术，令她可以说出工作中需要厘清的一团乱麻。

我真想有什么办法能让现在脑中混乱的思绪慢下来。史密斯先生真的快要死了吗？我真的能那么确定吗？还是应该先治疗那些可以被治疗的症状呢？可为什么仅仅是一个想要尝试的念头都让我觉得厌恶呢？在我想到要降低他的血液稠度、把他连接上呼吸机时，我究竟有没有很好地把自己的本能反应（像是恶心和胃下垂）转变为缜密而合理的治疗方案呢？我有没有做到专业而非情绪化呢？

哈欠打到一半时，呼机突然传来一阵声响，是史密斯先生的护士。"他的呼吸有变化。"她的声音听上去很焦急，"快来给他看看吧。"

死亡自有其节奏和速度。它总会先有一个明显的前奏，之后才是无尽的休止。刚进到史密斯先生的房间时，他看上去像是睡着了，胸部上下起伏，然后越来越慢。我摇了摇他的肩膀，他没有睁开眼。心率很慢，死亡的速度却在加快。

一阵恐慌突然席卷了我，胃部的每一寸地方似乎都在燃烧。我没有做好他今天就要死去的准备。难道说，我的不作为加速了他的死亡？如果注射肝素的话，他会不会再过几天好日子？我拉过一把椅子在他的床边坐下。

没有能打电话通知的对象，我什么也做不了，只能待着。史密斯先生的手臂上起了一排鸡皮疙瘩，我便从 ICU 拿了几条毯子给他盖上，还用人工唾液润了润他的嘴唇。我突然想起有一条医嘱写过，他喜欢乡村音乐，就用自己的手机放起了蓝草乐，希望班卓琴、吉他和忧伤的吟唱能够驱散屋内的死寂。

我又读了一遍他的文身：光亮之处必有阴影。现代医学所赋予人类的所有光明与愿景，必然伴随着可能的阴暗与苦难。

凌晨三点，我握住这个陌生人的手，看着他的肺部随着吸气扩张开来，又因为呼气瘪下去。这样的起伏起初很大，后来幅度渐渐变小。我感觉他的脉搏突突直跳，后来又突然变慢。他胡子拉碴的，头发也缠在一起，不知道他上次洗澡是什么时候，又有谁曾这样长时间地握住他的手。他是否需要陪伴，还是更享受孤独？有那么一刻，我们的脉动似乎同步了，我很难辨别我摸到的究竟是谁的脉搏。于是我把一只手继续放在他的手腕上，另一只手放到我头颈之间，这才发现我的颈动脉脉搏和他的桡动脉脉搏确实一致。仿佛在这一刻，这位精疲力竭的住院医师和她将死的病人之间，因为脉搏的跳动而契合。这一刻过后，他的呼吸又变得不规律起来，心跳也减缓了。

黑夜慢慢退去，清晨在一片深蓝色中显出了一抹红晕。天逐渐变亮，史密斯先生的呼吸却变得更慢了。早上 6:37，他完全停止了呼吸。躯体还在，可是他已经静静地离开了，留下了他的文身、他的淤青、他的血栓和他的癌症。我在他身边坐了几分钟才起身，把听诊器放到他静止不动的胸腔上。

莱恩和依琳一到医院，就来问我昨天晚上病人们的情况。"史密斯先生在四十五分钟前去世了。"我说道，好像在坦白自己的罪行，而非像往常一样按照字母顺序一一讨论我们的病人。"什么？"依琳叫道，"他走得这么快？那个血栓一定特别大。"莱恩深深地吸了一口气，然后看向我。"喔。"他摇着头，"你不觉得肝素本来可以帮上忙吗？他原本可以回到疗养院而不是死在这里的。"

"说实话，我觉得无论采取何种办法他都会死的。如果因为服用肝素而导致出血的话，他会走得更痛苦。"我说，太阳穴因为疲劳突突地跳着。"我反反复复想了很久，要不要治那个血栓。

这真的让我很痛苦，现在依旧如此。"我说道，"可是他去世的时候我就在他身边，他看上去很平静，好像只是睡着了一样。"

莱恩点点头，平静地转向他的电脑，开始看向那些撑过昨夜的病人的病历。

那天早上查房时的气压很低。"我很吃惊他竟然走得这么快。"道尔医生说。我认同地点点头，眼角似乎有泪水涌出，于是假装打了个喷嚏好悄悄拭去泪水。

莱恩和依琳互相看了一眼后，莱恩说："我总是忍不住去想，也许肝素会起作用。"我想起母亲那些年和她同事的那些龃龉，他们关于生死决定的争吵往往超越了医学的意义，而医生对病人的职责既关乎生存也关乎不朽。

"即便我们给他开了肝素，他能存活的时间也会很短。"道尔医生说，"而且最重要的是，他会很不舒服。"此刻的我比过去任何时候都更需要他言语的肯定。我心不在焉地听着道尔医生重新主导了谈话的方向，分析要根据血栓的尺寸和严重程度来进行不同的治疗。我没法集中精神，思绪飘到了自己在了解史密斯先生病情后做的每一个决定。我做得对吗？我有点怀疑。我是不是他需要的那个医生呢？

那天下午开车回家时，我意识到，让我一直烦恼的是我根深蒂固地认为不管怎样我都应该让病人活着。尽管我一直很难去接受史密斯先生已经朝着死亡迈进的事实，但我其实能预料到他很快就会去世。我只是不希望他在我照看的期间死去。一开始，我发现自己更多考虑的是如何履行某种专业职责，而非确认史密斯先生最需要得到怎样的医治。我想到了莱恩和依琳，他们应该都觉得有点受伤吧。毕竟史密斯先生在被送进医院几个小时后就死去了，而我们本可以为他做些什么的。即便我的决定得到了道尔医生的支持和欣赏，可他俩的话还是让我对自己产生了怀疑。

医学院教会了我医生对病人的职责。但要做到对病人无可避免的死亡习以为常，可能需要我忘掉那些东西。尽管我的内心想要这样说服自己，不惜代价地让史密斯先生活着，我的责任却并非如此。我的专业依赖于用科学的方法阻止自然对人体的影响和侵害，可我是不是也应该认识到，要战胜自然，必然会对病人造成另一种痛苦呢？对我来说，认清两者并时时提醒自己它们之间的区别，才是做医生最为重要的职责。

第二部分

学不到的

第五章 学不到的

2013 年 6 月 30 日，我在旧金山结束了自己内科的住院培训。几个小时后，7 月 1 日，我马上开始了在帕洛阿尔托的姑息治疗的专科培训。6 月 30 日，一整天，我都行驶在旧金山的老公寓和伯林盖姆的新公寓之间，匆忙地打包书和衣服，装进去再拿出来。帕洛阿尔托和伯林盖姆的路途中有一个古雅的小镇。镇上有一座宽敞的砖结构图书馆，主街上有一溜儿面包店和餐馆，还有一家既售卖畅销书也摆放八卦杂志的独立书店。有位旧友和她丈夫一起住在镇上，我开车去拜访他们时便会游览这座小镇。我的新家是一栋橄榄色的公寓楼，每次开车回家，突然映入眼帘的教堂尖顶总让我欢喜。公寓楼前的花园里种满了迷迭香和修剪整齐的仙人掌。街边行道树上的叶子绿意盎然，仿佛闪着光。几个月后，这些叶子都变成了深紫色。街对面的一棵柳树仿佛在向天空致敬似的弯下了腰。住在这儿就像在度假一样。在两个城市间往返穿梭了十次后，我睡眼惺忪地迷失在斯坦福大学医院，想要找到去往位于主楼地下室的姑息治疗小组。

不论是住院培训还是专科训练，有几件事是一样的：我会在三家不同的医院之间各轮转一个月，分别是大学医院、帕洛阿尔托退伍老兵医院和县级医院；我依然会跟随一位主治医生并接受他的指导和监督，他也对我的病人负有最终责任。

可是在更多方面，我的角色都在一夕之间改变了。我不再从急诊室接收病人，也不会在他们住院期间去面对他们所有的问题。只有在另一位医生要求对某位病人进行会诊时，我才会参与看病。通常也只是治疗某一项症状（比如癌痛、恶心、气促等）。我要同病人及其家属讨论治疗目标，也就是当病人罹患重疾时，弄清楚他们最看重和最珍视的是什么。一开始我以为接手的病人中，有许多出院后还能活上好几年的，可慢慢发现有些病人在回家后几周或是几个月就会死去。

在误闯社工隔间和心脏移植小组后，我终于找到了姑息治疗小组所在的地方。迎接我的是一位娇小的女士，她有一双温柔的棕色眼睛和齐肩的棕色头发，笑得很热情。"你好啊，苏妮塔！很高兴你能到这儿来！我叫夏洛特，是团队里的社工。"我正疑惑她怎么会知道我的名字时，就发现有人已经用红色记号笔在白板上写下了"欢迎苏妮塔·普里来到斯坦福的姑息治疗小组"。

"夏洛特，很高兴认识你！"我预感我们之后会成为好朋友的。

"来，我帮你打印了一份名单。"她递给我一份有 15 位病人的名册，"肿瘤科刚刚又送来几个新的病例，我们会在查房时谈到的。"

我浏览了一下这张写有病人姓名、年龄和诊断的名册，暗自想，有些病人还真年轻啊。21岁，淋巴瘤。45岁，转移性胃癌。35岁，ICU第三十天，急性呼吸窘迫综合征。

"夏洛特，单子上有没有什么病人需要我在查房前见一下的？"

"不用，你才第一天来！是这样的，我们团队一共有两位护士、一位主治医生和我。通常每个人会在九点半左右查房，然后讨论各自名册上的病人。这个月过来的主治医生是哈里斯医生，她会给你安排几个病人的。对了，你需要这个。"她走到隔间角落找到一个寻呼机，"有新的病例时，团队里的人会呼你的。"

夏洛特教我如何在医院目录上找到所需的呼机号码，还告诉我一周里哪几天餐厅会提供还不错的食物。她问我是从哪儿来的，为什么要来斯坦福，还给我看了她两个孩子的照片。"轮转可能会很紧张。"她压低声音说，"所以一定要找到缓解压力的方法。需要任何帮助都可以来找我。"

哈里斯医生和团队里的两位护士很快就来了。哈里斯医生是位身材娇小的女士，俏皮的黑发留到肩膀，身穿一套样式保守的外衣。她的自我介绍务实而高效，然后告诉我，她今天有满满一天的会，但还是会给我安排几个病人，让我们能在下午晚些时候来讨论。"我们通常会接到好几个病例，除了已经在看的病人外，每天平均会有四到五个新病人。你在这个月里肯定会看很多病人的。"她告诉我。

我听着团队成员一一讨论着名册上的病人：21岁的淋巴瘤患者病情正在恶化，她的骨痛和肾衰竭不见好转；45岁的患者想回家接受临终关怀，但是他的妻子不允许他放弃自己的生命；35岁的患者昨晚高烧不止，ICU的同事怀疑他新感染了肺炎。

几乎所有的病人都需要家庭会议，其中一些需要更好的办法控制疼痛。团队里的每个人都对其他人的意见持开放态度：哈里斯医生向护士建议了提供给严重生理不适病人的几种药物和剂量，夏洛特提出了如何同那位 45 岁病人的妻子积极讨论临终关怀的方式。整个讨论过程很全面。但说实话，也很少有情感投入。于是我又想，这样的工作如果长此以往，也会变得模式化吧。

"另外，神经病科的人在走廊里遇到我时，说他们有个病人需要我们的帮助。"一位护士开口，然后转向我说，"这位病人今年 80 岁了，刚经历了一次严重的中风。她的一个女儿希望采取激进的疗法，想给她母亲插一根饲管。而另一个女儿说母亲绝对不想这样做。"我记下了病人的主要情况，承诺查完房就去看她。

....

松前女士的黑色短发凌乱地贴在她圆圆的脸上。她约莫八十岁，可是皮肤却很有光泽，被我握住的双手也柔软细腻。我知道她不会回应我，但还是做了自我介绍。她的女儿艾米丽坐在一张棕色椅子上，一阵猛敲自己的电脑键盘，看到我进来才把电脑放到了一边。

"你好，我是普里医生，姑息治疗小组的一员，很高兴见到你。"我把手伸向她，激动中又有点紧张。

艾米丽摘下眼镜看了我一眼，她没有来握我的手，"抱歉，你是什么的一员？"

"我来自姑息治疗小组。我……嗯，我是来看看能否为您母亲现在的状况提供一点儿帮助的。"我没预料到她的惊讶，也不知道该怎么解释自己的身份，"鉴于您母亲最近的中风，神经科的同事让我来同你和你妹妹谈谈，怎样才能最好地治疗你们的母亲。"

"我们的神经科医生斯科特从来没跟我说过这些。"艾米丽语气有点尖锐，"我还是不明白，什么是……对不起，你刚刚介绍自己时用的那个词是什么来着？"

"姑息治疗。"我说道，"我知道这个词有点奇怪。但我的工作基本上是想确保您母亲的舒适，不会因为任何症状而遭受痛苦。我也会帮助你和你的妹妹讨论一下你母亲的饲管问题。"我真想把说出口的话吞回去，因为我还没好好说明自己的身份就直接跳向了敏感话题。

"好吧。"艾米丽说，"不过我认为我们还没准备好要接受临终关怀或是任何类似的事情，如果你是这个意思的话。"

"不不，完全不是，我不是来这儿讨论这些的。"我有点慌张，"神经科的医生向我解释说，你的母亲最近经历了一次很严重的中风。而你和你的妹妹对她现阶段的治疗似乎持有不同的看法。"我再次尝试。

"嗯，这倒没错。"艾米丽说，"我是说，我们完全没料到这一步。我妈填过一份类似遗愿的东西，上面说等到她快死的时候，不希望接受任何激进的治疗。我觉得喂养她不能算是激进，我妹妹却不同意。这是我们的基本分歧。"

"这样的情况是很难办。我就是来帮助你们俩想清楚，饲管能否以正确的方式帮到你们的母亲。"我一边说着，一边提醒自己不要展现出紧张和笨拙。"我们把这样的讨论称之为'治疗目标'会谈。我知道这又是一个很模糊的概念。可它的意思是，当一个人病得很严重时，我们要去讨论他们的生理情况以及他们的期许，这样才能决定采取某些措施能否真正帮助他们达到最终的目标。"

"你是说，给我母亲喂东西可能对她没有好处？"艾米丽困惑地皱起眉头。

"不，我不是这个意思。"我回答说，"抱歉，我不想让事情复杂化。我知道你们现在的处境很艰难，而我唯一的目的就是帮助你们替母亲做出她原本想做的决定。"

"这才是最难的事情。"艾米丽叹了一口气，"我母亲是个很内向的人，几乎从不和我们分享她自己的想法。我们也不知道碰到这种情况她会怎么说。但是如果她被饿死了，我永远也不会原谅自己的。"她的语气稍微柔和了一点儿，"只是，给她插上饲管能有什么害处呢？"

这时松前女士睁开了眼睛，紧盯着天花板。"妈，你能听到我说话吗？"艾米丽走过去抚摸她母亲的头发。我有点窘迫，觉得自己好像打扰到了她们的亲子时刻。"难办的是，我不知道这会不会是她以后的常态，还是说，她不会再好起来了。"艾米丽一边说着，一边拿起一罐柠檬味的润肤乳涂在她母亲的手臂上。

"这的确很棘手。"我说，"这也是我觉得应该安排一次会议的原因。让你、你妹妹、神经科团队和我的团队一起来讨论这个问题。我之前的意思是，如果我们认为某人会逐渐康复，那么像是饲管这样的治疗可能有帮助。可要是像你说的，这会是你母亲以后的常态，我们就真的需要仔细想想饲管对你母亲来说意味着什么了。"

艾米丽深吸了一口气："是这样的，也许在你看来这很有道理。可对我而言，如果我母亲要一直待在病床上，那么喂给她营养液就毫无意义。"

"我……我真的很抱歉，我不是这个意思。"我有点结巴，"那这样如何：明天可不可以请你和你妹妹再来一次，我们一起碰个面？我一定会让神经科的斯科特医生也一起来的。"

"行，明天差不多这个时候的话应该可以。"艾米丽重新把注意力放到按摩母亲的手臂上，我趁机悄悄离开了房间。在摸回姑息治疗办公室的路上，我才意识到自己被艾米丽一开始的问题弄得措手不及，以至于急于解释，却忽略了要先去认可她所面临问题的严重性：我们究竟要如何为自己所爱的人做出正确的决定呢？

那天晚些时候，我把和艾米丽的对话讲给哈里斯医生听。她说，我需要学会如何去解释自己的身份。如果病人、病人家属和其他医生不了解什么是姑息治疗，我就无法有效地展开工作。晚上开车回家时，我想到在过去的 24 小时内，自己是怎样从一个住院医师成了一名专科医生，从旧金山搬到了伯林盖姆，从一个想尽一切办法要救活病人的医生，变成了一个可能要目睹每一个经手的病人死去的医生。可是最大的变化可能还是我和语言之间的关系。我开始关注自己在和病人与同事相处时所使用的语言，以及我听到的他们所使用的语言。

....

在新的岗位上轻松度日从来都不是我的选择。在住院实习时我曾拼尽全力，在专科培训时也一样。来找我看病的病人都以为我专业技术过硬，可其实我也在学习。对我来说，控制一些麻烦的病症要比组织一次家庭会议容易得多。毕竟，不管是癌痛还是化疗引起的恶心或是伴随着心脏衰竭的气促，我都知道其背后的生理机能。可是要学会有效地参与到家庭会议中，就意味着我要忘掉住院实习期间习得的那些沟通习惯。因此我发现自己一有机会，就会去扮演观察者的角色，从那些因为医患沟通不良而导致严重误解的情况中吸取教训。

"我希望你在会议开始前，在手表上设个计时器，"会前，哈里斯医生跟我说，"记下神经科医生在让家属开始说话前会说多长时间。"主持会议的神经科医生是位棕色头发、面容和善的男子，他用了二十五分钟谈论患者病情的严重性、理论上可以接受的化疗，以及为什么患者的情况已经不适合他们接手了。"你是说我父亲还有选择？"病人的儿子问道，他确实有理由感到困惑。因为这位医生一直在描述肺癌患者可以接受的治疗，而不是为什么这个病人不能接受某些治疗。有一次我们同那位四十五岁病人的妻子谈话时，夏洛特温和地纠正了对方关于临终关怀的误解和恐惧，却没有坚持要她采纳这一选择。我记下了她当时的说话方式。当听到松前女士的神经科医生告诉艾米丽说，对于她的母亲"我们已经什么也做不了了"，而饲管可能只是最小的问题的时候，我畏缩了一下。可是当听到哈里斯医生说"我们可能治不好她的中风，但我们可以确保你的母亲不会因此而受苦"时，我又松了一口气。"我们很理解你对她营养状况的担忧，我们可以聊一聊怎么解决这个问题。"还在做住院医师的时候，我目睹过也经历过许多这样出于好意的不良沟通。可并不是每次都会有一位夏洛特或是哈里斯医生出现，把对话驶回正轨。

刚开始时，这种需要仔细斟酌语言的习惯让每次与病人的会面都变得难以预料。一位肝衰竭的病人曾让我不要拐弯抹角，直接告诉他还能活多久。一位乳腺癌晚期的女士求我不要把她选择停止化疗的决定告诉她已经成年的女儿们。"我不想让她们觉得我是个轻易放弃的人，"她泪流满面，"但我再也受不了了。"还有个病人表现得很抵触，他要求哈里斯医生和我离开，说他知道我们只是要说服他不再接受治疗，好给医院省钱。在他之后我们去看了一位有着温柔双眸的绅士，他握着我俩的双手亲吻，为我们推荐给他减轻心脏衰竭和气促的药表示感谢。

同事们对我们团队也表现出各式各样的态度。我们是死亡小队，也是善良天使。人们有时会带着怀疑的目光审视我们，有时又对我们充满敬意。有些人觉得我们的主要工作就是让病人接受临终关怀，然后给他们注射吗啡。另一些人能理解姑息治疗和临终关怀的区别。"慢着，我们不是要放弃对这个病人的治疗。"一位护士瞄到了我的胸牌就拦住我说，我甚至还没来得及向一位患了肺气肿晚期和严重肺炎的病人做自我介绍。"是的，我知道。但是医疗团队打电话给我，让我帮忙组织一次家庭会议。"我解释道。"对呀，但是你是姑息治疗组的。一旦你们介入了，不就意味着我们要退居二线，不再治疗这个病人了吗？"

我开始练习介绍我的身份，也开始熟记如何回答每天需要面对的问题。"你好，我是普里医生。"我会在卫生间的镜子前微笑，看向自己的面容，然后练习说话。"我来自姑息治疗小组。这个小组的医生会优先考虑生命的质量。我来是为了缓解你任何的病痛和不适，也是来了解你希望达到怎样的生活质量，这样我才能确保我们在专业上可以帮助你达成这个愿望。"我告诉同事们，姑息治疗简单来说就是给病人一些疼痛管理上的专业意见，了解他们对于治疗的期望和目标。这不是说病人会很快死去，也不是说他们需要停止正在接受的治疗，转向临终关怀。更不是说他们的医生和护士已经无能为力，放弃治疗。它只意味着他们的生命质量可以通过某种方式得到改善。

专科培训中日常使用的语词和句子对我来说仍像外语一样，结结巴巴地说不太好。某天开车回家时，我在想，如果语言能够从某种程度上反映文化，那我在口头用语上的摸索就讲得通了。医学的语言正体现出它最关注的事情——确认和解决疾病、拯救和延长生命。它关乎 CT 扫描，关乎检验结果，关乎生存。可当人们需要讨论痛苦和死亡的时候，医学的语言便萎缩了，取而代之的是委婉的迂回，或者干脆避而不谈。缺乏讨论死亡的语言仿佛是消除死亡的终极方法。如果我们至少能把死亡视为生命中平常的事情，而不是回避它，也许像"治疗目标"和"预嘱"这样的词语就会像"抗生素""化疗"还有"手术"一样脱口而出了。又或者说，我们可以先把围绕死亡的语言正常化，那么医学文化也就能够自然而然地进化。总而言之，践行医学既需要我在住院实习期间学到的让病人存活下去的动力，也需要我在专科培训时学会的去接受生命的无常。这是不论医生还是病人都需要熟悉的两种态度。

....

七月的第三周，我收到了 ICU 同事杰克逊的一条传呼信息。他是个聪明、幽默、对病人无微不至的小伙子，认识没多久我便十分欣赏他。"我们想请你给这位爱丽斯女士组织一次家庭会议。"他用十分钟详细解释了她的病情和 ICU 小组的治疗方案。当说到爱丽斯的病情毫无进展时，他的声音有点羞愧地低了下去。我一边记着笔记，一边等他告诉我该如何帮忙。

杰克逊停了一下说道："我知道信息量很大。"

我看了看笔记说："听上去挺复杂的。我先跟你确认一下我听到的信息：爱丽斯今年三十七岁，三年前因为罕见的淋巴瘤做过骨髓移植。因为真菌感染得了肺炎，她需要接上呼吸机，并且接受持续透析。她进 ICU 已经两周了，整个人很清醒，也能通过书写来同你交流。而你需要我们帮你同她和她的家人讨论下一步该怎么做。"

"没错，不过不是和她讨论。"杰克逊很快回答我，"她的家人很明确地说，他们不希望让她知道自己的病情，怕吓坏她。爱丽斯完全清醒，而且通过书写表达出，现阶段希望我们不要和她本人谈，而是去和她的家人谈。"

我们在医学院都学过，一个清醒且有判断力的病人理应参与自己的治疗决策。但我发现这条准则常常不太实用。我能理解为什么爱丽斯希望家人替她聆听，帮她发声，也理解她的家人想要保护她，不让她知道病情的心情。在过去的两周里，我见过其他家属也对自己的亲人表现出了同样的保护欲：跟我们说就好，不要告诉他。我们不想让他觉得我们已经放弃他了。我们绝对不希望他以为自己快死了，如果他知道自己在迈向死亡，那他就会放弃所有希望从而更快死去。

"你们和家属都聊过些什么？"我问。

"我们说，这次的肺炎特别严重，即使已经用了最强效的抗生素也没能好转。她感染得太严重了，让我们都没办法去动那个淋巴瘤。"他回答说，"可我们还没告诉他们，即便我们已经尽了一切努力，她可能还是会死去。"夏洛特注意到我打电话时的表情，后来被她形容为"既困惑又害怕"。她向我抬头示意，问我怎么回事，我摇着头写了个便条给她："他们在对这个女人做什么呀？"我当然没有这样对杰克逊说。进入新岗位才几周，我其实知道自己也时不时在做着与他和他的团队同样的事情。比如，我也会含糊其词，说治疗过程或是进一步好转的可能性。但我也明白是什么让真相难以被承认。

"太谢谢你了。"杰克逊说，"这个病例对我来说真的很难。即便她很年轻也很清醒，可是显而易见，她几乎不可能康复出院了。我的主治医生和我都觉得，这一点让我们和家属的谈话难上加难。"至少，他们承认自己需要帮助。

"这的确不容易，"我承认他的难处，"我一定会来参加的。"会议大概在一小时后进行，爱丽斯的男朋友、她的母亲，还有几个姑姑都会到场。

....

在专科实习的头一个月里，我开始把重症治疗看成医疗团队带着病人一起经历的一次旅行、一次穿越密林的远足，唯一的光亮来自头顶的明月。远足本身也许艰辛可怕，路上满是分叉的小径，但是医生和病人会一起执着地探寻共同的目的地。我把谈论治疗目标看作是旅程中必要的一次停泊，一次将双方请来研究一下已经走过旅程的邀约，邀请大家一起讨论怎样才能更好地抵达目的地。病人认为处在旅途的什么位置？医生是否赞同他的定位？目的地是否仍触手可及？还是说在已知的道路上遇到了巨石阻拦？巨石附近有没有支路可以抵达？还是说应该考虑转换目的地？盲目遵从一趟不确定的旅行只会导致失败，只有当医生能够清晰且富有同情心地告诉病人，他们究竟是处于一个两条路都能通往终点的分叉口，还是突然发现自己走到了悬崖边缘，已然到不了终点了，这样的谈话才会是有效的。如果病人想要定位新的目的地的话，他想去往什么样的地方呢？在这条新的、截然不同的路上他们的诉求又是什么？

"家庭会议是一个过程，"知名的姑息医学专家苏珊·布洛克曾这样说过，"它的技术含量不比一场手术少。"她让我对麦考密克医生悉心准备家庭会议的态度有了新的理解。我将她的话牢记在心，也很欣赏她的解释言明了我们专科中一种主要介入方式的意图和重要性，认同其和医学领域其他费时的、危险的、有用的疗法具有同等的意义。

我有条不紊地开始为同爱丽斯和她家人的会面做准备，一如外科医生为手术做准备那样。我查找了所有在类似情况下的谈话纪要，搜寻她表现出的治疗偏好，或是搜索有没有留下类似预嘱的东西曾特别注明，如果无法治愈那么她希望采取怎样的医疗干预。如果说我想要在家庭会议中探索的东西深植在病人的心灵之中，那么这些笔记和文档就会是我的 CT 扫描，带我窥探他们在遇到最糟糕的情况时优先的考量。尽管爱丽斯的疾病转移迅速而且很有可能复发，淋巴癌专家却迟迟没有跟她聊过一旦复发对她来说什么才最重要。

我同医疗团队的对话很像在其他情况下我会看的实验室检验报告。我不仅会找医生聊，也会去见见爱丽斯的社工和牧师。我试图了解爱丽斯和她的家人所经历的过往谈话进行得如何，会议中有什么需要我注意的家庭张力吗？爱丽斯会在祷告中得到慰藉吗？还是她有别的信仰？

最后，当整理完我所搜集的信息后，我写下几个想在谈话中提出的问题。外科医生会牢记几个步骤来指导自己操作手术，我的这串问题就是用来指导我进行对话的。我为爱丽斯写下的问题是：她有没有什么特别不舒服的症状？她知道自己的病情吗？如果她的时间没有我们预想的那么长，她会想在哪儿度过余生呢？换句话说，如果医生们治不好她，她还希望他们做什么？然而，即便已经认真查阅了病人的所有病历，也和她治疗团队的其他成员沟通过，还写下了一系列的引导问题，但就在准备去往这个会议的时候，我知道自己仍然会面对一些无法预料也很难参与的情境。只是如今对这些情境我倾向于保有积极的敬意。

理想状态下，姑息治疗的专家和其他医生会在病人尚能清醒选择的情况下，帮助他思考这些复杂又私密的问题。也会同家属谈话，确保他们的意愿同样被记录在案。可是爱丽斯的情况太特殊了，我们毫无先例可循。前进的道路上正有一块巨石挡道。

我没能在爱丽斯的病历里找到我想要的信息，可我确实搜集到了大量关于她如何生病的细节。爱丽斯三十岁出头的时候（就跟此时的我差不多大），被诊断出了淋巴癌。在她快要死于癌症引发的感染和器官损坏前，医生为她进行了一次骨髓移植。之后她过了三年几近正常人的生活。她重新开始工作，还领养了一只小狗。可就在这次入院的六个月前，她开始因为一种又一种的疾病频繁进出医院：严重的肺炎、肾衰竭和一连串的神志不清。后来，淋巴癌复发了，最终摧毁了她的免疫系统。一种侵略性很强的真菌感染很快驻扎在她的肺部，让她呼吸困难，面色发青，不得已连上了呼吸机。

ICU 团队希望在强效抗菌药物发挥作用时，呼吸机可以让她的肺暂作休息，以便逐步恢复。可是药物却伤害了肾脏，她不得不接受透析。这之后，她又一次出现血液感染，血压降得太厉害了，只能靠药物来维持。这样才能保证透析继续进行，也好促进脑部的血液循环。因为每天都要输血，她的贫血暂时稳定了，可是透析还是持续地在清理她的血液，而且她的血压只是因为药物的控制才勉强维持正常。爱丽斯寸步不离呼吸机。

我认真盯着电脑屏幕，不停记下一些词组，希望可以用她和她家人都能明白的语言来说清病情的细节。

....

家庭会议前，我想先去爱丽斯那儿做个自我介绍。可是进到她房间时，她正在熟睡。我瞥到她床边的剪切板，上面用歪斜的字迹写满了零碎的谈话。

巨人队赢了吗？

付电费

薄烤饼

他在哪儿？

我注意到字旁边有一些涂鸦，有花朵和蝴蝶，四周还有一圈同心圆，有星星围绕着一轮新月，还有用手写粗体写成的她的名字。若是没有口中的呼吸管和手臂上的输液管，她看起来就像任何正在小憩的三十岁女人。这些药物和机器让她能够保持自我，却无法离开 ICU。我不知道这对于爱丽斯来说，究竟是奇迹还是悲剧。

ICU 的等候室里，主治医生弗兰克尔、杰克逊，还有夏洛特坐成一个半圆，我在他们旁边坐下。而爱丽斯的母亲、几个姑姑和她的男朋友克里斯坐在了我们对面。哈里斯医生没能来，但她祝我一切顺利。弗兰克尔医生向爱丽斯的家属解释，尽管开了抗菌药和降压药，连上了呼吸机，还做了透析，可爱丽斯的肺炎和淋巴瘤依然在不断恶化。

"爱丽斯病得很重，但她仍然能和你们交流，能认出你们，写下她所想的东西。我想这会让情况对你们来说变得尤为艰难。因为你们很难意识到，其实她已经不太可能好转了。"弗兰克尔医生温和地说道，"爱丽斯恐怕再也离不开呼吸机，不能自主呼吸了。"

克里斯有着一头厚厚的黑发，身材壮实，他盯着地板一直摇头。一位高个棕发女士开口打破了沉默，她是爱丽斯的姑姑："这是什么意思？"

"这么说吧，我们希望姑息治疗小组的普里医生到场的一部分原因是，可以让大家一起讨论接下来要开始面对的一些困难的决定。"弗兰克尔医生对我点头，示意我加入到对话中。爱丽斯的现状对于她的家人来说，虽然可以理解却仍是一个打击。而我最主要的任务也许就是去了解爱丽斯的家人们，然后通过他们去了解爱丽斯。

我轻声开口："很高兴见到大家，但很抱歉我们不得不在这样的情况下见面。我来这儿是想帮助大家思考，如果爱丽斯无法离开呼吸机的话，她会想要什么。"我紧张地意识到有很多双眼睛在看向自己，"我知道在座的人都深爱着她，你们或许宁愿我们只是在谈论治疗方案。"

克里斯先开口："首先你要知道，爱丽斯是个斗士，她不会轻易放弃的，绝不可能。"他将双臂交叉抱在胸前，坐得笔直。

他时而厉声时而轻柔，讲述着在过去几年里所有类似的会谈中爱丽斯是如何击败了所有坏消息的。"每次有一群医生想要见我们的时候，都不是什么好迹象。"他说道，"她做移植手术时，他们总开这样的会，可是她都挺过来了。她挺过了那些药的副作用，还挺过了之前的三次入院。我知道你们要干什么，可是让我告诉你爱丽斯会怎么说吧，只要能让她好起来，她什么都会做的。"

我完全沉浸在会谈中，开始留意病人和医生在这个过程中的用词。我发现"好起来"这个词的意思有很大的弹性。弗兰克尔医生的"好起来"，指的是爱丽斯可以脱离呼吸机生存。克里斯的意思则是爱丽斯的检验报告变得正常。而也许只有能够出院回家对爱丽斯来说才是真正的"好起来"。

于是我问了一句："你觉得爱丽斯认为怎样才算好起来？对于她来说，好起来是什么样子的？"

克里斯挑了挑眉毛，"好起来就是好起来，你懂的。摘掉机器，让我们带她回家。"

我握紧已经汗津津的双手，深吸了一口气让自己平静下来，试着说道："我的意思是，我们其实无法确定爱丽斯能否撤掉呼吸机。如果达不到理想中'好起来'的状态，那对她来说什么事情更重要？"

"我说了这不可能发生，她会好起来的。更艰难的情况她都熬过去了，她是个坚强的女人。"

艾琳翻了个白眼后摇了摇头："好啦，克里斯，你得听医生的话。他们都在帮我们做好准备，因为她有可能离不开机器，也回不了家了。况且我严重怀疑，难道只是因为你觉得爱丽斯是个斗士，她就得余生都连着那个机器吗？"

"你不像我一样了解她。"克里斯打断道，"每次她住院后回家特别虚弱的时候，陪在她身边的不是你！是我，整夜守着她，盯着她的一举一动。"

"我认识她已经三十多年了。"艾琳被激怒了，"你怎么敢说你比我更了解我自己的侄女。"爱丽斯的母亲拍了拍艾琳的腿，"够了，艾琳。"她柔声说，握起了她的手。

艾琳看向我继续说道："你的意思是，现在已经到了无论你们做什么她都会死的地步了吗？不论有没有呼吸机，她都会死？"

这正是杰克逊在电话里难以启齿的一点。爱丽斯这么年轻，又完全清醒，这种情况让她的医生都很难接受她其实正在逐渐迈向死亡这件事，更不要说让他们把这个事实传递给她的亲人们。我们都在心里暗自希望，年轻能够帮她排除万难。可就算她能够撤掉呼吸机，那个淋巴瘤也将很快夺走她的生命。若无法正视爱丽斯不断衰弱的事实，我们便不能讨论她的目标。但是这个最坏的打算真的会成为现实吗？我们能确定吗？我们需要有多大的把握才能去讨论最坏的情况呢？

"我们也不确定之后会如何。这也是我们想至少开始考虑这件事的原因，如果尽一切可能还是无法让她好转的话，该怎么做。我明白，考虑这种可能性真的很困难。"我小心翼翼，尽量用缓和平稳的语调说出这些话，观察着家属们的肢体语言。

"你看起来是个好人，我也很感激你的帮助。可如果你要我们停掉那个呼吸机的话，答案一定是不。"克里斯说道，"绝对不。她不会拔掉它的。"

"噢，我当然不会那么做。"我使劲摇头向他保证，"我们只是想坦白告诉你们，现在正在进行的治疗方案没有达到预期的效果。如果这种状况持续下去，爱丽斯的病情会迅速恶化，到时我们也许就给不出任何其他的治疗方案了。等到了危急关头，这样的谈话往往会更难进行。因此我们只是想给你们充足的时间来考虑，如果那样的情形发生了，我们应该怎么做。"

"谢谢你，"一阵短暂沉默后，艾琳开口了，"我们真的很感激。"

我看了一眼弗兰克尔医生，他接过话："我们最好三天后再碰一次面，同你们说一下她的最新情况。我觉得你们需要一家人一起来思考这些问题，甚至还可以和爱丽斯谈谈。"

克里斯在椅子上弓起腰，低头看着紧握的双手，然后又坐直拉伸了一下身子。我要起身的时候，他向我打了个手势说道："我觉得你人很好，也真心替我们考虑，也许你该和她聊聊。但是答应我，对她温柔点好吗，别提到死，只是让她对现状有一点了解就好。也许她会对一个陌生人敞开心扉的。"

他突然的态度转变让我有些吃惊，我点点头说："我很乐意和她聊聊，而且保证会很温柔的。"理想状态下，哈里斯医生希望我们在病人刚生病时而不是临终前就去见他们，越早越好。我能理解，有时候"陌生人"会有出其不意的效果。

"一旦你觉得她快承受不了了，就请停下不说好吗？我不能让她失去信心，那样她会更快离去的。"

....

几个小时后，我回到爱丽斯的房间找她。可她刚服下了大剂量的止痛药，又睡着了。艾琳坐在她身边翻阅《时尚》杂志。"你们刚刚告诉我们的那些，她也有权知道的，对吧？"我离开前艾琳小声说，"我能理解为什么克里斯对这件事这么难过。可是我觉得骗她不是办法。但是，你又怎么能在这种情况下告诉一个人真相呢？"她想知道，我却给不出答案。住院实习期间，我见到过许多像爱丽斯一样病得很严重的病人，他们中的大多数不是陷入昏迷就是神志不清，无法参与到类似的讨论中来，我唯一的选择就是和他们的家属谈。可是要同一个还连着呼吸机却完全清醒的年轻患者进行这样一场微妙的谈话，是我从未有过的经验。

每天工作完，我都会问自己一些问题，而这些问题从没有简单的答案。还在住院实习的时候，我总会在心里记下需要学习的医学知识，比如，如何更快更准确地分析动脉血气体，如何对心脏衰竭的病人进行更精确的身体检查以判断水肿是否好转，怎样最有效地排出疼痛关节的积液并确定这是痛风而非感染。这样的知识无穷无尽，而我总能在线上教育网站、手机，还有住院医师的学习指南中找到答案。

可这几天我问自己的问题，既没有学习指南，也没有标准答案。如果爱丽斯说她想知道自己病情的所有细节，我到底应该说多少？在我坦白真相的时候，怎样能不摧毁她原本对康复的希望呢？如果她提出了我不愿回答的问题，沉默以对或是好心地委婉表达，会不会令她陷入对奇迹般康复的虚假希望中？过去几周和其他病人交流的时候，我至少能够从他们的语气语调中判断出他们的情感状态和反应。可是当面对爱丽斯时，我只能从她的书写和面部表情来解读情绪了。

要安慰自己说这些问题是爱丽斯特有的，她的情况很特殊，是很容易的。可是即便每个病例的细节千差万别，在一些棘手的道德困境上却如出一辙。爱丽斯应该说出她的愿望吗？如果 ICU 小组很肯定地认为，在一切努力后还是无法治好爱丽斯，他们难道不应该告诉她吗？可是，有没有可能像克里斯说的那样，爱丽斯会像之前战胜一切困难那样也挺过这一关呢？我们能否在不摧毁希望的前提下告诉她实情？还是说，坦诚相告只会逼她转向别的希望？

....

第二天早上，我经过爱丽斯房间的时候，她醒着，记事本上已经写满了歪歪扭扭的字，几段不同的对话放在一起像是一首意识流的小诗：没有痛苦；能要点水吗；我的男朋友；管子很疼；给她打电话。

"你好啊，爱丽斯。"我拉过一把塑料椅坐在她身边，有点紧张地笑着。她回以微笑，然后轻轻招了招右手，棕色的头发向后低低梳成一个发髻，正好落在右肩上。她的嘴角有一些未干的血迹，小小的嘴被呼吸管包裹得严严实实。"我是普里医生，来自姑息治疗小组。"我慢慢地说，她点了点头。"很多人没有听说过姑息治疗，所以我想跟你解释一下我在你的治疗中会起到的作用。"我继续说道，一边仔细观察爱丽斯的面部表情，"我想确保你所有的症状和不适都能得到有效处理，也希望你能够完全了解自己的病情。我想聊聊在目前的情况下，你的想法是什么。也想请你宽心，我们会提供尽可能的支持。"

爱丽斯点点头，表情很平和。我问她有没有哪里疼、气促或是恶心，她摇头表示没有。她指了指呼吸管，然后做了个鬼脸。"这很扎人。"她写道。我问她有没有服用小剂量的止疼片来抑制这些正常的不适。她又点点头写道："会有点嗜睡，但是管用。"

我询问她生病前的生活状况。她和克里斯在一起很多年了，他们就住在我住院实习期间那间公寓的几个街区外。当我问她有没有参加过街坊联合早午餐时（去过！她还特别喜欢那里的薄烤饼），她在食管允许的范围内给了我一个最大的微笑。我还问她在旧金山住了多久（15 年），做什么工作（以前是个秘书，但是正在考虑重回校园念心理学）。她家里人都信天主教，但她本人不是教徒。她希望快点回家，她想念自己的狗、家里的床，还有厨房熟悉的气味。大约一分钟的沉默后，她写道："我还能回家吗？"

我真希望自己可以让爱丽斯安心，告诉她我们很快就能让她康复出院。可这么做太不负责任了。我必须小心斟酌自己的话，注意它们会带来的影响，就像在小心滴定药物来让病人的血压回到正常时那样。一般来说，我总是能预测病人的机体对某种降压药会有怎样的反应：哪些药应该避免给肾病患者使用，哪些药又应该开给心脏病患者。可是斟酌词句却需要另一种知识，或者说是对病人的心理状况的了解。这对刚刚认识病人的我来说往往是个难题。无论我自诩有多了解病人和家属，能够多精准地预测他们应对难题时的情绪反应，可心灵有时会变成猛兽，将你最具好意的举动视为最大的威胁。我学着去辨认那些情感的反冲，学着退后一步。冒烟并不总意味着起火，但却是值得注意的信号。

我解释说，帮助她回家是我们的目标。如果她仍需要呼吸机和透析，暂时还不能离开 ICU。我问她是否知道为什么自己需要呼吸机。"因为我不能呼吸。"她写道。我换了种方式，想问得更细一些。

"没错。"我说，"ICU 的医生有没有说你为什么不能呼吸呢？"如果她是个健康的人，只是因为可治愈的肺炎而暂时无法呼吸是一回事；可是如果她肺部的感染和血液中的淋巴瘤每天都在恶化，就是另一件事了。

"淋巴瘤。"她写道。

我点点头，慢慢地说："因为淋巴瘤的缘故，你的肺变得很脆弱，难以承受严重的肺炎。我们在做的是用药物帮助你的身体抵御肺炎，同时用呼吸机来支持你的肺功能。"她点点头。

我深吸一口气，让自己准备好说出接下来更艰难的话。如果可能，我也不希望她从一个几近陌生的人口中听到这段话。"是这样的，爱丽斯。"我开了个头，"我把这根管子当作一个由坏转好的过渡桥梁，在你的肺部治愈期间暂时起到辅助作用。我们一直希望越快撤掉这根管子越好。"

她点点头，平静的表情没有怎么改变。

"以你现在的状况，还不能撤掉这根管子，对此我们都有点担心。"我轻柔地说，"我猜你也很担心。"

爱丽斯又点了点头。"是的。"她写道，"我担心它不会被拿走了。"我们相对无言地坐着，爱丽斯把玩着手里的笔，在我们的对话周围随便画着更多的星星、几棵树，还有一只猫。

"我想回家。"她写道，在这句话下面画了线又圈了起来，"我想躺在自己的床上，我想要我的狗，我想要拿掉这根管子。"她没有要求我们治好她，或是不惜代价地活下去。她在要求最最平凡的事情。可是即便拥有那么多了不起的技术，我们也无法让她享受这些平凡的小事。逼问她说出根本无法实现的愿望，我觉得自己很残忍。

我抑制住了想要脱口而出的宽慰和陈词滥调。爱丽斯闭上眼睛躺回枕头上，她温暖的呼吸在呼吸管上起了一层雾，雾气很快又随着呼吸机嘶嘶的运转而消失。

"我真的希望自己能够马上实现你所有的愿望。"我轻声说，字字都很认真。爱丽斯点点头，闭上了眼睛。

她指了指脑袋，然后写道，她有点头痛，想休息了，问我能不能给开点止痛药。

当然，我迅速回答她，暗自庆幸这场对话就要结束了。如果再这么聊下去，我担心她会问出让我无法回答的问题。比如，如果离不开呼吸机她会怎么样，或是她能不能带着呼吸机回家。我叫来护士给她服了止痛药，然后告诉爱丽斯，早上我会再来看她的。她点了点头，但依旧闭着眼睛。我想知道她在想什么，感觉如何，我也想知道如果有人和我进行一场这样的对话，我会想什么，感觉如何。

....

爱丽斯只是那一周里我见的十二个新病人里的其中一个。

约瑟夫是个特别瘦弱的男人，不久就要被肺癌夺去生命。他想要回家，他的家人想表示支持，可他们却做不到。"我是真的很担心，因为不论我姐姐、妈妈，还是我，谁都没有照顾他的经验。"约瑟夫的儿子还是个少年，有一次在父亲的病房外他和我说："他太虚弱了，就像玻璃一样，我不想碰碎他。"约瑟夫问我什么时候可以回家，我没能把他儿子的话说出口。"希望尽快吧。"我只能这么说。

格蕾丝四十多岁，患有乳腺癌。她才 12 岁大的儿子在窄窄的病床上紧紧地依偎着，哀求她不要再因为疼痛而喊叫了。有时候我会在她房间里待上一个小时，不断调整用药和剂量，直到她停止抽搐，能够正常同儿子说话。

还有玛利亚，她的胃里长了一个恶性肿瘤，这让她时常感到恶心。肿瘤还侵入了她的整个腹腔，甚至一路扩散到肺部。每次我去见她的时候，她总要拉着我的手求我帮她入睡。"求你了，"她哀求道，"我想睡觉。"她的声音绝望而又疲惫，宁愿这一刻就此死去也不要痛苦地活着等待死亡找上门来。

有一天晚上，我梦到玛利亚敲打着我公寓的大门，求我行行好。醒来的时候我喘着粗气，一身冷汗。我打开走廊的灯看向窗外，没有人在那儿。

....

那个周末，我弟弟来看我。他在读医科三年级，所以我们只能在两人都不用值班的假日里偶尔见到彼此。不过，我们常常发短信。他会给我发来猫咪追着激光笔到处跑的视频，或是肥胖的小沙鼠被卡在仓鼠转轮的两根辐条之间的图片，总之，任何他觉得能让我发笑的东西。有一次，他发现直到七月底有一整个周末的假期，于是决定从戴维斯分校开车过来跟我共度周末。我们仿佛又回到了高中时代，一起大吃大喝，毫不留情地彼此揶揄。他拿我新公寓里少得可怜的装饰笑我（我抗议说："我只在这儿待一年！"），还问我为什么不买一个大一点儿的书架，而是把书都堆在床的左边。"你为什么要读这些东西啊？"他拿起一本《他只是没那么爱你》和一本名人八卦杂志问我。"因为我需要转换一下大脑。"看到他拿起的书让我顿时脸红。对我来说，用阅读任何与工作和病人无关的东西来结束一天是顺理成章的。"哈利·贝瑞怎么还是这么漂亮？"他边翻杂志边说。

　　我们去了一个街区外的一家日本餐厅，点了两碗热气腾腾的拉面。之后，我们在伯林盖姆闹市区的路上来回散步，有时遛进小书店里，一起看八卦杂志。晚上，我们点了一份外卖比萨，在家里一起看电影。"我们也太差劲了吧。"弟弟打开还冒着热气的纸板盒子说道，"这可是周六的晚上，我们没去旧金山玩，却坐在这儿吃比萨，看《喜福会》！"我们都大笑起来，我差点儿被刚要咽下去的比萨呛到。

　　从高中到现在，这部电影我俩都看过无数遍了，几乎每次都会被那些毫无说服力的夸张情节逗笑。可是这次电影才刚开始没多久，我却在原本会笑的地方哭了起来。这是几个月来我第一次哭。我把我吃了一半的比萨放回了盘子，躲在盖住自己的毯子下抽泣着。

　　我弟弟没注意到我在哭，依旧笑得开心。"这实在是太太太太不现实了！"说着，他转向我，立马放下了比萨。"出什么事了？"他问，暂停了电影，又转过来对着我。

我以为自己不知道发生了什么，其实并非如此。电影里的女主角在母亲死后不久就开始重新奔走于生活的种种。看到这里，我一下子想起了自己和病人之间的关系，那张被我建立起来的屏障仿佛一下子被电影给刺穿了。我以为只要让自己专注于减轻他们的痛苦、谈论他们无法想象的问题，就可以让自己超越感伤。我想到了格蕾丝，想到我用尽一切办法也没能控制住她的疼痛，想到了玛利亚逃不开的恶心感，想到爱丽斯让人两难的状态。轮转可能会很紧张，所以一定要找到缓解压力的方法。弟弟用手臂圈住我，把头靠在了我的肩膀上。

"工作很难。"我试着开口。我让自己不去体会那些病人的感受，也让自己不要去体会每天消耗着他们的层层痛楚。在理智上，我知道自己时刻与死亡相伴。但是，浸润在全人类都难以避免的终结中就另当别论了。我到底在做什么？在眼泪落下前的一瞬，我想了一想，我承受不了了吗？不知怎么回事，看到电影里的女儿因为母亲离世而悲伤的情景，似乎让我短暂放空，忘记了我曾反复用来宽慰自己的那句话：生命短暂。受苦比死亡糟糕多了，死亡可以是美妙的，一如降生。我常常会批评这样一种普遍的想法——把医生当作可以治愈所有不可能的超人。可是，在专科训练的头几周里，我希望自己能成为超人，找到与死亡和平共处的方式，好让我的病人也可以更坦然地面对死亡。我的病人们需要的不只是专业技术，还有我的人性关怀。也许这就意味着要拥抱生命的无常，允许自己像他们一样对死亡感到恐惧和震慑。我试着成为"苏格拉底先生"，却没能奏效。我之所以哭泣，是为了所有我不能在他们面前哭泣的病人。我提醒自己，此时此刻我并不是一名医生。为了能够回到医院更好地做一名医生，我得让我自己难过，才能面对即将离世的 36 岁的结肠癌患者，才能去照顾一位宁愿自杀也不想伴着恶心感再多活一天的女人。

"林多姨妈！"弟弟突然傻笑着叫起来，硬是想要逗笑我。我们俩都觉得林多姨妈是整部电影里最复杂的角色，又厉害又讨厌。"你的工作很不容易，"他承认说，"但你每天所见到的并不是日常。"我用纸巾蒙住脸，弟弟凑过来，捡掉了几缕掉在我眼睫毛上的碎纸屑。

"我有个主意，我们看《贱女孩》吧！"他的眼睛狡黠地亮着。

"好！"我大声说，"我们有几百年没看过这部电影了吧？"我打了个哈欠，哭泣让我整个人都轻松了下来。弟弟换了张DVD，我们又拿起了比萨，窝在阴暗的小公寓里。

················

周末过后，爱丽斯病得更重了。她的血压实在太低，继续透析会有危险。她的肺部也不见好转，仍旧依赖着呼吸机。

周一早上，八个人一齐围绕在爱丽斯的床边：她的家人、弗兰克尔医生、杰克逊和我。弗兰克尔医生先汇报了一下最新的病情："几天前碰面的时候，我们说过，目标是看看爱丽斯能否恢复，能否撤掉呼吸机和透析。不幸的是，这个目标不太可能了。而且还出现了新的问题，你的腿也动不了了。"她看向爱丽斯。

"嘿，我们可不想只听坏消息。"克里斯摇摇头说，"我们现在需要的是积极的信息，让爱丽斯快点儿好起来。所以，有没有什么好消息呢？"

"我当然希望能带来更多的好消息。"弗兰克尔医生说，"但恐怕，我们只看到爱丽斯的病情在慢慢加重。"

"你得听他们说话。"艾琳对克里斯说，"他们是来帮忙的。"

"宝贝，你怎么看？"克里斯转向爱丽斯问道。

几分钟之后，爱丽斯缓慢地写下了自己的想法。她觉得自己在变得越来越糟，既不能吃东西喝水，也不能说话。呼吸管让她想吐，她到底还要戴多久？

"我得说些你不爱听的话，"弗兰克尔医生说，"看起来我们不太可能帮你摘掉呼吸机了。我认为，一旦离开了呼吸机你就很难活下去了。"她停顿了一下，"而且我觉得，即便戴着呼吸机你也时日无多了。"爱丽斯闭上了眼睛，克里斯倒抽了一口气，看向地面。

"爱丽斯，我很担心你现在的状况。如果继续恶化，心脏很可能会停止跳动。"弗兰克尔医生继续说，"如果真的发生这种事，我们会按压你的胸部，有时还会用电击心脏的方式来让它重新跳动。可我认为你无法撑过心肺复苏。"她边说边做出按压胸部的动作，"可人们有时候就想让我们试试，你怎么想？"

我心里打起了退堂鼓，想起了自己曾经为像她这样生命进入最后时刻的病人实行胸部按压的情景，暗暗希望爱丽斯能够拒绝。那些病人理应安详地死去，而不是任由我的双手以每分钟100次的频率按压着他们的胸部，一旁的医生有的大喊着救护车，有的大声念着检测结果——结果只证明他们正在死去。拒绝吧，我在心里对她说，希望她能留意到我，能听见我。

爱丽斯摇了摇头。"你是说，你不想要心脏复苏，是吗？"弗兰克尔医生想要更明确的答案。

"不。"爱丽斯写道，"我不想要。"

"我觉得她没有想清楚。"克里斯摇头，"你们全都站在旁边对她说话，这吓坏了她。宝贝，你想活下去的，对吗？你不想放弃的！"爱丽斯看向克里斯，缓慢地摇了摇头。"像这样活着吗？"她写道，在这几个字下重重地画上了线。她静静地躺着，突然愤怒地用笔刺向她的床，仿佛要发出尖叫。"我们都希望她活下去，"我小心地开口，"可我们也都希望她的生活质量得到保障。如果给不了她更多的时间，至少减少她的痛苦吧。"我说话的时候，爱丽斯点了点头。"质量。"她写道，还圈了出来。

"我要出去透口气。"克里斯说，他推开玻璃门，大步走了出去。艾琳跟上了他。

爱丽斯看了看弗兰克尔医生，又看了看我，指了指她写的东西。

....

第二天早上我去看爱丽斯的时候，她拿过了写字板，指给我看几个小时前她给护士写的一句话。"我再也不想要这个了。"我读完看向她，她指了指她的管子。不要管子了。

我没想到她会做出决定。"跟我说说吧。"我想了解更多。

"它们治不好我。"她写道，耸了耸肩，然后就哭了起来。她的手臂已经很虚弱了，只能费力地抬起双手来擦拭眼睛。我从她身边抓了几张纸巾轻轻拍在她的脸和眼睛上，把几缕湿透的头发别到她耳后，然后握住她的手，让她在哭的时候可以使劲抓紧。我抑制住想叫她别哭的强烈冲动，什么都没有说。

呜咽声慢慢变低，她找到笔又写道："我不害怕。"她把这句话打上圈，又加上了下划线，然后直直地看向我的眼睛。我点了点头，没有作声，但房间里并非一片寂静，我能听到透析机的嗡嗡声，每次她咳嗽时呼吸机的叮当声，还有输液泵每次缺药时的哔哔声。

"你告诉家人了吗？"我问她，她点了点头。"明天就摘掉管子。"然后又画了个圈圈。她的家人也知道。她握住我的手，轻轻地捏了一下。"谢谢你。"她写道，边上还画了一个歪歪斜斜的笑脸。她把笔放回板子上，板子转了一圈停在了她的下半身，正好落在腹腔和导尿管之间。

....

又过了一天，我同杰克逊和弗兰克尔医生确认了计划是否如常进行。他们已经向参与爱丽斯治疗的其他医生更新了情况。大多数人都认同，到了这个时候，所有的治疗方式都已经用尽。但这个共识并没有让眼下的情况好过一点。

"你知道吗？我一直在想，我们之前是不是忘记了什么。或者说，如果我们早点用抗菌药，她就有机会再争取一下。"弗兰克尔医生的声音渐渐减弱，杰克逊则赞同地点点头。

"我一直都在考虑这些问题，"我缓缓开口，"我觉得，正是因为你的不遗余力，才让她能够这样清醒地和家人沟通，也没有遭受太多的痛苦。她和家人度过的这些时光全都多亏了你。"我能感觉到，弗兰克尔医生和杰克逊都深信自己没能治好爱丽斯。可事实上他们已经取得了非凡的成功。

"还有，"我补充道，"她能够清醒地告诉我们不想继续治疗，而不用她的家人来替她做决定。尽管眼前的状况不能再糟了，但至少她能够亲自告诉我们，她已经做好离开的准备了。"

杰克逊转着手上的笔，点头道："你说得很对。如果要家人来做这个决定的话，我想他们会愧疚很久的。"

弗兰克尔医生又说："你可能会觉得，我做这份工作那么多年，这样的情况对我来说应该没那么难受。可是我知道，我仍对此感到为难，甚至应该感到为难，这很重要。"

"这代表你的关心，"我说，"要对这样的情况习以为常，却又要对每个人关怀备至，这对我们来说太难了。如果对逝去的病人感到轻松，难道不会很奇怪吗？"事实上，这些都是前一天晚上我想要接受爱丽斯将死的事实，用来平复情绪时对自己说的话。

弗兰克尔医生深深地点了点头。"你说得一点儿没错，我很高兴我从一个专科医师，而不是主治医师那儿得到了安慰。"她笑道。

我渐渐学到的是，有时候我得给予同事支持，就像支持自己的病人一样。

....

克里斯和艾琳坐在爱丽斯的床边看着她，她眼睛很亮，脸上还涂了点腮红。我注意到她擦了粉色的口红，呼吸管的一端都因此明亮起来。

"早上好呀，爱丽斯。"我尽量不表现出悲伤。

　　克里斯依旧注视着她，艾琳对我浅浅一笑，在爱丽斯的床边挪出了位子让我坐下。爱丽斯招手示意我靠近点儿，我以为她要拥抱我，便跪了下来。可她并没有，只是想要来抚摸我的长发。这天我没有像往常一样向后梳发髻，而是把头发放落到了肩膀上。我慢慢前倾靠近了她，而她有点费力地伸出左手，然后是右手，轻抚着我的发尾，最后用手指顺着头发把玩。我注意到她的眼睛不停在转，仿佛我的头发是什么新奇玩意儿，还不时收拢五指，仿佛在回忆头发的质感。

　　放开我的头发后，她指了指挂在我们头顶的照片。那是应爱丽斯的要求做的一组临时照片墙：爱丽斯和克里斯在酒吧里；爱丽斯和她的姑姑们在金门大桥；爱丽斯独自一人，穿着黑色背心开心地笑着，那时她的发型和我很像。她紧紧盯着那些摇晃着的照片，仿佛自己是一个新生儿，而不是将死之人。在这间静谧无风的房间里，看着世间最平常的片刻在头顶飘荡，却无法触碰。

　　她看了看我，有点迟疑又很费力地写道："我以前和你留一样的发型呢。"

　　我笑了，老实告诉她，我的头发平时很卷，只不过今天用铁板夹烫直了一下。她点点头朝着我竖起了拇指。我不知道还能做些什么来让她感觉好受些。我发现她的嘴唇有些干裂，我想能不能帮她湿润和清理一下呢？再抹一点唇膏吧。

　　爱丽斯点点头，然后笑了。我问她，还疼吗，有没有呼吸困难，会不会焦虑、害怕？她摇摇头，指向了之前写过的一句话，上面画上了下划线，打上了圈。

　　话是这样说的：我想像睡美人那样。我准备好飞走了。

....

我们都学过该对病人做些什么，却不知道如何撤销那些对病人做过的事情。把呼吸管放进病人喉咙中的过程自有其魅力：首先要检查病人的口腔和颈部，选择尺寸合适的管子；确保断裂的牙齿、假牙或结缔组织的粘连不会遮挡到观察气管的视线；对护士点头示意，给病人的静脉推进镇定药物；在典型解剖标志的引导下，顺滑地将呼吸管从口腔插过可视的声带，从而正确地进入气管；还需要用大小适中的力气来推进管子。当你不确定管子是进了气管还是食管的时候，还要有勇气求助。

一旦呼吸管不再发挥作用，就需要拿掉它。这项工作不会让人有什么成就感，因为从没有人认真地教过我们。通常我们会在病人可以自主呼吸后才撤掉管子。可是当我们为一位将死的病人撤去呼吸机的时候，与之相伴的往往是家人面对他们的最后一眼。插管时，我们总是被密切监督着，可拔管时却不会。

"求你了，我希望她什么都感觉不到。"那天早上我看过爱丽斯以后，克里斯在房间外对我说。"我现在已经很难振作起来了。如果再看到她受苦，我就再也无法自处了。"

他哭了起来，身体因为抽泣而颤抖。路过的一位护士指了指等候室，示意那里是个适合谈话的地方。艾琳也跟着我们过来了。

"你能告诉我们到底会发生什么吗？"艾琳问，"说实话，有好几个医生都跟我们解释过了，但我就是记不住。这一切……都太让人受不了了。"

我点了点头，不知道如果自己处在他们的立场，会不会想听到拔管的细节，还是说想让自己保持"幸福的无知"，只是静静待在爱人身边，假装没有失去她。

"当然，我会跟你说一遍流程的。"我说道，"我们此刻的主要目标，是确保拔掉呼吸管后，爱丽斯不会有气促的反应或是遭受任何疼痛。"我停顿一下，"所以我们会在拔管之前给她服用止疼药。"

"那她还会保持清醒吗？"艾琳问。

"你们是要让她睡着吧？"克里斯说，"我希望每一个珍贵时刻都和她在一起。"

"我完全理解，我们只会在她感到不适的时候才开止痛药。我们会尽量让她保持清醒，能够和你们交流，但有时候人们会需要更多的药物来抑制疼痛，而这些药物会让人变得嗜睡。"

"要多长……多长时间……"我能猜到克里斯想问什么。

"你想问爱丽斯在拔掉管子后，还能活多久是吗？"我尽量温柔地问。他点点头，擦拭了一下眼睛。"艾琳，这可能不是什么好消息。你确定要和我一起听吗？"

她点点头，低声说："是的。我想知道又不想知道，可我们得做好准备。我会把你现在说的转达给其他人的。"

他们需要你的坦诚，我提醒自己。他们只会同她道别这一次。"以前爱丽斯在很大程度上都需要呼吸机的支持。"我开口道，"基于这个情况，我认为在拔掉呼吸管后，她还能撑上几分钟到一个小时左右的时间。"这也是我本应练习过的一句话。

他们点点头。"我不敢相信。"克里斯说。

"不论她还剩多少时间，克里斯，我向你保证我们不会让她受苦的。"我让自己尽量专注在要说的话上，而不要去在意房间中感情的流动，以免被影响。

　　我开好了爱丽斯所需的所有药物，然后和杰克逊讨论了一下。"这太糟糕了。"他说。我点点头表示同意。可是这真的比强行留下爱丽斯已经快要离世的躯体更糟糕吗？

....

　　我其实很想在爱丽斯拔管时待在她身边，可是没有人呼我。等到我再去看她的时候，床位已经空了，移动电话、照片还有卡片都不见了。我问她的护士，爱丽斯是什么时候走的。"我以为有人呼过你了！"她说，"她大概二十分钟后就去世了。"我到的时候，爱丽斯的尸体已经被送往了太平间。

　　爱丽斯走的时候，我并不在她的房间里。我便告诉自己，她没有任何痛苦或呼吸困难，在她生命最后一刻感受到的只有这间屋子里的爱意，巨大而轻快的爱意，足以让她带着心愿飞走。我在原本透析仪的位置站了几分钟，直到一个清洁工过来打扫卫生。这间屋子终于陷入了绝对的宁静之中。

....

　　我早晚要习惯坐在一个像爱丽斯这样完全陌生的病人身边，帮助他们理解自己已接近生命的尾声。我不断告诉自己，要将作为陌生人的尴尬丢到一边，假装早已熟识他们一般地和他们进行交谈。我得强迫自己进入一个极其亲密的语境，同他们谈论至今为止的成就、他们的胆怯与悔恨、他们的爱人、他们早年如何理解失去、他们现在又如何理解，还有他们所剩无几的以天、周或是月来计数的生命。我得在一两次见面之后就问出这种尖锐的问题，然后假装这对医生来说只是日常。因为如果我的举止尴尬，他们就会质疑我在这儿的原因，质疑我为什么要询问他们的痛苦、恶心以及气促，为什么要问他们如果自己无法做决定谁可以代替他们，为什么要问他们想要什么，而那些诉求又是否现实。我提醒自己，要认真听他们讲话，要仔细斟酌语言，因为也许某一天我也会成为被谈话的对象，而我希望有人能够仔细聆听自己，能够仔细斟酌自己的语言。

我会告诉他们，看到他们深陷痛苦，病得这么严重，我感到很难过，我也很抱歉要同他们进行这样一场艰难的对话。我怀疑把自己放在一个陌生人的位置上，是否真的能帮我说出医生们长久以来说不出来的话。他们会说自己从未听说过姑息治疗。他们会问，那是临终关怀吗？然后告诉你，他们不会接受临终关怀，因为那就意味着放弃生命。他们会说错"姑息"这个词。有人会问我是不是基础护理科的，还有人会问我是不是古生物学家。

他们会告诉我，在经历了无数次手术和好几轮化疗后，他们对医生的手比对爱人的手更熟悉。这让人感到羞愧。他们会告诉我因为插了饲管，他们已经三年多没有品尝过真正的食物了，他们已经忘记了苹果的爽脆和橘子的清甜。他们会说，三个月后他们就要搬去俄克拉何马州的儿子家附近。我会问他们要不要考虑早点儿去，然后思索着要怎么告诉他们也许"三个星期"都已经是奢求。他们会说这一点都不公平，因为他们的另一半不应该孤独地生活。他们会把泪水擦在自己的 T 恤上，上面写着"战斗！""奇迹！"或是"去他妈的癌症"。他们会告诉我，他们认识一个得了四期癌症的人，医生说他活不过六个月，可是六年过去了他还好好活着，他每天过来拜访他们，告诉他们医生不是全知全能的。他们会给我看手机里的照片，照片里是他们和家人在沙滩上、在公园里、在游行队伍里、在咖啡馆里的样子，有时候我不得不硬挤挤眼睛不让泪水留下。因为我知道其实他们想表达的是"这才是真实的我，我会再变回我自己的"。可我却担心，癌症也许会在这个月内就终结掉那个不论过去还是现在的自我。他们想知道死亡是否痛苦，会不会窒息或是经历极端的无法控制的痛楚。话到一半，他们又会自言自语说，死亡还很远呢，他们不该现在就烦恼这些问题。我想象每一个人都随身带着一连串脆弱却息息相关的情感：失去、悲痛、愤怒、恐惧、悲伤、悔恨。我想象着这串情感像链条一样扼住他们的喉咙，在医院的荧光灯下闪闪发亮，却让我几乎想夺门而出。可这根链条是我自己选择戴上的。

有些人会说，我讲的全都是负面消息，而他们会是证明错误的那个奇迹。他们会说，我永远也不会忘记他们，因为他们会向我展示我错得有多离谱。

我的确忘不了他们，不论他们有没有证明我是否错误。我会为他们所有人祈祷，如果被邀请的话，我还会参加他们的葬礼，然后把病历放到伽内什神像旁的祭坛上，祈求神指引他们的道路。但我不会告诉他们这些。因为我知道他们最需要的，就是用尽一切方式来寻求希望，包括证明我是错的。

没有脚本，没有课程，没有人能教我如何坐在寂静中聆听他们说话。我要么深陷于交织在一起的失去、愤怒、恐惧、悲伤和悔恨的痛苦之中，要么就是有一堆自己仍未认清或是还未准备好面对的痛苦，毕竟我们各有各的痛苦，可能否体会到他人的痛苦完全是另一回事。

　　我想要告诉他们，身体会死去，但是他们不会。躯体是有限的，但灵魂不是，灵魂是永恒的。我想要告诉他们，曾有病人经历过濒死，救治人员在对他做心肺复苏的时候，他盘旋到了身体上空，享受到了前所未有的自由与快乐。我想要告诉他们，这些人将挣脱自己的病体描述成被包裹在纯粹、神圣的爱意之中，终于免于一切痛苦。过后他们总会对我说，我们再也不想回到这尘世的躯壳中了。

　　我得提醒自己，我的工作并不是消除和证明他们的全部痛苦，可至少要看到而不是忽视那些痛苦，尽可能地减轻它们。当他们在遭受痛苦的时候，我可以陪在他们身边，然后等待痛苦能够如天上的云朵般飘走。

第六章 信仰

父亲第一次经历胸痛的时候，我还在读医科一年级。我想到当时的自己或许正在旧金山弓腰阅读着一本学习手册，复习心电图的解读。而那时的父亲正在洛杉矶开始一天的晨练。他后来告诉我，大概三十分钟后，他的上半身突然感到一阵刺痛，令他不得不停下脚步。他站定在原地，弓起身子，用手撑着膝盖，眼睛紧紧盯着地上的草地，尽力想要正常呼吸。恶心感袭来又散去，刺痛来得突然，可去得很慢。他坐在清晨还湿漉漉的草地上，想着是不是涌上了胃酸，或者是在公园斜坡处甩着膀子阔步走的时候拉到了肌肉。过了几分钟，疼痛不再明显，他深吸一口气，起身走回了家。他觉得这不是什么大事，还是不要告诉容易大惊小怪的母亲了。

大约一周过后，父亲在熟睡中又一次被胸痛刺醒了。他猛地坐直身体，感觉仿佛有一根烤肉叉直直地穿过了胸膛，呼吸也变得困难，额头上渗出了颗颗汗珠。他感到恶心，只能紧紧闭着眼睛，试图抑制住自己想要吐在棕色长绒毛毯上的冲动。母亲动了几下后醒了过来，父亲的状况立刻唤起了她作为医生的警觉。

这次的疼痛要更持久，但最终还是退去了，恶心感也消失了。父亲拒绝在大半夜挂急诊，但母亲让他答应清早第一件事就是去看她的一位心脏科医生同事。到了早上，父亲在心脏科诊室里踩着跑步机，而医生则通过观察持续的心电图来监控他的心脏。十分钟的测试才进行到一半，医生就让我父亲停了下来。心电图上显示父亲心脏的右侧供血不足，很有可能是连接心脏右侧的一根动脉里出现了血栓。如果再迟一点儿来看医生的话，他很有可能在明早散步的时候就死去了。

我当时正在学习心脏和循环系统，所以知道像父亲这样的症状是怎么回事。可是当母亲哭着打电话来描述父亲的心电图细节时，那些知识却好像突然都消失了，我什么都理解不了。那毕竟是我父亲的异常心电图！我立刻从旧金山飞回了洛杉矶。

弟弟和我陪着父母一起去了医院。父亲要做一个心脏导管介入治疗，医生会把一根纤细灵活的导管从父亲大腿的血管插入，一直通到他的心脏，让那根导致胸痛、恶心，并且被堵塞的动脉张开，能被医生看到。父亲换衣服时，我们和母亲拥抱在一起。淡蓝色的病服遮住了父亲圆滚滚的肚皮，却显出了他瘦削的胳膊和小腿，平时看起来又高又壮实的父亲此刻显得格外脆弱。看到母亲紧张的泪水和弟弟脸上严肃的表情，他笑着说："你们俩是怎么了！看上去好像我已经死了！"他紧紧盯着我的母亲，护士给他两条手臂扎针的时候都没有一点点退缩。"你们都担心过头了。"母亲用白色大衣的袖子擦拭了一下眼睛，父亲摇摇头说。弟弟和我都用手圈住了她。"这一点也不好笑，阿肖克！"母亲的声音低沉而沙哑。

母亲很了解心脏导管介入治疗，她曾给安装心脏起搏器和接受心脏导管介入治疗的病人做过麻醉。她既目睹过在修复破损心脏时强大的力量，也亲眼见到过可怕的并发症。有时，因多条血管被阻塞而导致缺氧的心脏会在治疗开始前就停止跳动；还有的时候，推进的导管会不小心弄破动脉，病人只得立刻进入手术室接受紧急修复。这种时候，母亲会给情况不稳定的病人戴上氧气罩，然后送进ICU或是手术室，希望他们能在那里稳定下来。她常常会经过实验室外毫不起眼的候诊室。在那里，病人的配偶、孩子还有看护人会盯着电视机上的每日脱口秀，或是翻阅已经过期的皱巴巴的《人物》杂志。可她自己从没有在候诊室坐过，从未想过自己有一天也会在这里强压着思绪，不要去想最糟糕的情况。

心脏科医生过来问父亲，在手术前有没有什么问题。父亲耸耸肩，说没有。母亲却开口问道："我能把这个贴在他的胸口吗？"她拿出的是平时放在钱包里的伽内什神像。心脏科医生笑着把手搭在母亲的肩上，"当然可以啦，丽塔。一点儿问题也没有。但你要知道，他绝对会没事的。"他说得很温柔。

面对日常生活中的不确定，母亲的方式是信仰神灵。心脏科医生可以拿出很多数据来证明父亲的手术会很顺利，可她需要的只是来自上天的祝福。"我知道你能照顾好他，可我也需要神来关照他。你可能觉得我疯了。"母亲的声音异常冷静，恐惧令强大而自信的母亲此刻看起来如此瘦小。她把头靠在我的肩上，我亲吻了她的额头。父亲又笑了，他说："我不会有事的。"

伽内什神通常被视为消灭苦难的仁慈之神。画像中的伽内什，象头上戴着金色王冠，圆润的身体包裹在由金色、红色和绿色碎布拼接成的料子中，周身闪着光芒。他的四只手上拿着武器和花朵，两侧各有一根破损的和完整的象牙。他威严地端坐在粉色莲花中心，样子既慈爱又凶恶，既平和又仿佛随时戒备。母亲抓起了一卷医院胶带，就是她平时固定呼吸管的那种，把伽内什神紧紧地贴到父亲的胸口上，然后在护士把父亲推进一扇扇门之前，吻了吻画像。这次，母亲没法陪他进去了。

....

我的父母既相信科学也信仰神灵，而且他们从不理解为什么有人会觉得这样很奇怪。他们在印度教和锡克教的环境下长大，却告诉我和弟弟，所有的宗教都只是殊途同归。每一种信仰皆由相似的原则建立，那就是善良而富有同情心，关心他人的福祉。是母亲引领我学习了人体生物学和生理学，但她和父亲也会教导我，人类这具既不完美也不长久的躯体是灵魂的住所。寄居于每一具躯体内的永恒灵魂无坚不摧，长生不朽，免于尘世间肉体的生死循环。父母教导我们，人并非一具具躯壳，而是其中的灵魂。来到尘世一遭是为了了解，生与死只是肉体，而非我们的起始与终结。信仰能让我们牢记真正的自己，也认清所有生灵共同面对的命题：寻求自我了解和寻找内心的灵性。母亲告诉我，医生或许可以医治疾病，可是只有神才能安排灵魂的旅程。这就是为什么有些没人看好的病人存活了下来，而另一些原本大家都信心满满的病人却死去了。母亲说，祈祷是比药物更强大也更必要的治疗。

母亲通常会在术前准备室里第一次见到她的病人。那是一个用薄薄的帘子隔开一张张床的房间，和父亲在接受心脏导管介入治疗前待的屋子差不多。她会向病人询问病史，查看他们的检验报告，给他们做一些基本的检查，再回答他们提出的问题。而病人则要等到手术结束后不再因麻醉而感到恶心后才会再见到她。可是在被送去手术前的这段短暂的时间里，许多病人都会向母亲坦言他们的恐惧。他们担心不能活着走下手术台，或是手术反而验证了某个原本模棱两可的诊断，再也无法躲避。

"你平时会祷告吗？"母亲总会这样问她的病人。

"会的。"很多人都会这样回答。

"你想在手术前和我一起祷告吗？"她会这么问。很多病人会一下子打起精神，点头，然后开始向神祷告。病人们会被各式各样的情绪占据：恐惧的、不知所措的、充满希望的、绝望的、自信的、紧张的、感恩的。母亲会将手握紧，低头聆听他们向不同的神灵祈祷。不管信仰什么，她发现每个人所祈求之事都差不多，无非是神的恩慈、活下来、还有不要受苦。她说，不管用什么名字来称呼自己的神，他们真正渴求的是被爱与被保护。她告诉我，所谓神，并不是高高在上俯视众生的神祇，而是纯粹的爱。

在把每一位病人推进手术室的时候，母亲都会祈求神的祝愿：请帮助我的病人安然度过手术和麻醉吧。那些知道她会做祷告的同事们，会在手术中碰到麻烦时转向她："丽塔，在我们需要他的时候，你的神在哪儿呢？现在就叫他过来！"我觉得母亲听不懂他们言语中的讽刺，因为她会当真地回答："别担心，他一直都在的。"

母亲在谈论这些故事的时候，我总是会因为她对神的"痴迷"而翻白眼。可是我打心底里羡慕她能同时信仰科学和宗教，相信两种方式都同样真实，甚至是互补。在我的经验中也曾有过感受到神的瞬间，比如后院花朵齐齐转向太阳的时候、迁徙的鲸鱼一道游过太平洋的时候，甚至是看到一块淤青或是一个切口慢慢愈合的时候。我当然知道每一种现象都自有其科学解释，可是仿佛有某种神秘的力量如同神性一般在瞬间击中了我。

但我还从未像父母那样经历过神性的瞬间。他们过往的艰辛换来了我从出生开始的衣食无忧。他们坚信这是神的旨意。这种信仰令他们将生命中的欢愉和苦难都视作神的安排，同时也是自己的成长。尤其是当他们面临健康危机这样的极端情况时，神更是希望与平和的归宿。我一点也不想强迫自己在周四和周日的晚上，坐在家里度过长达几小时的祈祷。但我迫切地想要和父母一样，打心底里相信神的存在。我牢记学到的每一首颂歌，用最大的声音吟唱，还积极参加我们灵修社群组织的每一次社区服务项目。可是走过了所有的仪式，阅读了经典的译本，我仍然无法打消内心的怀疑。我坐在母亲身边，听她吟唱了 108 次颂歌；我紧紧跟随着父亲，在每晚睡前去摸一摸家里贴的每一处神像，可是模仿并没有让我获得他们积累了一辈子的虔诚。每次祷告过后，我都会和同一个社区的同龄女孩们出去玩，我们会一道嘲笑父母坚持要我们参加祷告；我们会坐在一起聊着看过的电影，讨论学校里好看的男孩子们。

父母清楚我并没有那么强的信念，我也能感觉到这让他们有点伤心。有一天我们在争论如果神真的存在的话，为什么他不能消除贫穷、战争和饥饿，这难道不是他的职责吗？"没有人能教会你如何信仰。"父亲回答我，"神的职责不在于消除人间疾苦，而是教会你如何克服生活可能带来的种种。如果你信他，你便能理解什么是接受，什么是放弃，什么是真正的快乐。"

....

　　专科培训快过半的时候，我遇到了一位教会我如何同病人讨论神的医生。克里斯蒂娜·阮来自越南，一米五出头，即便已经是三个孩子的母亲，她的体重也从没超过 43 公斤。她人虽瘦小，内心却很强大。她处事严苛，但和病人谈话时又富有最深的同情心。轮转的时候，她会拿着 REI①的折叠椅到处走动，方便随时坐下和病人聊天，同时又不抢占护士站的椅子。参加家庭会议时，她总会在口袋里准备几张纸巾，当察觉到家属快要落泪时，便马上递给他们。她的脸上永远平和安宁，即便是再古怪的病人或是再多疑的医生也会在她的陪伴下放下心来。我曾试图学习她，把嘴稍稍张开到半笑的样子，微微露出牙齿。我想着也许做着和她一样的表情和动作，就能学着像她一样面对病人。可是无论试了多少次，我都没能坚持下去。阮医生那种充满爱意、感同身受的态度和难以忽略的存在感是无法被模仿的。在模仿她的过程中，我反而丢掉了最核心的部分。那就是和病人在一起的时候，她在做自己，而不是去扮演一个特定的医学权威。在观察阮医生和病人谈话的过程中，我察觉到自己在住院实习期间被冻结的某个部分似乎像小草破雪而出，就要重新显现了。

　　阮医生还会让我想到我的母亲。有时候我会因为一位年轻的病人死于流感，或是一个看上去很健康的马拉松运动员被诊断出胰腺癌而难以置信地摇头。这种时候，阮医生会教我用更广阔的

_____

　　① REI 是美国也是全球最大的户外用品连锁零售组织。

视野来看待这些情况。"作为医生，我们有自己的方案，"午饭过后，阮医生剥着从自家院子摘来的橙子对我说，"可是也许神另有安排。我们能不能接受呢？接受我们其实无法掌控所有的事实。"

如果神对 31 岁的杰克另有安排，我想我无法明白。杰克的父母都是虔诚的天主教徒，两人经常轮流在儿子的床边守夜，这点常常让我想起拉杰夫的父母。就像巴吉瓦吉和他的妻子一样，他们的生命也已经因为杰克的这场悲剧而被完全改变了——支离破碎，痛苦不堪。六年前，杰克突发食管大出血，医生却一直没找到原因。当时因出血量太大以至于他的心脏因为供氧不足而停搏，在 15 分钟的心肺复苏后，他的心脏虽然再次跳动，可脆弱的大脑却没能完全恢复。自那之后，他一直都连接着呼吸机，周身连着一套专为他这样的病人使用的设备。他能睁开双眼，可是没法讲话。腹部插着为他提供营养的饲管，呼吸机承担着他肺部的工作，阴茎则插着导尿管。护士每天都要为他来回翻身好几次，以防止他生褥疮，还要更换他的尿布。

在过去六年中，杰克没有显示出一丁点儿神经恢复的迹象。他无法自主地呼吸、吃饭、排尿或是移动，他的生存完全依赖于身上的管子和连接的机器，可这些设备又很容易让他反复感染。导尿管会导致膀胱感染，长时间连接呼吸机又引发了好几次严重的肺炎，饲管周围的皮肤因为反复发炎起了红疹和水泡。感染越发频繁，抗生素就越难起效，到现在只剩下一种抗生素可以对抗引发最新一次肺炎的细菌了。医疗团队担心杰克再经历一次毁灭性的感染只是时间问题，而那时候已经没有抗生素可以治疗他了。杰克的住院医师告诉我们，他的父母完全没有做好这种准备。

　　"我们能请你和他父母聊聊吗？我觉得他们不明白自己的儿子病得有多重。"住院医师叫我来会诊的时候这么说，"他们总在说奇迹会发生的，他会康复。但其实很快他就会再被感染，而我们根本无能为力。在过去几年里，他基本上已经用尽了所有已知的抗生素，所以他对它们已经有了抗药性。"

　　"你把你担心的事情告诉他父母了吗？"我点开杰克的电子档案查看医嘱。

　　"有啊，我跟他们说，他下次再发生感染的话，就会死。可他父亲总是说上帝会帮他渡过这一关的，"住院医生回答，"然后谈话就这样终止了。"

　　我注意到医嘱中有好几条都引用了他的父母斯蒂文和玛丽的话：患者父母表示他们在期待奇迹般的康复；患者的父亲拒绝讨论治疗目标，表示没有必要，因为病人正在好转；患者母亲表示上帝会拯救他的，并拒绝了牧师的来访。

　　然后谈话就这样终止了，我完全能理解其中的原因。有一些研究表示，病人希望医生了解他们的信仰，而且能明白信仰会影响他们的健康；另一些研究则显示，医生对此毫无准备。这样的情况就像是我的母亲总会完全参与到病人关于信仰的讨论中去，我却常常感到窘迫。现在回头想想，有时候我的尴尬不语是不是让那些原本想要表达疼痛的病人望而却步了呢？

　　这些病人未必患有绝症。有一个年轻女人在堕胎手术后严重感染，她出院后我在女性诊所里又遇到了她。她跟我说，这一定是神给她的惩罚。还有一个小有成就的画家得了罕见的自身免疫系统疾病，再也拾不起画笔了。"画画就是我的一切，"他对我说，"我不知道神为什么要这样对我。"我还问过一位年长的画家他会如何面对刚被诊断出来的癌症。他说："这大概是神对我早年酗酒的惩罚。"

我是不是活该得绝症？拖着这副病体的生命到底有什么意义？我所受的苦难是神对我信仰的考验吗？我从未想到这些关乎精神与存在的问题会和手术、癌症、数不清的有创治疗和不断失去的自尊一样，让我的病人极度痛苦，甚至苦上加苦。在这些脆弱的时刻，我该怎么做？如果要我来回答这些问题，该从何开始呢？如果我说错了怎么办？这种时候我是否只能仓促地提出叫一位牧师来的方案？可三位病人全都否定了这个方案。"忘了我说的吧，"其中最年长的那个病人回答我，"不是什么大事儿。"

在绝症中痛苦挣扎的病人会寄希望于药物，但也有很多人同时在祈求神的恩慈。有些人在生病前从未祷告过，有些人在生病后停止了祷告，还有一些人无论生活境遇如何起落，都坚持每日祈祷。过去的几个月里，我曾在病人用来吃午饭、放药品的同一张桌子上见到过念珠、十字架、檀香珠子，还有小佛像。有人会在枕头下放一本《圣经》，还有人会用手机或电脑放着福音、格列高利圣咏，或是藏传佛教的圣歌，这些都为医院里日常的嘈杂带来了一份神圣。我有点儿好奇杰克的父母会如何表述他们的信仰，他们又要怎样触及这无形又无限的存在。

杰克的棕色眼眸单纯却鲜有表情，光滑的脸上看不到一丝皱纹，齐肩的黑发被护士编成了一根独辫。他看上去特别像个孩子，其实只比我小两岁。他的母亲玛丽矮小又丰满，一头黑发，前额有几道深深的皱纹。她此刻正弯腰用湿毛巾轻轻擦拭着杰克微微发热的额头，然后把几缕被汗打湿的头发撩到一边。"我们想尽量把这个房间弄得像家一样。"她同我说。玛丽告诉我，杰克的枕头是从他童年的卧室里拿出来的。我惊叹于枕套上手工缝制的红蓝格子图案，枕头的一边还用红绿色的线缝出了他的首字母和生日。他没有用医院的毯子，而是盖了一条和枕头成套的格子被。玛丽在上面洒了些柑橘味的空气清新剂，好让他记得自己最爱的水果。"有一天他能再吃到橘子的。"她虚弱地点头笑着。

"我觉得他们没明白。"我心里想起了住院医师的那句话，也知道这是我自己在住院实习时说过千百次却完全没有停下来想一想听上去有多不切实际的一句话。不论你的表述有多清晰、多准确，或是多富有同情心，都不能"让他们明白"自己的孩子正在慢慢死去。一开始是因为一项医疗程序不幸引发的并发症，然后是药物抵抗不了的细菌侵袭。思维与心灵之间并无高速通道，几个医学名词无法轻松换来欣然接纳。"接纳是一间安静的小屋。"专科培训的前期，我总是一读再读谢莉尔·斯瑞德①在一篇文章里的这句话。我知道不论是我还是别的医生，无论我们的专业技术有多好，都无法代替病人走入这个房间。他们需要自己找到这个地方，我能做的只是一路支持。

那晚开车回家时，我和母亲聊起了杰克，想要获得倾听而非寻求建议。母亲知道我很敏感，容易感触深刻，动不动就掉眼泪，所以依然怀疑我能否在情感上应付得了姑息治疗的工作。我小心措辞，尽量只是谈论我的所见和病人所承受的极大痛苦，以及我怎样运用她在麻醉过程中使用过的许多药物来减轻他们的痛苦。这天，我向她抱怨病人年纪轻轻就死去是多么不公平。我最近接收的很多病人都跟我差不多大，甚至更年轻。日复一日地同家长

---

① 美国女作家，著有《走出荒野》。

们谈论他们孩子的死亡已经压得我喘不过气来了，可我只是轻描淡写地跟母亲提了一下。但她并不擅长默默聆听，总想着要提供建议或是给出解决方案。聊到杰克的时候，她突然插话。

"如果他的父母信教的话，我会让他们祈祷的。"母亲说，"没有什么是神治愈不了的，我们医生能做的只有这么多，可是'他'却能让一切成真。"

可是要鼓励一对父母奇迹会发生在他们已经脑损伤六年的孩子身上，和母亲在手术前鼓励病人祈祷怎么可能是同一回事呢？

"好，可是我要怎么告诉他们呢？"我问，"你难道不觉得这不是一个医生该说的话吗？说到底，为什么我们要聊这个，我不是因为这个才打电话来的。"

"我为什么不能说呢？你为什么不能呢？"她回答我说，声音因为背景里压力锅开的声响而有点模糊。我想象她刚刚下班回家，穿着蓝色手术服在厨房里一边切着大蒜和生姜，一边照看着放进压力锅的小扁豆。这一切就像是我成长中的许多个日子一样，有时即便是在她刚刚值完一个二十四小时的夜班后也是如此。"如果你相信他们相信的话，我觉得这就是很好的宽慰的办法。"

"但那不会给他们虚假的希望吗？"我有点沮丧地叹气，"我要怎么诚实地告诉他们，事实是他们的孩子只会继续感染，直到悲惨地死去？你觉得我应该置身事外，让他们在孩子受苦的时候继续祈祷？"

"那对父母会把儿子的病看成是神的考验，他们会回以更多的祈祷和信念。"母亲回答我，"我不是说这样是对的，只是他们有可能是这样想的。"

我打心底里相信玛丽和斯蒂文深爱他们的孩子并且想要保护

他，可我也有点怀疑他们如此依托于信仰和奇迹，是不是在变相拒绝接受杰克病情的严重性。如果他们真的将杰克的每一次感染和恶化都当作对信仰的考验，而我们则视其为缓慢死去的迹象，那么到底谁的看法才能决定杰克的治疗方式呢？我究竟是要对无法自我表达的病人负责，还是对无论做任何决定都可能会失去儿子的父母负责呢？

"算了，去他的，别想了。他们又不会经历杰克正在经历的一切，袖手旁观地说这只是对信仰的考验真是太容易了。可是这对杰克来说公平吗？"

从医院开车回家的路上，我虽然很饿，但愤怒让我彻底失去了食欲。

"好吧好吧，冷静一点儿。"母亲说，"听着，不管神对这个病人的安排如何，死亡最终都会来临。你无法控制这个结局，所以你只需要做好自己的事，别想太多了。"我重重地呼出一口气，这温热的气体似乎稍稍缓解了郁结在胸口的情绪。我这才发现自己把方向盘抓得太紧，手都痛了。

....

第二天清晨，玛丽、斯蒂文、阮医生和我围坐在一间浅蓝色小会议室的灰色办公桌前，阮医生双手轻轻握住玛丽的右手，向大家做了自我介绍。斯蒂文是个看上去坚忍的男人，戴着旧金山巨人队的帽子。他长期患有一种罕见的神经疾病，坐在一辆可以自己操控移动的机动轮椅上。"我从不相信医生说的话。"我正要开始会议前，他这么对我说，"不是不尊敬他们，只是五年前我的医生说我只剩六个月的时间了，应该去接受临终关怀。可感谢上帝的恩慈，我还在这儿，一切安好。"

"这听起来真的很棒！"我说，"你说得没错，有时候我们的确无法完全知道每个病人到底会怎样。"他的言辞和语气表明他知道这场会议的内容，他也曾经历过。我有点紧张地咽了咽口水。

"杰克的医生想让阮医生和我同你谈谈他的情况。如果他真的病得很严重，也希望你们能考虑一下我们该如何继续治疗。"我试着用同阮医生往常一样的轻松态度开场，"就你们现在所知，是什么让他病得这么严重呢？"

"他又得了肺炎，他们说用了抗生素后已经好多了。"玛丽开口说，"可他们没说如果再生病的话该怎么办。我希望他不会再病了。可要是再病的话，难道不就是我们把他带来医院，然后你们治好他吗？"

"你说得对，抗生素确实对他的肺炎起效了。"我点点头，"可是因为他有过太多太多次感染了，引起感染的细菌正在逐渐抵制抗生素的药效。到现在为止，只剩下一种抗生素可以治疗他的肺炎了。"

"但至少还有一种抗生素，不是吗？"玛丽说道，追问我们如果他又病了是不是还可以继续给他服用这种抗生素。

"我希望是这样的。"我尽量温和地开口，"可我们不确定那是否可行。更可能的情况是，当他再次被感染时，就没有可用的抗生素来杀掉细菌了。"

"没有别的抗生素可以用了吗？"斯蒂文担忧地抬了抬眉毛，问道。我料到会有此一问，早上上班路上就准备好了答案。可是我要如何把细菌抗药性的分子机制用简单直白的话讲出来呢？

"我想可能没有了。"我停顿了一下才继续说，"像杰克这样反复感染的病人，我们会不断用抗生素来治疗。可到了某一阶段，细菌会自我进化，到时即便我们开了杀菌药，它们也能存活下去。"

"这是什么意思呢？"斯蒂文立刻追问。

"很快，杰克就可能再次感染，而我们却没有药可以应对。我们该想想如果这种情况发生后，该为他做怎样的治疗。"在我看来，他们还不知道已经有很多种抗生素对杰克无效了。我从不喜欢捅破这层纸，可是用平实的语言告知病人的真实困境，至少能让我稍稍好受些，甚至有点感恩。我有时候怀疑用很长很长、迂回曲折的句子来缓和残酷的事实是不是真的显得更富有同情心，因为这种试图说清事实又想留有希望的方式其实什么都没有照顾到。我开始学会，诚实有时是以标准、简洁的说明性句子来体现的，尽管有时显得残忍粗暴，和同情心完全南辕北辙，但我得像欧内斯特·海明威那样运用语言，因为此刻诚实就是同情心。

大家很长时间都没再说话。在沉默中我仍然能够听到机械手表的滴答声、因为不自在而变换坐姿的声音、手指敲打着医院塑料椅子的声音，还有叹息声、默默的抽泣声，以及手机信息的震动或是铃响。外面的世界如常运转，而这个房间里的一切却停滞下来。

斯蒂文打破了沉默："我想说个故事。"我点了点头，调整了坐姿朝向他。

"有人说我活不到现在的。"他开始说，"医生说他们对我被诊断出的这个病毫无头绪，而且确诊的时候已经太晚了。他们怎么说来着？已经没救了。"他微笑着，回想起医生告诉他唯一的选择就是临终关怀。

"但我拒绝了。我告诉他们我还有别的选择，而这个选择就是我对耶稣基督的信仰。他是我的神、我的救世主。"玛丽握紧了拳头，她低头看向桌子，一张纸巾已经被撕成了小碎片。这时候外面传来一个护士的高声求助："有没有人帮我在四号房间弄一下静脉输液！"

"我原本六年前就该死了。"斯蒂文转过头直直地看向我的眼睛，"如果我都能推翻医生说的话活到今天，那么不管你们说什么，我的儿子也会一样活下去。"

....

"我明白。"我想再说些什么，可是发现什么也说不出来，话题好像已经离我们一开始的方向很远了，我不知道该如何重新引回杰克的病情。可要让玛丽和斯蒂文能够谈论杰克的唯一方法，也许就是来谈论上帝和医学。

就在这时，阮医生用她柔软的声音打破了沉默："斯蒂文，谢谢你说出自己的想法。杰克很幸运，能有你这样一位信仰坚定又积极乐观的父亲，而且这么为他着想。"

斯蒂文点点头，看向玛丽。

阮医生问："你能多聊聊杰克生病前是个什么样的小伙子吗？他喜欢干什么？"

啊，是该这样。我心里想着。我甚至都没打算问这个问题。

"他是个很开心的男孩子。"玛丽先开口，"从不捣蛋。我想想……他喜欢运动，喜欢打棒球，还总是会帮我做家务。"玛丽说起有一段时间杰克开始旷课去练习棒球，因为他一直想走职业棒球手的道路。

"他的信仰也很虔诚，"斯蒂文补充道，"他会去教堂，他信上帝，他很坚强。"

"有时候，不论我们的信仰有多强烈，上帝的安排却不为我们所理解。"阮医生说，"他会以各种各样的方式揭示自己的安排。斯蒂文，他曾经清晰地回应了你的祷告，让你比医生所预料的活得更长。可是即便我们不停祈祷着情况的好转，上帝对杰克也可能有不同的安排。"

"好吧。"斯蒂文慢慢开口，可是抬高的音调中有一点怀疑的口气。

"杰克的身体显出了一些与你之前的身体不一样的东西。"阮医生继续说道，然后停顿了一下，"他已经接受过许多医生的治疗。也许，上帝是在通过杰克的身体告诉我们，他希望杰克快点回家，比我们所有人期待的都更快一些。"

我惊叹地听着，阮医生十分真诚，用的却又是能让玛丽和斯蒂文理解的话语。更重要的是，是让他们相信的语言。她说出了很多我想要传达的事情，可是她说话的方式让他听得进去。

"我了解我的儿子，"玛丽说道，"我也知道医生们都已经给他看过病了，可是我知道他还活着。他想要活下去。别忘了他还只是个孩子啊，我的孩子。"玛丽流出泪来，用手捧住了脸，轻声啜泣着。

阮医生没有出声，任由玛丽的泪水和斯蒂文的坚忍在空气中发酵。"玛丽，我知道你很痛苦，看着自己的孩子进出医院一定很难受。你觉得杰克有没有在受苦呢？"

"和他在一起的时候，我有时会看到他眼睛里有泪水，慢慢就流到了他的脸颊上。"她说道，"有时候，我怀疑他是不是哪里很疼但开不了口，而我没办法弄清楚。"

"如果他的脑袋已经停止运转了，没法告诉我们发生了什么，那你怎么知道他是不是在受苦呢？"斯蒂文有点防卫地问玛丽，"也许泪水说明不了什么问题。"

斯蒂文的绝望显而易见。他有时根本不听阮医生的话，不等她说完就会打断她，开始谈自己的想法。"我已经下定决心该怎么对我的儿子了，你说什么也改变不了我的想法。"如果是我，此刻也许已经因为气愤和挫败就叫停这次会议了，同时又担心这样会让斯蒂文和玛丽觉得自己被疏远了。阮医生却一贯温柔地继续着会议。

"导致疼痛和折磨的原因有很多种。"阮医生说，"有些事和身体本身无关。人们可能是在生病时失去了部分自我，或是没有办法继续做自己原本喜欢的事情，像是打棒球啊，去教堂啊，甚至不能仅仅作为一个普通的年轻人活在世上。"

"没错，他的情况肯定不允许他做这些事情。"玛丽回答说，"但至少他还活着呀。"

"我希望你们在下次见面之前试着想想，如果上帝现在给杰克几分钟的时间开口说话，他会想要什么。这对我们会有很大的帮助。"阮医生说，"我们过去确实让杰克活下来了，可是我觉得也应该谈谈他的生存质量。"她依旧温柔，"一旦病得太重了，无法再恢复健康的话，他自己认为最重要的事情是什么？搞清楚这个，是我们能为亲人做的最好的事了。"

"我们会讨论一下的。"斯蒂文简短地说。

"求你们了，请继续尽力救我的儿子吧。"玛丽哀求道。

阮医生牵起了玛丽的手，安宁地笑着说："我们会的，和你们聊这些本也是我们应尽的努力。"

·················

专科训练的头几个月里，我总会想起告诉父母我想学姑息治疗时我们之间的那场争论。每个医生不都应该是治疗痛苦的吗？等到了生命的那个时刻，难道不是只有病人自己在直面上帝吗？甚至我那群不学医的朋友也认为，治疗疾病和讨论死亡应该是每个医生的工作。如果一个人的职责就是治疗疾病，那他理应有能力辨别和讨论虚弱、死亡，还有痛苦。医学怎么了，医学教育怎么了，让我们还不曾具备我现在才学习的技能时就早早当上了医生。我们是否被新兴的技术和科学创新蒙蔽了双眼，自以为可以对抗自然，藐视人类最平常的疾苦和死亡？我们是否太过专注于记忆知识、学习操作，以至于忘了医学也有其局限？是不是有越来越多的病人迫使我们相信，其实我们没有能力去和他们谈论本应该谈论的事情？我们是否陷入了一种固定的人设，出于职业义务地开药或是执行一些操作，总之就是要给病人提供些什么？在病人临近生命终结的时候，我们是否因为害怕面临起诉而束手束脚，一味以病人的要求来进行治疗，而没有考虑到有时候这些治疗可能会带来巨大的伤害？

随着我渐渐进入角色，以及医学界内部的慢慢转变，我发现姑息治疗这个领域对我来说变成了一个伤感却必要的存在。可是阮医生同玛丽和斯蒂文的对话却提醒了我，这个专业如此重要的原因是：我们的存在并不是要成为其他医生的喉舌，也不是替别人去进行那些艰难的对话，我们不希望其他医生失去应对疼痛和恶心的能力，而把所有正在经历病痛的人都一股脑儿地丢给我们。我们是在以一种略微不同的同情心来行医，这种同情心正如莱斯利·杰米森[①]所写的那样："不只是聆听，而是提出问题，这些问题的答案理应被听到。对于同情心而言，心和想象力一样重要……它意味着承认在自己的所见之外永远还有另一片天地。"

这不是说其他医生缺乏同情心，也不是说同情心和医学训练之间非此即彼。我能理解朋友们的困惑，也能理解他们对所有医生的期待。可我想象不到还有哪个医生能像阮医生那样主导那场对话。

"阮医生，你是怎么做到的？"回到办公室后，我问她。"你指什么？"她笑着回问我，从零食堆里拿出烤杏仁给我吃。

"我都快要对他们发火了，可你却能一直保持冷静！"

阮医生耸耸肩："有时我也会生气的。可我总是提醒自己，他们一定听过很多次'杰克要死了'的话，他们一定很讨厌这样的对话。所以我想，怎么做才能让这场对话不同于以往？有没有别的办法让他们能够换个角度来理解现状呢？"

"所以你询问了斯蒂文的信仰？这是你用来理解他和玛丽看待杰克现状的办法？"我问道。

"是啊，在见玛丽和斯蒂文之前我提醒自己，我们的首要职

---

① 美国女作家。

责是要理解他们对于治疗杰克的看法，只有这样我才能帮助他们理解医疗团队的担忧。如果我们不先试着理解玛丽和斯蒂文，那我们就帮不了杰克。"

我点点头，开始在电脑上记录和杰克父母这次对话的摘要。写着写着，我开始思考下次见面的时候要讨论什么呢，如果玛丽和斯蒂文坚持继续使用我认为已经毫无益处的治疗方式，我们该怎么办。"阮医生，如果下次会议时他的父母仍然坚持继续所有的治疗方案，基于对他们的了解，你会怎么办呢？"

阮医生叹了口气："我希望他们能想一想怎样才能让杰克真正得到平静。可是谁知道呢。如果他们要求像心肺复苏这样的治疗，我觉得就该轮到我们和医疗团队来考虑是否要实施了。"

在整个学医的过程中，我听到的一直是另一套言论。我会觉得有义务向病人描述所有可用的治疗方式并让他们自己选择。我认为这么做就是尊重病人的自主权，赋予他们做出认为对自己的生命和身体最好选择的权利。可是有时候我会希望病人能够拒绝我所提供的建议。内心深处，我其实希望让他们来承担做出这些艰难决定的责任。每当有病人问我的建议时，我会觉得有义务将问题抛回给他们，问他们怎样的方案让他们觉得最舒服。"我觉得我不能帮你做这个决定，但我可以为你提供必要的信息，来帮助你为自己做出良好的决策。"我会这样说，但还是会隐隐希望他们选择我推荐的方案。我们不会询问病人该用哪种抗生素来治疗感染，可我们会把最关键的决定，特别是在生命终结时需要做出的那些决定，交到病人和家属的手上。选择治疗方案的权利在很大程度上是和个人的价值与目标息息相关的。而所谓的病人自主权是建立在他们能否清晰地理解我们所提供的选择，并清楚这些选择是否能够惠及他们本人的基础之上的。当我们提供透析或是三线化疗时，我们都会将这些列为可能项。可是对于这些治疗是否有帮助，我们却很少说得清楚。有时候，我感觉自己和正在点单的服务生没什么差别。好的，一份透析和升压药，如果你的心脏停搏了，你会想要胸部挤压，但是不来点电击吗？无益于延长生命的治疗方案似乎是禁忌。

"就算他们一直坚持，可我们到底有没有权利告诉他们，我们不会给杰克做心肺复苏呢？"我好奇地问阮医生，"我一直以为我们得尊重家属的意愿，毕竟这关乎生死。"

"让我这样问你吧，你觉得心肺复苏能救杰克的命吗？"阮医生问道，继续啃着杏仁。

"这取决于你说的'救命'是什么意思。我们当然可能让他的心脏重新跳动，可我觉得这无法防止再次感染，或是提高他的生命质量，一切只会更糟糕。"我说。

"所以你会推荐心肺复苏吗？"阮医生进一步问我。

"嗯，不会。如果我是那个给杰克做心肺复苏的人，我想我会厌恶自己的。我会不理解自己在对他做什么，就好像他的家人在要求我折磨他一样。"

阮医生点点头，"是这样的，我们受到的教育是让病人来决定我们要为他们做什么，这在有些情况下是可行的。但是对于像杰克这样不稳定的病人来说就不太适用。这时就需要我们重新考虑，如何表述所有可能，以及如何让病人来做选择。"

"你是说你来帮他们选？"我有点糊涂了。

"不，但我们会谨慎提供可行的选择。这其实很常见，比如外科医生不会把他们认为撑不过手术的病人推进手术室，肿瘤医生也会说某个病人的身体状况很虚弱，无法接受化疗。心肺复苏同手术和化疗是一样的，也是一种医学介入。我个人感觉，我们没法有底气地建议病人拒绝心肺复苏，是因为我们自己也无法面对病人将死时自己连一丁点儿尝试都不做的事实。"我在她说这话的时候慢慢点了点头，认同她的观点。"家属会觉得，他们需要给予所爱的人每一个可能活下去的机会。可我们不应该将病人置于一种毫无益处又会让他痛苦的疗程中。"

阮医生说得没错。我有点惭愧地想起自己住院实习期间治疗过的一位病人。他的癌细胞已经扩散到了肾脏，导致了严重的肾衰竭，可他却仍然坚持透析。我当时觉得他疯了。尽管内心希望他能拒绝，可事实是我给了他透析这个选择，我才是疯了的那个。我多希望当时能向他罗列出透析会带来的种种不适——粗大的静脉输液管会引起的出血和感染、透析可能引发的恶心和疲乏——来劝他不要接受。我甚至希望自己能在他做决定的时候问一句："你确定要我做这个吗？"

"你说得一点儿没错，"阮医生继续说，"心肺复苏的确可能让杰克恢复心跳。可是为什么他需要心肺复苏呢？这个问题才是在一切治疗后他仍在逐渐逼近死亡的最大证据。"

"你要怎么告诉他们？"我提出疑问。

"这取决于谈话进行得怎么样。也许他们已经自己想到应该让杰克自然地死去。可是如果他们要求心肺复苏的话，我会劝他们放弃的。这都得看他们能不能像你我一样理解心肺复苏在杰克的现状下意味着什么。"阮医生笑着点头继续说，"我明白对于家庭会议来说，这是很不寻常的一种态度。我们已经变得过于害怕向病人提供建议了。但在杰克的这种情况下，其实他们最需要的就是我们的建议。"

　　回家的路上我想着，这也是这个领域十分必要的原因之一。即便是在住院实习期间最聪明和最热心的带教医生，也很可能会为杰克的父母提供心肺复苏这个选项，并且尊重他们的一切决定。可他们一定也会害怕一旦心脏真的停搏后按压他胸部的那个场景。将所有可选项摆到桌面上的确会让我们卸下责任，或是抚慰想要为亲人做出"一切"的家属。况且我们每个人手里都有一大把这样的故事：当我们告诉家属是时候让病人安详离去后，他们竟然痊愈出院了。这种随便将一个可能的幸存者说成将死者的恐惧萦绕着我们每一个人，扭曲了我们做出的决定。归根结底，除非一试，我们将永远不知道会发生什么。可这种态度真的是将权利赋予病人了吗？还是说它引起了更多的痛苦？不仅仅是对病人和家属来说如此，对治疗看护他们的医生和护士也同样如此。

....

　　再碰面时，玛丽和斯蒂文说，他们已经同牧师聊过杰克的情况了。牧师建议他们放弃心肺复苏，这让他们很意外。"你们得考虑到他的生命质量。"牧师这样说。基督教尊重生命存在的权利，可是却不主张以巨大痛苦作为代价来维持生命。牧师告诉他们，如果杰克的时候到了，别勉强留住他。教堂的支持让玛丽和斯蒂文略微松了一口气，可他们仍然觉得，做出放弃心肺复苏的决定就好像放弃了自己的孩子一样，他们做不到。"我们的决定是，由上帝来主宰吧。"斯蒂文说，"所以我们觉得最好是让医生在他们能力范围内做一切努力，包括心肺复苏。如果杰克的时候真的到了，那么无论医生做什么我们都留不住他的。"

阮医生点点头："我很高兴你们能和牧师谈谈这件事，这的确是个很艰难的决定。对于那些在其他方面都很健康、在我们看来完全能够康复的病人来说，心肺复苏是很好的选择。可是对杰克来说，如果再发生感染，心肺复苏也治不好引起他心脏停搏的病因，只不过是延长他将死的状态而已。它是不会延长你们所希望的那种生命的。"

"医生，你怎么能肯定呢？你不是上帝，你能为其他病人做什么，就为杰克也做什么吧。剩下的全看上帝的意思了。"斯蒂文平静地回答。

"斯蒂文，你说得一点儿没错。"阮医生说道，"治疗杰克的这些医生都是凡夫俗子。我不会给像杰克一样病得这样重的病患提供心肺复苏，是因为这对他的病因于事无补。一旦需要心肺复苏，只会证明我们为他所做的一切都没能起到作用而已。"

斯蒂文和玛丽互相看了一眼，"你们做医生的，怎么能说出不会尽力救我的儿子这样的话呢？"玛丽有点儿搞不明白。

"不是我们不想救你的儿子，而是医生没法治好每一个病人。只有上帝有这个能力。我们都很担心救不了杰克，我们现在对他的职责是确保他不会因为我们救不了他而遭受痛苦。"

"只有上帝才有最后的发言权。"斯蒂文还是很坚持自己的想法。

"如果上帝想让我们回家会怎样呢？那对于杰克来说是怎么样的？"阮医生温柔地问道。

"我不想他受苦，不要疼痛或是别的什么。"玛丽说，"如果他的时候到了，我们会知道的，也会放他走的。"

"没有人会希望自己的孩子受苦。"阮医生说道，"我有个想法想和你们聊聊，也许能让杰克在那个时候免于受苦。也让我们转换一下思路，想想上帝给予杰克的生命质量是如何的。"

"你是说，我们应该就这么让他死去吗？"斯蒂文愤愤地说，"现在的医生都是这么做事的吗？跟家属说他们已经什么都做不了了？"

斯蒂文的绝望太明显了，他的话让我生气，也令我难过。他是个即将失去孩子的父亲，阮医生要说的话对他来说一定很刺耳。可是一再听着他对阮医生的争吵也已经让我筋疲力尽了。

"斯蒂文，医生也是人。"阮医生没有被激怒，"我们会在能力所及范围内为病人做任何事。可我们也会接近极限，也会治不好他，我们同样有责任告诉你这些。这样才能弄明白此时该如何继续照顾杰克。我知道这个话题说起来很痛苦，可是为了杰克，我觉得我们很有必要谈谈。"

她没有退缩，我在心里想。对她来说这场对话里没有对手，只有慈悲。

"为什么我们要现在就来谈论他生命的终结呢？"斯蒂文说，"他还活着啊！上次你说抗生素还有效的！"

阮医生深吸了一口气，停顿了一下。她曾告诉我，这是她每次在自己和别人要爆发比较激烈的情感冲突前所采用的小技巧，为了在讲道理前先分散一下注意力。"斯蒂文，还记得普里医生提到的事情吗？参与治疗的所有人都只是想讨论，如果他病得更严重了，最佳的治疗方案是什么样的。我们都认为他的离开不会很久了。也许不是现在，可我们需要为以后制订计划，不然到时候就会很难办。"

"那你们的建议是？"玛丽问道。

"如果下次感染杰克的细菌比我们最好的抗生素都厉害，那么继续现在的治疗就是于事无补的。如果我们尘世间的治疗方式都治不好他的话，那也许真的就是上帝在召唤他了。我们已经尽一切可能去救他了，如果他的心脏真的停搏了，那也是上帝的旨意。我觉得应该尊重这个安排。"阮医生说话虽温柔，却很坚定，说完又是一阵沉默。

上帝的召唤。我从未在任何医患对话中听到过这句话。短短几个字传达出的意思是巨大而永恒的：死亡是神性而非医学的。死亡的瞬间可以很神圣。

"那你们会怎么做呢？"玛丽问。

"因为他的身体已经对任何抗生素都没有反应了，我们会给他开一些药来缓解可能的疼痛和呼吸困难，或是其他任何不适的症状。我们会尽量提高他和你们在一起的时间的质量，直到他回到上帝的身边。"

"可是上帝会现出奇迹的。我们坚信，我们坚信奇迹会发生，我们的儿子会康复的。这是支撑我们向前活下去的原因啊。"玛丽说。

"玛丽，说说看你觉得奇迹是什么样子的。"我问道，让自己重新回到这场谈话中来。

"奇迹就是耶稣治好了我的儿子，他能说话，能走路，能够重新做回自己。"玛丽补充道，"看到他这个样子我真是太痛苦了。没有一个母亲想要看到自己孩子这个样子的，每一个母亲都会祈祷出现一样的奇迹！"

"我们也都希望出现奇迹，每时每刻。"我慢慢开口，"可有时候我需要提醒自己奇迹究竟是什么。它是难以预料的，是一般不可能发生的事情，是特别的例外，这才能被称为奇迹。我完全理解为什么你会祈祷奇迹的出现，我也会为他祈祷的。可我也想确保，若上帝给杰克的安排不是奇迹的话，我们会有另一套应对方案。"我说着最近写在日记里的话。写下这些的时候，我心里想到的是杰克的病历，想到伊娃、我的父母，还有奇迹的本质。

玛丽哭了起来。这让我觉得很糟糕，什么鼓励和安慰的话都说不出口。说实话，在这种情况下确实没有什么话能让人感到放心和安慰。

"我们不想让他受苦。"斯蒂文平静地说。玛丽还在哭，他便伸出手拍了拍她，另一只手的手指拨弄着戴在脖子上的金色十字架，"我们只是一对想要把最好的东西都留给孩子的普通父母而已。"

"也许你们说的是有道理的。"玛丽摇着头说，"如果你们做什么都救不了他，如果他的心脏停止了，那么我们能做的最好的事就是让他平静地离开。"

我想到了自己在日记里写过的其他想法，关于伊娃的康复和斯蒂文的奇迹，还有那些人类每天所经历的微小而不同的奇迹。"当面对万千险阻仍然固执前行的时候，会出现奇迹吗？不论结果如何都能坦然接受，又会出现奇迹吗？"我是这样写的。

我们都想再讨论些心肺复苏以外的问题，但会面差不多也接近尾声了。"我觉得你为杰克做出了很好的决定。"我向他承认这场对话有多么不容易，"我们仍然相信他会醒来做回自己的奇迹。可事实上，在经历了这么多之后，他还在这儿同我们在一起，本身就已经是个奇迹了。这一切都要归功于你们的关爱和呵护。"

斯蒂文避开了我的视线，"谢谢你。"他低喃道。

....

从心导管介入实验室出来的时候，父亲显得很疲惫，但却面带微笑。医生发现他的一条冠状动脉 90% 都阻塞了，只能用支架撑开。"他几乎全程都在和我们说笑。"心脏科医生告诉我，"我们不得不叫他停下来，好让我们专注在他的心脏上。"就在这时，父亲抬头看着他问道："嘿，吗啡可不可以免费续杯呀？"

母亲擦拭了一下眼睛，然后把手放到他胸前的伽内什神像上。"谢谢你。"她一边将手按压在他的胸部，一边闭上了眼睛对着图片说。

"我看到了自己的心脏。"父亲告诉我，"他们给它染了色，然后我就看到了。它太美了，在屏幕上跳动着，我甚至能看到哪儿出了问题。就是有一根管子堵住了，但现在他们已经把它疏通了。"我把自己的脸崩成一团，紧闭着眼睛和双唇，屏住呼吸，可宽慰的泪水还是打湿了我的衬衫。当他在心导管介入实验室里的时候，我满脑子都想着，要是以后的生活没有了父亲该怎么办。所幸现在这些念头都被打消了。

"你就不害怕吗？你怎么还能够和他们说笑呢？"缓过气来的时候我问他。

"不怕。"他说，"神一直与我同在。"他拍了拍伽内什神像，"没什么会出错的。"

"可万一呢？如果有什么事出错了怎么办？"

父亲看向我，又笑了起来："要是神想带我走，那我第一次胸痛的时候就应该走啦。可是胸痛只不过是他给我的警告，而现在我已经好了。"他说道，"可如果这就是我该离开的时候，那也没关系。他一定会让这个过程过得很快，不会让我在这儿徘徊的。"说着，他指了指天花板。

"可是我害怕啊。如果你走了我就再也不会好受了。"我的眼眶里又涌出了泪水。他怎么能说得这么容易，就好像他的死没什么大不了一样。为什么他觉得理智和逻辑能够让失去变得好受一些呢？

"好吧，如果你找不到接受现实的方法而只是不断地对抗，你只会变得更加痛苦。我不想你受这种苦。"父亲回答说，用的还是那副苏格拉底式的语调，"这不是说放弃或者让步，而是认清你有能力改变的东西和没能力改变的东西，然后学着接受这一切。我们的心灵需要学着接受，而这个过程需要神的指导。"

"好啦，阿肖克，别再说这些了。"母亲说着把他的毯子拉到了胸口，"你需要休息。"

"领导发话了。"父亲笑了，"看到没？我甚至学会了接受她的命令。"

....

那次谈话过后，杰克的父母又陪了他五天，看着他一会儿恶化一会儿好转。他们盯着他的血压和心跳，找寻着一切他试图开口说话的迹象。我每天都会去给杰克做检查，确保他一切舒适。就在他要出院回家的前一天，玛丽说想和我谈谈。

"没有人会想听你和阮医生说的那些话的。其实我对你们俩都很生气。"她向我坦白，"但我和家人聊过了，我想我现在明白了，如果我让你再进行像是心肺复苏之类的操作，他大概会很痛苦而不是好转吧。毕竟他太虚弱了。"

"要明白这一点真的不容易。"我说，"特别是当这一切发生在自己孩子身上的时候。"

"没错，"她轻抚着杰克的脸庞，"我只能接受上帝为他安排的一切。"

"我父亲总跟我说，学会接受是生命中最难的一课。"我又想起了他在做完心导管介入治疗后我们的对话，"而接受这样糟糕的状况，一定是你做过的最艰难的事了吧？"

我看着玛丽重新为杰克编了头发，又往他枕头上喷了些柑橘味的空气清新剂。他的眼睛看上去有点湿润，我也像玛丽那样怀疑，这是不是表示他在哭泣。我问她能不能填一张 POLST（维持生命治疗的医嘱）的表格。这张表会伴随杰克回到他接受护理的地方，帮助他的护工和紧急联系人了解，一旦杰克即将死去，我们会采用尽量让他没有痛苦的方式，而不是做心肺复苏来恢复心跳。"如果他病了还能来医院吗？"玛丽问道。"当然可以。"我回答她，"但是请记住我们讨论过的事，这很重要。如果他再出现感染，我们可能已经没有什么能帮他的了。即便如此，他还是可以随时回来，我们会尽一切努力好好照顾他，让他觉得舒服。"

玛丽点点头，"医生，你会为他祈祷吗？"她有些羞怯地问。我强忍着让自己不要哭出来。她在请求我照顾好她的儿子，也在以间接而特别的方式请求我照顾好她。这个请求需要的并非我的专业，而是我的人性。这不是简单地为化疗或是 CT 检查颂唱万福玛利亚。她在要求我在他出院几个小时后仍然记得他。这个请求比过去任何病人和家属对我提出的请求都更为认真严肃。她希望得到我的祝福。

"当然。我也会为你和斯蒂文祈祷的。"我说着给了她一个拥抱。我感觉到她喷过发胶的短发硬硬地触碰到我的脸，还闻到了杰克枕头上的柑橘香味。那天晚些时候，护理人员把他从病床搬到轮床，小心地避免挪动饲管或是气管造口的管子，我突然想到了伽亚帖。那是我最后一次见到杰克和他的父母。在医院里给人看病的过程中最难的一点是，我永远不会知道他们出院后会经历什么，尤其是当我要在医院之间轮转的情况下。"请保护杰克吧，也请给他父母力量，让他们在杰克要走的时候有勇气让他平静地离开。"那天晚上我把这句话写进了一封信，放进我的小神龛里。旁边就是外婆留给母亲，母亲又再传给我的伽内什神像和难近母的图片。

....

杰克出院大约一个月后，我已经轮转到下一个科室了。有一次我和阮医生在斯坦福参加了同一个讲座，过后我便和她碰了面。她获悉杰克最近在急诊室去世了。回到疗养院后不久，他就又出现了感染，体温一直上升，血压却一直下降。疗养院的职员打电话叫来了护理人员，他们向玛丽和斯蒂文保证，只要去医院打上抗生素并输上液就能好起来。可是就在他们把杰克抬上轮床的时候，他的心率突然从 120 骤降到 30，然后就停止了。玛丽和斯蒂文恳求医护人员尽一切可能救救他们的儿子。急诊室的一条记录显示，玛丽撕掉了我们一起填写和签署的那张 POLST。

胸部按压、电击、注射肾上腺素，急诊室里的医生和护士用了近一个小时来让他的心脏重新跳动，可他还是死了。就在那个房间，就在我和阮医生讨论过心肺复苏不会给他带来任何益处而只有痛苦的那个房间的几层楼下面。

我想象着杰克那张没有皱纹的脸庞，他的小辫子，他的枕头和被子，他身上满是急诊必要的设备：静脉注射的管子和无菌包装、洒在中心静脉留置包上和实验室收集的血液，还有连接着心脏监视器和呼吸机的线。想到他曾经历过什么，想到到底是什么让他的母亲撕掉了那张为了保护他免于这些遭遇的表格。我突然胆战。我甚至希望他能够在半夜护士交班的时候死去，这样他就可以在平静中离开。我希望他的父母现在能想起的是几天或是几星期前的他，而不是他在生命最后时刻的样子。

"他们为什么要让他经历那些？"阮医生告诉我这些的时候，我不禁问道，"我真的以为我们已经帮助他们做出了正确的决定。"

"这很难说。人是会恐慌的，父母也会恐慌。"她说，"但你要记住，即便结果不如我们所愿，我们确实帮到了他们。就好像做了手术却没能使病人痊愈，这并不表示手术过程不重要。"

阮医生的话没有安慰到我，我不明白她怎么如此平静和镇定。我们做了那么多，最后都没能帮到杰克。我觉得很生气。如果杰克的父母最后还是回到了他们最初的决定，就好像我们从未介入，所有的那些对话又算什么呢？我怀念起那些我能够诊断出肝硬化或是淋巴瘤，能够治好肺炎或是心脏病发作的日子。即便那意味着每三到四个夜晚就要工作三十个小时。也许有时我会对这样的工作存有疑虑，可至少我觉得它们是有用的。那样的日子里，我觉得自己可以完全投入和病人的谈话中，而结果也不会改变。可是现在，我想要从这里得到什么呢？

"还记得我们在你轮转开始前聊过的话吗？"过了一周我又去找阮医生，她问我，"作为医生我们有自己的计划，可如果上帝对病人有另外的安排呢？如果你能对自己说我已经尽了全力了，但是却无法控制杰克最终的结局，那你感觉如何？"

那天晚上我给自己煮了一碗天使细面，还浇上了一锅从头做起的番茄酱。我想起了阮医生的话。我的确在从事姑息治疗，可让我惊讶的是，我仍然和其他科室的同事一样，轻易地陷入了自以为可以掌控一切的幻想中。如果其他医生相信的是，不论情况多糟他们都能解决，那么我相信的便是自己可以让病人在人生中最困难的时候做出并且坚持"正确"的决定。我想起父亲的话，还有谢莉尔·斯瑞德的文章。也许姑息治疗提供给我的是一个学习妥协和接受的机会。它也让我认清，坚信自己能掌控一切的信念不过是我们用来缓和生命中那些无法预料的伤痛的虚假故事。可是接受不等于默许，在我知道自己已经尽到职责，松开曾经握紧生命的双手，任事情自由展开的时候，我会得到救赎并感到安慰吗？我重读了一遍自己写下并练习着说给杰克父母听的话："奇迹，有没有可能是不论结果如何都接受现实呢？"

我这才意识到，要继续做好这份工作，这句话也同样适用于我。

第七章　喘息

专科学习期间的每周一早上，我通常都不在医院，而是去姑息治疗小组位于帕洛阿尔托退伍老兵医院的诊所。诊所坐落在一幢奶油色大楼的二层，而我看病的地方是间毫无特色的诊室。房间里稀稀疏疏地摆放着一张灰色检查台，桌子上有电脑，白墙上孤零零地挂着一张人体解剖学的海报。就是在这么一个乏味的小空间里，我会和病人们谈论他们最复杂的情感，聊起他们的病症是怎样限制和毁掉了他们的生活。

在这里我们看的病人不多，人数还在慢慢增加。和我在医院里见的很多病人不同，来诊所的病人能走能讲，生活能够自理，谈话的时候穿着自己的衣服而非病号服，而我会在他们的病还未严重到要入院前就开始介入。我会和他们谈论生病后的生活和他们希望达成的目标，也会说起一旦病重后他们希望保证的生活质量。在医院里，通常等到我去照看病人的时候，许多人已经因为癌症、心脏衰竭或是肝脏疾病而临近死亡。虽然诊所里的病人还未严重到需要住院治疗的程度，却同样需要我来帮助他们更好地活着。

八月的一个早晨，我遇到了戴夫。那时专科训练已经开始大约一个月了。戴夫得了肺气肿，这是一种慢性且不可逆的肺部疾病，通常是长期吸烟导致的。尽管使用吸入器和服药对他来说已经是日常仪式，但他仍饱受严重气促的困扰。随着气促的加剧，他的食欲也在不断下降，人也变得更加疲劳，常常早上睡不醒，且在黄昏前又昏昏入睡。他的主治医生把他转到我们诊室，希望我们可以帮助减轻他称之为"被大地吞没"的感觉。转院申请的电子档案里还提到，戴夫的医生试图和他聊聊肺气肿恶化后的应对措施，可是谈话似乎没有成功，所以医生还希望我们能帮忙再推进一下这个话题。

大多数病人都害怕酷刑般的疼痛。可是在我看来，难以呼吸的气促也是一种巨大的痛苦，病人想要尽可能地吸进一大口气而颈部肌肉毕现的样子总让我难受。翻阅戴夫的病历时，我之前内科培训的经验冒了出来：心脏衰竭有没有可能是呼吸困难的原因？是不是因为最近坐得太久了，导致他的肺里面出现了血块？我该不该给他安排一个肺部 CT 和心脏超声波呢？我像在住院实习的时候那样写下了初步的想法，并提醒自己，要成为一名优秀的姑息治疗医生，我一定要先了解和治疗其病因。

戴夫觉得我看上去比实际要年轻许多，和我谈话时他就像个慈爱的父亲。"老布什做总统的时候你大概还没出生吧！你一定不了解越南战争，可我在那儿打过仗，他们还给我们递过烟呢。我那时候可爱抽烟了，现在也喜欢。可还是算了，过去几年我一根也没有抽过。医生，你别担心！"戴夫笑起来的时候会发出嘘声，上胸部还有点抽搐，氧气管从鼻子上稍微滑开了一点。他停下来，双手放在膝上，用嘴深吸了一口气，然后又微笑着看向我。他把氧气瓶放在一个有拉链的黑色帆布包里，那里还装着他的吸入器和被药物填满的塑料袋。因为关节炎，他的手指细长，指节突出，指甲则因为肺气肿导致的长期缺氧而有些泛蓝。戴夫今年70岁，可是看上去就像90岁。

"医生你知道吗，就算我好好吃药，坚持用着吸入器，做了所有你们让我做的事情，可是我的呼吸好像还是越来越糟糕了。"说完一句，他停下来吸了一口气，打了个手势又耸了耸肩来强调自己刚才的话。我想起了唐娜，对她来说进行一场对话就像我跑了一段马拉松一样疲惫不堪。我甚至不用看他的电子病历就知道，他的肺气肿已经到了晚期。"我家里有一些重要的事情要办，所以我需要至少能够亲自走到我的卡车边，上车，发动，开回家。可是这两周，每次做完这些我就会大喘气。"他告诉我。

我给戴夫做了个彻底的检查，没有发现心脏衰竭恶化的迹象，也没有在肺部发现血块。他深呼吸的时候会咳嗽，同时伴有抽搐。把听诊器放在他背后时，能够明显感觉到他肩胛骨的尖锐边缘和每一节脊椎。他的肺发出那种肺气肿病人特有的声音。

"戴夫，我有几个想法。"我把听诊器折好放回桌上，告诉他如果用了吸入器和服药后还是会有严重气促的话，不妨试试小剂量的吗啡，也许能够减轻症状。我以为他会有强烈的反应，因为"吗啡"这个词就像"临终关怀"一样，通常会被病人解读为死亡的先兆，让他们感到恐惧。

戴夫没有对这个建议做出任何反应。他几年前因为卵巢癌去世的母亲使用过吗啡，效果不错。他告诉我，吗啡能带来很大的缓解作用，但他不想要那种昏昏沉沉的副作用。"我需要保持头脑清醒地开车。"我问他要不要考虑坐公共交通或是搭朋友的车，他摇了摇头快速地说："我哥哥最近刚去世，他的房子现在一团糟。我得去那里整理整理，好让我的儿子搬进去。那栋房子在山上，所以我不能总让别人开车送我去那儿。何况我还得去银行处理他的财务问题。"

"你自己要做的事可真多。"我打心底里感到惊讶。戴夫在用他日渐消失的精力去做这么多的事情。"你的儿子能帮上忙吗？也许他能送你？"

"他在假释期。"戴夫说着拿起吸入器吸了一口，"我想最好还是和他保持一点儿距离吧。"

我点点头，希望戴夫能再多说一点儿什么，但是他没有。虽然才刚刚用过吸入器，他却停下，用他噘起的嘴深吸了一口气，一边耸起了肩膀，然后缓缓呼出来。

"你看这样怎么样，"我建议道，"不如考虑一下液态吗啡吧？我是说特别小的剂量，迷你剂量，要缓解症状的话一点儿就够了。如果你愿意，下次我们可以多聊一些。要是你想自己了解，我也可以帮你把相关的信息打印出来。"

"当然，我会考虑的。"戴夫说，"现在还不用打印出来。"

我紧张地看着戴夫拿好他的氧气瓶，调整好鼻子那里的管子。他起身前先重重地深吸了一口气，又呼了出来，出门前又吸了一口气。他在家里过得怎么样？他离开后我才意识到刚刚自己没有问到这至关重要的一块，而是一直专注在怎样让他觉得更舒服这件事上。写医嘱的时候，我特地加了一条内容，提醒自己在两周后再见面时把没问的问题给问了。

....

　　那天余下的时间里我有些惶然，直到夜里才明白原因。戴夫的呼吸状况让我想起了自己的外婆。她在 2000 年 7 月，因为肺气肿去世。让她脆弱的肺部组织变得僵化而无法扩张的罪魁祸首并非抽烟，而是孟买的空气。母亲说，常年吸入这样的空气让她生病了。她熬过了印度独立时的种种暴力，却因为定居城市的糟糕空气而丧命。

　　母亲住院实习期间，外婆会到肯塔基州的路易斯维尔来看她。只有这段时间，她才能从孟买的空气中解放出来，获得片刻小憩。外婆一句英语也不懂，却申请到了护照和签证，一路从孟买飞到纽约，成功地转机，最终到达路易斯维尔。母亲的弟弟拉珠舅舅用英语给她写了一张小纸条，来帮助纽约的地勤人员给她指路并到达正确的登机口。"请帮我找到去路易斯维尔的航班，我不会说英语。"她一路都紧紧地握着这张纸条。

　　我出生后，外婆目睹了我母亲的辛苦。一方面，她要照顾她的第一个孩子；另一方面，严苛的住院实习只允许她请两周的产假，然后就要立刻投入到繁重的实习日程和正在逼近的执照考试中去。眼见母亲的疲惫日益增加，外婆提出把我带回孟买照顾，一直到母亲完成她的考试。

　　一周以后，母亲亲吻了我，含泪把我送走了。她在我们小小的公寓窗口看着父亲开车把外婆和我送去机场。她才刚刚出世的小女儿，将有八个月的时间不在母亲身边，而要回到旧世界去生活。母亲怀疑这是否就是移民要承担的后果，是她选择离开孟买所必须付出的代价。那时我才六个月大，并不太记得和外婆度过的八个月是什么样子的。保存下来的黑白照片上我似乎过得很开心：我在舅舅的公寓里和外婆一起睡在小床上，她现在还住在那个房子里；她会像以前喂我母亲那样喂我米饭和扁豆，吃完后我总是会拍手欢笑；她让当地的儿科医生给我在左肩上接种了结核病疫苗，这个印记同我的父母和当时很多移民的一样，也是我现在能够记起那段时光的唯一标志了。

之后的二十年里我又见过她五次，有时是和父母旅行到印度的时候，有时是自己在读书期间。其他时间，我会和她打简短的电话。虽然因为连线的干扰，或是外婆不断恶化的咳嗽和愈加粗糙的声音，我们常常很难听清楚电话那头的彼此。母亲是兄弟姐妹里唯一一个住在国外的，她时不时会去印度几个不同的医院做志愿麻醉师，然后顺便去看外婆，好几次都是一个人去。"还记得你婴儿时和外婆在一起住过吗？那段时光对她来说非常珍贵。"母亲有一次告诉我，"你和她在一起的时候，就好像我也在。"

最后一次见到外婆是在 2000 年。那个夏天我在德里的一家非政府机构工作。前一年的夏天我也去见过她。可是才短短一年的时间，她原本就苗条的身体变得瘦骨嶙峋，纱丽裙下的肋骨根根可见。那双曾经抱过我、抚慰过我、喂养过我的双手现在摸上去冰凉，手指头则因为身体的长期缺氧而现出蓝色。她的脸因为服用缓解呼吸困难的类固醇而变得浮肿，仿佛是被错放到了慢慢萎缩的骨架上。和戴夫一样，她需要持续的氧气。若没有拉珠舅舅和他的女佣阿努的帮忙，她就没办法做饭、洗澡或是穿衣服。舅舅和阿努每天早上都会给她洗澡涂粉。我曾见过他一勺一勺、温柔地给她喂豆子汤、米饭和各种蔬菜，就像我想象中她曾喂过我的那样。

　　她打盹的时候，我会坐在她身边或是陪她躺下，看着她呼吸，谨防出现危险。到了下午，我们常常一起坐在床上看向窗外。她会指着街对面树上的一群白鹤。几只母鹤有着长长的腿和洁白的翅膀，总是从一根树枝跳到另一根树枝，给雏鸟带去食物。我问外婆这些鸟叫什么。"巴加拉。"她回答我。它们似乎可以无视孟买这座城市的嘈杂。街道上，汽车和卡车的车身都涂满了五颜六色的装饰，喇叭则画上了"请按喇叭"的标志，在车间穿梭的自行车也加入了喧闹，发出自己的铃响。精瘦的人们推着装满砖头的小车，叫喊着从这条街穿到另一条街。奶茶铺里的服务生正往小铁杯里倒进滚烫的茶，两个青年随着印度电影的音乐扭动着屁股。两头牛在树荫下挤成一团，哞哞地叫着。外婆听着那两头牛响亮的"对话"笑了起来，可没笑一会儿就喘不上气来。她拿起吸入器吸了一口，这才让呼吸顺畅起来。我反复问她，我能做些什么来让她觉得好一点儿。她说她很好，是我担心过头了，就跟我母亲一样。

　　"你的学业怎么样了？"她问我。同我说话时，她时而用精准的印度语，时而用听起来更粗野的旁遮普语。我和她开玩笑说，我很快就要结婚了。她猛地一把抓住我的手说："不！你必须先完成学业！"很难想象她这个年代的女性会做出这样的反应。我热泪盈眶，是她的进取成就了我的人生，因为我知道她也曾用同样的话鼓励过我的母亲。

　　尽管我曾亲眼见过她喘到缩成一团，却仍然无法面对她快要死去的事实。我不太愿意和拉珠舅舅讨论这个问题，可我的确问过她是不是该看医生了。他告诉我，她想要待在家里，这种时候去诊所只会让她疲惫不堪。我进一步问，看到她气喘我很担心，她要不要换一种药？或是换个更强效的氧气罩？"她服药后就会好一点儿的。"他说。我建议找个护士或是护工，也许能照顾好外婆。舅舅好像觉得有点恼火。对他来说，照顾自己的母亲既是责任也是特权，他绝不敢交由任何外人。可他也承认，外婆在服用类固醇、吸过氧之后还是会气喘，他有时也会不知所措。这种时候，他和阿努会坐在她身边，给她服用更大剂量的药，然后祈祷，等待这阵气喘可以自己过去。夜里她喘得厉害时，我会凑近她消瘦的骨架，恨不能把自己的肺、自己的呼吸给她。只有在独自淋浴的时候，我才会任由自己哭泣。洗澡水是我舅舅在炉子上烧热装进桶里的，这时候它和我的泪水混杂在了一起。我会用一个小一点儿的塑料桶从大桶里舀水来浇湿自己，冲掉身上的沐浴露和泪水，边洗边哭，边哭边洗，洗完的时候皮肤被烫红，眼睛也肿肿的，我把这些全部归罪于热水。外婆曾减轻和平息过母亲的痛苦，还有我的痛苦。可我竟对她的痛苦无能为力，我觉得很难过。

....

到了第二次约定的时间，戴夫没有来。我担心他是不是住院了，便打了个电话去问。我通常不会这样去联系病人。住院实习的时候，我总是习惯于病人的爽约，但我还不够了解戴夫，猜不出他有什么不来的理由。那天太忙了吗？还是他忘记了？或是病得更严重了？我顺着病历上留下的电话号码打过去，铃一直在响，却没有转到语音信箱。他没有留下其他号码，紧急联系人那栏填的恰好是最近才刚刚去世的哥哥。我大概是急疯了，去查询老兵医院的住院名册，看能不能找到他的名字。我怀疑自己上次是不是遗漏了什么重要的信息。那次见他的时候，是不是就应该收他入院？

事实是，他重新预约了一周后的时间，只是诊所的同事忘了告诉我。他来之后告诉我，上次是因为要到哥哥的房子去见一个承包商所以不得不爽约。"很抱歉让你担心了，医生。"我心里对他的小小气恼立刻烟消云散。

戴夫说他没有手机，座机没有转到语音信箱是因为那根本算不上一台真正的座机。"我住的地方……嗯，不太寻常。"他说道，"其实算不上是个家。"

我有点儿糊涂，就问他是什么意思。"我租了一个仓库里的一小块儿地方。"他说，"我留的座机其实是工人们白天工作的一条线路。房东会打那个电话来检查他们是否在岗，所以没有语音信箱。"

戴夫说，他租的地方是个租金大约 500 美金的空房间，这也是他在房价昂贵的湾区能承担的最贵的价格了。可这在我看来，一点儿也不像个空房间。戴夫说，他睡在一张靠墙的绿色小折叠床上。早上起床后，他要从水槽里灌满一桶水，然后在锡盆里冲个澡。把水加热要十多分钟，他不想浪费水，所以总是洗冷水澡。水槽的右边有个厕所，每天晚上戴夫都会把他的绿色小床挪到离厕所一米外的地方打开，这样他去上厕所的时候就不会因为走得太远而劳累。厕所和房间的其他地方之间有一个屏障，没有任何别的家具。他把衣服都塞到了卡车的后座，吃饭也在那儿。只有在必要的时候，他才会去自助的投币洗衣店。"房东人还挺好的，他理解我的状况，就让我待在那儿。可我不想一辈子待在那儿。但起码现在，那地方还凑合。"

戴夫的房间原本就不是住宅，没有人会打电话给他，也没有人会去拜访他。他气喘的毛病决定了他的生活空间只能这么大。小床和厕所之间只有一米多远，可是从床到门却将近有五米，远得让人受不了。这天早上，他洗了快一个小时的澡。因为他需要从床走到水槽，给桶灌水，再拎回到大桶那儿。洗澡的时候，他得佝下身子舀水，再站起来洒满全身，做这些的时候还得确保氧气管没有挪动位置。他说如果头晕的话家里没有栏杆可以扶，他也不能坐在盆里洗澡，因为盆太小了。

尽管条件艰苦，他仍坚持说自己可以的。他知道自己可以去配我开给他的吗啡，可还是有点儿犹豫。他解释说因为还有很多事情要做，不希望因为服用吗啡变得迟缓。他重复着上次跟我说过的话，说等到必要的时候他会考虑吗啡的。因为他哥哥已经去世，我提醒他需要更新一下紧急联系人，问他有没有合适的人选。"我恐怕得想一想。"他说道。"你儿子行吗？"我问。我能感觉到他们的父子关系有些紧张，但还是天真地希望他能够抛出这根橄榄枝。

"我倒是希望他行。"戴夫说。他也不知道儿子是先染上的毒瘾，还是先得了精神病，先变得脾气暴躁，还是先因为当街斗殴被捕。只是很快，戴夫也开始因为儿子越来越无法预测的行为而遭罪。"他以为我要出去抓他还是怎么的。有一天我们在公园里他就想要勒死我。"一个路人打电话报了警，警察逮捕了他儿子。戴夫当然不希望儿子被捕，他也不相信儿子是有意要杀他。因为儿子正在假释，加上难以预测的行为，所以他并不知道戴夫的地址和电话号码。戴夫借了房东的手机打电话给儿子，却没能打通。可是即便戴夫这样害怕儿子，他还是用心修缮着哥哥的房子好让儿子有个自己的家。"他也许不是个好孩子，可他总归是我的儿子。出去找他是我的责任。"说这话的时候戴夫擦了擦眼睛，这是我第一次也是唯一一次见到他哭。

戴夫的很多朋友都已经不在了，所以他想能不能问问房东来做紧急联系人。他自己觉得住在那个仓库里很安全，但我还是希望他考虑一下住在一个辅助设备完善的地方。我直觉他会拒绝，因为他好像并没有做好准备接受肺气肿已经很严重的事实。但我还是试了一下。

"你有没有考虑过住在有护工和其他护理人员的地方呢？这样你洗澡、做饭都会有人帮忙，如果你病得更重或是呼吸特别困难，甚至是摔倒了，那里的员工都会照顾你的。"

"老人院吗？不，我还没到去那里的时候呢。不是吗，医生？我需要自己的独立的空间。"他很坚定地说，"我很感谢你的建议。等到那个时候我会知道的。现在我自己可以的。"

我又有了个主意。"如果我们能组织一个团队，大概每周去给你做个检查怎么样？他们能确保你在看医生之间的时间一切安好。"

他停下来想了一想："是上门护士吗？我有个朋友就是做这个的。"

以家庭为基础的姑息治疗，就像姑息治疗诊所一样，是给予病人在医院以外的地方接受姑息治疗的方式，主要针对的是病人还住在自己家里的情况。但这两种方式都比医院所提供的姑息治疗要少见得多，不是每一个符合要求的病人都能接受到实际的治疗，也不是每一个医疗体系都有姑息治疗的专家，甚至不是所有医疗保险都覆盖到以家庭为基础的姑息治疗。我很希望自己能够让戴夫进入以家庭为基础的姑息治疗项目，但在向他承诺之前，我得先确认他有权使用这项服务。

"我会查一下家庭项目的。而你要去和房东聊聊做紧急联系人的事，你还得找一天试试小剂量的吗啡。"我重新开启了讨论。

"如果我参与家庭项目的话，还能来诊所见你吗？"戴夫问。

"当然可以。我可不会推荐让自己丢掉病人的事。"我开玩笑说。

"我也不会做让自己丢掉你这个医生的事。"他回答我，笑声却很快被大声的咳嗽掩盖。

....

那天在诊室里我向带教医生提出，能否为戴夫提供以家庭为基础的姑息治疗。我做好了长期奋斗的准备，可是得到的答案仍然出乎预料。"你是说他住在一间仓库里？"带教医生问道，"那我觉得他可能没有参加的资格，得有固定的住址才行。你可以和社工确认一下。但我记得过去有类似的情况，都没能申请成功。"

于是我打电话给诊所的社工向她解释了戴夫的情况，她听完很快就赶了过来。"我觉得家庭计划对他来说很不错，他的住址是什么？我只看到一个邮箱的地址。"她边说边翻阅他的病历，试图找到一个覆盖他所在街区的家庭计划。"是这样的，他住在一间仓库里，是房东好心租给他的。"我回答她，翻着自己的记事本，想看看是不是留了他的地址。

"这样啊。"她推了推眼镜，"这样的话就有点复杂了。因为我们联系的机构只会在病人有固定住址的情况下才会去，仓库显然不在此列，至少我觉得不在。不过我可以打个电话去问问。"

　　我想了一会才明白她的话。一年前我还在住院实习时，在县级医院碰到过一些流浪汉，他们会被安置在避难所或是临时房里接受化疗。如果说我们的医疗体系已经能够为无家可归的人提供化疗的场所，那么是不是也可以安排一小队医疗人员来治疗戴夫的气促呢？这样他就能够自己开车，走路也更方便，还可以继续替儿子修理他哥哥的房子了。

　　"如果家庭式姑息治疗不可行的话，你还有什么别的建议吗？"我相信一定还能为戴夫做点儿什么，于是说道，"我向他推荐了疗养院，可他不想去"。

　　"不如你帮忙安排我们见一次面吧？"她建议，"他绝对需要社工的帮忙。"

　　"那再好不过了。"我说道，"对他的病我总有种奇怪的感情。他的儿子曾想杀了他，可他却不顾自己身体的消耗为了儿子东奔西走。况且我觉得他活不了多久了，我只是希望他能用剩下的时间好好照顾自己。"

　　"你真可爱。"她笑着看我，"那么天真青涩，我都想在你脸上捏一把了！等你在这儿待上二十年，就不会再有那么大的情感波动了，不管你能否对这些事情做出改变。"

....

　　离开孟买后我就再没和外婆说过话。2000 年的 8 月，外婆在我见过她之后的第三周去世了。那天下午我实习完，回到我的阿姨在德里的住所。她人不在，只留了一张便条告诉我外婆去世了，让我拿上放在一边的机票立刻飞去孟买。阿姨则在一个小时前就已经离开。我盯着那张便条，读了一遍又一遍。我应该打个电话给她的，我心想，她比这讨厌的实习要重要得多。过去的二十年里，我本可以多给她打几次电话的，可我却没有，似乎总有更重要的事情横在面前，不是学习就是工作。可我早该意识到，这些都远不及这个帮助和养育我长大的女人来得重要。我的手在颤抖。我揉起便条，往背包里塞了几套衣服，就冲出门外。八月的德里满是热气与灰尘，我眯着眼睛站在阿姨的公寓前盯着午后的艳阳，浑身动弹不得。最后是一个邻居看到了我，硬把我塞进了一辆去机场的出租车，我才不至于误了飞机。

　　母亲知道了吗？想到这儿我的抽泣声更大了。出租车司机是位有着温柔双眸的长者，他从后视镜里瞥到我不太对劲，犹豫了很久才问我发生什么事了。"Naniji"，外婆，这是我唯一能说出口的一个词了。他摇了摇头说他很抱歉。他还让我想起了曾经也开过出租车的外公，这让我更加伤心了。外公怎么样了？谁来告诉母亲？我该怎么联系她？我得立刻联系她。我脑子转得飞快，思绪变得像德里沿途的街景一样越来越模糊。在自己的泪水中，我看到母牛不停摇着尾巴想要甩掉永远也赶不走的苍蝇；红黄绿蓝各色混杂的小店门口贴着乐事薯片和大拇指可乐的广告；卡车、黄包车、摩托车还有出租车在道路上你争我抢，尾部排出的气体弥漫了整个城市。在我生命最初的一半时间里，外婆充当了母亲的角色，可在那之后我只见过她五次，而现在她死了。我想起了最后一次见她的情景，她紧紧拥抱我的时候手冰凉得吓人。我的脸贴住她的脸，感受着她颧骨和下巴的轮廓。像往常一样，她的身上散发出椰子油、芥末籽和老虎油的味道。从德里飞往孟买的行程仿佛没有尽头，一路上我想念着她的脸庞，那张我三周前才见过的脸庞，还有在照片里她怀抱着还是婴儿的我的脸庞。

飞机降落后，我拿上几件行李，叫了一辆出租车。司机一路开往外婆和拉珠舅舅一起居住的公寓群时，我却渐渐怯懦。熟悉的事物现在全都变得截然不同。公寓的电梯只能通过拉开一道吱呀作响的金属门才能进入，我没办法让自己踏入那个狭小的空间里，便选择了走楼梯。潮湿阴暗的楼梯间闻起来像是一堆湿毛巾，浅绿色的墙已经开始掉漆，剥落的地方被红色圆点涂抹。小的时候我总是害怕，以为那是血迹。母亲向我解释说，那是因为人们把嚼完的槟榔吐到了墙上，所以才有了这些红色印记。现在的我看着这些墙，希望时间能回到1988年我第一次爬上这些阶梯的时候。那时的我分不清血迹和槟榔印，对楼梯间的阴暗感到恐惧，却又为爬上去就能看到外婆站在门边而兴奋不已。她就在那儿，穿着轻柔的纱丽裙，双臂张开，她的怀抱就如同母亲的一样。

不久，她就将化为尘土。拉珠舅舅告诉我火葬就在明天。

"妈妈会来不及赶到的！"我反对道。火葬的安排竟然没有考虑到母亲需要长途跋涉过来，这让我有点儿恼火。

"她说你在这儿的话，就和她在是一样的。"

我们一起给母亲打了电话，我能感觉到她在努力屏住眼泪。"他们不该等我的。"她说。我无法相信我的母亲竟然没有抛下一切来参加自己母亲的葬礼。

"苏妮塔，那只是她的躯壳，不是她。"她轻柔地提醒我，"她现在已经同神在一起了。"说到这儿她轻声啜泣起来。她说拉珠舅舅半夜给她打了电话。半夜从印度来的电话通常都是紧急事件，她震惊得一下子就清醒了，却立刻镇定下来。

拉珠舅舅告诉母亲的是，外婆的呼吸变得非常急促，在呼出下一口气之前几乎来不及吸进足够的氧气。她浑身大汗淋漓，嘴唇也发蓝。舅舅问母亲："我们该把她送去医院吗？"外婆上次住院也是因为一次急性肺气肿。整整六天她都连着呼吸机，出院后她对拉珠舅舅和母亲说："再也不要让我这样了。"

"既要当女儿，又要当医生最难了。"几个月后母亲这样跟我说。她很清楚如果下一次再要插管意味着什么：在 ICU 连接着呼吸机，也许还需要经历一次对外婆来说负担很大的气管造口术。那样的话，她基本就得一直靠呼吸机生活，因为她的肺气肿根本好不了。

母亲太了解这些情况了。她知道那些像她一样恐慌不安、泪流满面的女儿们需要面对怎样的抉择；她知道如何为病人注射药物使他们放松；她会在床头看着他们呼吸渐缓，脸部慢慢松弛下来，在以每分钟四十次的频率大口呼吸以维持基本生命后，身体也逐渐放松。她曾打开上千个病人的嘴巴，通过喉镜来寻找他们的声带，然后顺着气管滑入呼吸管，直到他们的肺部能够随着呼吸机的频率上下起伏。她早已轻车熟路。然后病人们便会平静下来，仿佛只是睡着了一般。他们的女儿也许会待在屋外看着这一切，不知道所做的决定是否符合母亲的意愿，害怕自己承受不了死亡带来的伤痛。可是，如果拒绝插管，又担心自己承受不了内心的负罪感。我的母亲会拿出她曾用来教我听心跳的那副听诊器，去聆听空气在两肺之间流动的声音。她的任务已完成，危机解除。可另一场危机也许已经显现：病人的肺已经无法痊愈了，他们其实再也离不开呼吸机了。

母亲说，拉珠舅舅刚打来电话时她没有哭，只是像医生听取病人症状那样静静听着。她想象着自己的母亲连着呼吸机，她熟知所有可能发生的危险。"不，"母亲对拉珠舅舅说，"她不会想要这样的。她以前告诉过我。给她圣灰，给她吸入器，打开氧气瓶，然后，只要祈祷。"

母亲讲起这通电话的细节时，还是免不了气愤地问我为什么要知道这些，为什么要强迫她回忆那个令她痛苦的夜晚。我在这儿记录下的，是从过去十五年里她对那个夜晚只言片语的描述中整合出来的。在挂断拉珠舅舅的电话后，她走进家里那间和父亲一起布置成祈祷室的房间。在深夜的寂静中，她被各种神像包围。她点起一根蜡烛，深深地磕了一个头，感受膝盖和手掌之下的地毯，轻轻地哭泣起来，祈求神要么让她的母亲没有痛苦地尽快随他而去，要么就治好她的病。"我必须记得，她不想要连着那台机器，"她说，"可是即便她不介意被连上呼吸机，她也不可能如愿康复回家。"

被泪水湿润的毯子令她的脸颊泛红，跳动的烛火则让伽内什和克里希那神的影子在墙上摇曳不定。她想象自己与外婆同在，外婆看上去还和一年前母亲最后一次见到她时一样。她想象自己把脸贴近她母亲的脸，抱着她，几乎让她喘不过气来，她们一起念着和她此刻念的一样的祷辞。可事实上，现在的她只能在一万多公里之外的地方，任泪水不断模糊着脸庞，祈祷着，祈祷着……

一遍，一遍，又一遍，烛火依旧跳跃，剪影依旧摇曳，毯子被泪水打湿，直到电话铃声又一次响起，她知道，是时候了。

爱外婆，就是放她走。

....

戴夫每次来诊所的状况和外婆越来越相似，因此我仿佛在他身上看到了可以弥补外婆的机会。即便现在，看到外婆呼吸困难的照片我还是会泪流满面，会懊悔为什么我所学的一切没能在十多年前为她做出一点儿改变，可一切已经太迟了。那时候的她，无法选择家庭式的姑息治疗或是临终关怀。吗啡本可以缓解她的呼吸困难。可是在印度，因为滥用成瘾给鸦片带来的污名，吗啡也很难买到。但她仍有拉珠舅舅和阿努在身边陪伴，这点让我很感激。

我震惊于仅仅因为住所问题，身处这样一个富裕国家的戴夫竟然无法得到家庭式的姑息治疗。他倒是能买到吗啡，可仍对是否要使用有所犹疑。眼见他对氧气的需求量日益增加，说话时的喘气也越来越频繁，随着类固醇剂量的加大他的脸又变得肿胀，我不得不给他施压让他考虑使用吗啡。他对社工说了对我说过的一模一样的话：我没有家，我得为我儿子打理打理。我还不想死。

"你好啊，医生，抱歉我来晚了。"戴夫缓步走进我的诊室，同我握了手。我很吃惊他的手变得更加冰冷了，还注意到了他愈加苍白的手掌和变蓝的指尖。他一坐下便开始吸气，双手放在膝上，微笑着，眼睛周围有一圈阴影。我注意观察他的生命体征，尽管最近才调高了吸入的氧气量，他在休息的时候血氧饱和度还是达到了 88% 左右。

"戴夫，最近怎么样？"我的担忧溢于言表。过去的学习让我能够体察到病人的身体会在什么时候开始急速恶化，这让我有点烦恼。快要结束住院实习的时候，我开始学着跟随自己的直觉，即便我并不知道内心的警觉从何而来。也许是那些病人看起来的样子，而非检验结果和 CT 扫描显现出来的情况。现在在专科培训的时候，我发现这种相似的直觉又使我对那些比预期要恶化得更快的病人们感到警惕。是因为他眼圈下的阴影吗？我想着，还是他越来越急促的呼吸呢？

"医生，你用不着这样看我，我还好。"戴夫说着又是一次急促的呼吸。

"你好像比之前更加喘不上气了，是吗？"我问道，看了一眼他的氧气瓶。

"可能是因为我一路匆忙赶来的原因吧。"他说，"我得先开车回我哥哥家。"他咳了一下，"所以，你过得如何？研究进行得怎么样了？"

上次见面会诊的时候，我跟戴夫说我开始在湾区附近找工作了。姑息治疗的专科培训只有一年，我感觉自己才刚刚适应了这里的节奏，就又要开始寻觅新的工作。"谢谢你问起来。进行得还不错，但我暂时还不知道自己会去哪儿。"

"医生，你知道吗，前几天发生了一件很奇怪的事情。"我问他最近过得怎么样，他说道，"有一天我起床后喘得很厉害，这时我看向窗外，我发誓，我看见了一匹马拉着一辆车经过。这真是太奇怪了。"

大脑供氧不足的话，病人会开始产生幻觉。"哇，那你肯定吓坏了。"我小心措辞，不想太直接地表露出我的担心。

"真的吓到我了！刚开始你觉得这画面还不错，可它就是挥之不去。我是说，仓库外面有一辆马车！这完全不合理啊。"

"那个时候你有晕眩或是透不过气的感觉吗？"我问道。

"没有。事实上，我刚用过吸入器，也吃过了药，正准备出门。那就像是老电影里的场景，后来就消失了。你觉得这代表了什么吗？"

戴夫的幻觉可能有多种原因，但因为他当时的呼吸已经很困难了，我担心他的氧气摄入程度已经低到了十分危险的程度。

"我的确觉得有事发生。"我慢慢回答，"当血液中的氧气含量特别低的时候，人有时会看到或是听到现实中不存在的东西。你会看到马和马车可能就是因为你的肺已经很难再为大脑提供足量氧气了。"

"哦。"戴夫回答，"那就是说我现在的情况真的越来越糟糕了。"

"戴夫，我很担心你。"我说道，"你有没有考虑过我们上次聊过的事情？我想现在的迹象表明你的确需要更多帮助了。"

戴夫叹了一口气，有些苦恼："我跟社工聊过了，她说因为我住在仓库，所以没人能来家里帮我。那不是个能让医疗团队去的地方。"

我一直都对这类不公感到愤慨，可是与戴夫分享我的情绪也于事无补。"我也不明白为什么，但现状就是如此，我很抱歉。"我开口说道，"戴夫，我知道你说过不想被仪器缠身，但我担心未来几个月里你会需要更多的帮助。就算是为了要完成你手头的那些事，也需要别人来帮你照顾好自己。"

戴夫笑了，裂开的嘴唇中间露出了黄牙。"我就知道你又要提这个。"他懒懒地说，手还是放在膝盖上，深深地喘了一口气才接着说，"我只是还没做好准备。那个房子还有些活儿要做。"

随着对戴夫的了解逐步加深，我慢慢理解到他是用怎样的毅力在同时间做着斗争，确保给儿子留下最好的安排。不论他儿子的行为如何，也不管持续驾驶会削弱用来缓解日渐恶化的气喘药，他都一直在坚持。可正因为我钦佩他的毅力，甚至暗暗希望他会比诊断结果活得更长，导致我还从未真正与他直白地聊过他的病情究竟在往什么方向发展。仅仅是想到要这么做，都会让我觉得自己仿佛糟蹋了他为仅剩的生命赋予可能性的意义。开口前我犹疑了，切身理解到为什么对于肿瘤医生和其他的专家来说，一旦和病人之间建立了某种联系就很难告诉他们病情的真相，也很难将病情要迅速恶化的信息说出口。

"戴夫，你提过还有一些事要做，而我也希望你能够健健康康地去做那些事。可在我看来你的肺气肿已经明显恶化了，如果我再不同你谈谈你病情恶化后有哪些选择的话，我就算不上是个好医生。"

"你是说我的病情恶化了？"戴夫问道。

现在对你坦诚相待，就是我能做到的全部了。我在心里对自己说。如果我不能对戴夫说明真相，那么如果之后他的病情恶化，他就不再拥有发言权。他可能会承受自己完全不想要的治疗，并因此受苦，而这些完全可以用一场诚实的对话来避免。作为他的医生，你必须坦陈真相。这也许很困难，但这不是你的小剧场，而是关于戴夫和他的人生。

"戴夫，你的肺气肿会一直恶化下去，直到某天夺去你的生命。我明白这听上去很糟糕，其实我也不忍心说出口，可我必须得说。因为我们得谈谈，一旦病情恶化，你想要怎样的治疗。这很重要。"我屏住呼吸，但愿他不会叫我住嘴。

他点点头。"好的医生，我知道了。我知道你是对的，可我总觉得还不到时候，你明白吗？"在我参加住院实习和专科培训之前，每当想到将死的病人，我脑中总是出现一个昏睡在床、完全倚靠别人照顾的形象。可其实死亡是一个缓慢延展的过程，而不仅仅是一场突发的灾难。一个将死之人，甚至是身患绝症的人也许仍能够行走、交谈，为自己的生活忙东忙西。这就是为何我很难接受外婆死去的原因：她头脑还清醒，在舅舅的公寓里到处走来走去，还能自己吃东西，还能和我们交流。戴夫应该也是这样看待自己的，这很好理解：我还能活一阵子，我没有迈向死亡。

"戴夫，我知道你还有很多事要做，我也明白你的身体已经很难跟上你敏捷的思维了。"到现在为止，戴夫思维仍然清晰，情绪也相对稳定，完全不是重病缠身需要入院的状态。如果等到他无法呼吸、神志不清或是疼痛难忍到没法说话的时候，再聊这些会更困难。现在的讨论不可能轻松随意，但是总比我同一些从未见过的入院病人进行这样的谈话要少很多尴尬。

"戴夫，你还记得大约两年前你突发肺气肿被连上呼吸机时的情景吗？"

"记得，我怎么可能忘记呢？那段日子很痛苦，但我挺过去了。"

"你觉得和那时相比现在的情况如何？"

"没什么太大的不同吧，我觉得。"戴夫回答说。

苏妮塔，说出来吧。别等着他开口。"戴夫，因为你的肺气肿一直在恶化，我真的觉得你的情况已经越来越糟了。你需要更多氧气，体重一直下降，因为大脑供氧不足你还会看到不存在的事物。如果说你的病情严重到需要再次连接呼吸机，我不敢肯定这次会像上次一样有用了。说实话，我觉得你很有可能会再也离不开呼吸机了。"这一次我好像很容易就说出口了。

戴夫点点头，然后垂下了眼帘。"我之前不知道我还会被困在这个机器上。可我总是觉得还不到时候，我没觉得现在有那么严重。"

"我希望你能保持这种想法。"我对他说，"我的意思是……你没有在受苦，这非常好。我希望能让你保持最佳的状态，越长越好。可要是有一天你觉得不舒服了，要是病情加重，以至于你再也做不了那些对你有意义的事情了，该怎么办？比如不能继续收拾你哥哥的房子了，如果需要服用吗啡来缓解疼痛，你开不了卡车了，该怎么办呢？"

"你是说，当我快死的时候吗？"戴夫很直白地问我。

"是的。"我回答他，"你快死的时候。如果现在不聊这些，我担心等到你病入膏肓的时候，你就没有机会告诉我你真正想要什么了。而如果我们不知道，你就有可能会被一直连上呼吸机或是接受一些别的治疗。因为你的肺气肿真的太严重了。"

戴夫低头看向自己的手。"我很担心它们会变得越来越冷，还有那些蓝色的印记。"他说道。

"是的。"我说，"我也很担心。"

"那……我想你是在问，假设我的情况变得更糟的话我会想怎么做，或者说是真的等到了那时候……这是你的意思吧？这个问题挺沉重的，我很确定自己不希望死的时候连着仪器。但我得再考虑考虑。如果我会卧床不起，不能开我的卡车，甚至需要别人来帮我擦屁股，那不是我想要的生活。"

"这的确需要一些时间来思考。"我说，"也许几周后再见到你的时候，我们能聊得更细致些？"

戴夫又眯着眼睛看了看他的手。"医生，如果你是我的话会怎么办呢？"

专科培训的这几个月里，我的确设想过，若我碰上每天遭遇的这些情况自己会怎么办。所以我很诚实地回答戴夫："我会思考自己想要和谁待在一起，想要见谁，想做什么事。我会去想象自己承受不了的那种痛苦。我会想待在家里而不是医院里，我还想和自己所爱的人一起过余下的日子，做我力所能及的事情。"

戴夫点点头。"我会考虑的，医生。谢谢你提起这个话题，是我的话可能就不会。"他说道，一边大笑一边艰难地吸了一口气，手又放回到自己的膝盖上。

....

见完戴夫以后，我频繁地想起外婆，满脑子都是她得肺气肿的模样。我希望自己能回忆起被她养育时的情景：在去纽约、柏林再到孟买的飞机上，她怎样怀抱着我，轻抚着我的小脑袋，温柔地摇着我的小身体好让我不要哭泣；在我哭泣的时候她又如何把我放在摇篮里轻摇，给我温热的牛奶，睡在我身边；还有她如何把我放进小桶里给我洗澡，然后为我穿上亲手缝制的衣服；她在厨房里晨祷时，一边拍手一边唱诵，这时候她总会把我安置在她身边。我多希望自己记得她唱歌的样子。

我想，如果是我，我会怎样回答自己对戴夫提出的那些问题。如果我只剩下几个月的时间，我想我会希望待在洛杉矶，待在我小时候就和父母还有弟弟一起玩耍的那个沿海的家中。可问题是，我现在的生活中完全没有任何我在生命尽头时会真正珍视的人或事。如果我内心立刻就知道，我会在生命的最后希望有家人陪伴，为什么我没有想过现在就去陪伴他们呢？

从 1998 年开始，我就离开了父母。高中毕业不久，我离开了洛杉矶去东海岸念大学。大学毕业后我跑得更远了，一路去到了英国的牛津大学。我本可以选择回到洛杉矶继续求学或是接受住院实习，最后却选择搬去了旧金山。我深爱自己的父母和弟弟，可这么多年以来我却选择与他们保持一段舒适的距离。我总是告诉自己，当冒险结束时我就可以回到洛杉矶了，我的父母会一切安康地迎接我的归来。我认为这一切理所当然，就像我想当然地认为外婆会健健康康的一样。

我得回洛杉矶去。理智与情感一齐呼喊着，就像它们曾指引着我去往康涅狄格州、牛津和旧金山那样。可还有别的原因。我曾以为父母还有几十年健康的生活，而我的人生会按照预想的轨迹一路经历婚姻、生育和衰老。可是我开始意识到，这全都是我的自以为是。专科培训期间，我照顾过太多和我差不多大甚至比我更年轻的病人。他们的事业往往才起步，或是刚刚订婚，却就要面临死亡。比我年长的病人们总以为自己可以亲眼见证孙辈的诞生或是在退休后环游世界，可是这些愿望最后都因为一场意外或是一次诊断而破灭了。这段时间我学到了很多医学知识，可是它教会我最重要的一课是，生存本身需要谦卑和对意外的坦然。在某种程度上，我一直都明白这个道理。可是当我每天都在向戴夫和其他病人提出这些相同的问题时，我清楚地意识到，我迄今为止的生活并不是我在生命所剩无几时所向往的生活。

还在住院实习的时候，我从父母那里借过两本家庭相册。最近我发现自己常常会特别专注地翻看里面的照片，就好像是头一次看见它们。有一张是我弟弟高中毕业时的照片，母亲穿着青柠色的纱丽克米兹，父亲一身黑色西装，弟弟站在两人中间呆呆地笑着。我不在照片里，因为当时我选择留在学校提早开始实习。我看向另一张照片：母亲笑脸盈盈地穿着粉色纱丽裙，父亲则穿着无领长袖衬衫，手举一杯红酒庆祝他们的结婚纪念日。那时候我在专科培训，因为太过疲倦而不愿意飞去洛杉矶参加那一天的庆祝。明年还会有的，我是这么想的。

翻阅着这两本相册，我被自己的缺席刺痛了。过往的日子好像总是不急不缓，可是突然又急速流逝。家庭被我放到了次要的位置，追寻梦想（或是实现他们期待？）的代价似乎就是在我们之间制造了遥远的距离。我无法原谅自己在学业和外婆之间优先选择了前者，也不想再对父母和弟弟犯同样的错误。我打开了电脑，开始搜寻洛杉矶地区的姑息治疗工作。

....

尽管我忧虑重重，戴夫的情况却还算稳定。算不上很好，没有在好转，却也没再恶化。他仍然喘得厉害，不时出现幻觉，但在服用了开胃药后确实吃得更多了些。他有更多精力收拾哥哥的房子，也能够如愿到弗吉尼亚赴约。"医生，有一天我知道自己不开车，就试了试吗啡。"他告诉我，"我觉得确实挺管用的。洗澡的时候不觉得很费力，晚上也终于睡了一个好觉。"

"戴夫，这听上去很不错。你能尝试吗啡是件很棒的事情，这样我们就知道这点剂量是有效的了！"

"我还考虑了一下上次聊过的话题。"说着，他的面部表情变得严肃起来，"医生，我是认真地觉得自己还很健壮。可是如果我的时候真的到了，我只想平静地离开，也许就在我自己的床上。"

我很高兴戴夫自己提起了这个话题："戴夫，我希望距离那个时刻还有很久的时间，我是真心的。我也希望你明白，拒绝插管不会影响你其他应得的治疗，我们的治疗方案会想方设法地控制住你的呼吸和疲劳状况，保证你尽可能拥有最好的生活质量。可是拒绝插管是完全合情合理的。"

戴夫的表情柔和下来，"医生，你这么说我就放心了。我还以为不插管就意味着没有任何治疗了呢，什么都没有，让我像条狗一样自己死去。但我很高兴你会一直照顾我到最后。"

我指导他填写了一张 POLST 单（维持生命治疗的医嘱），告诉他我会扫描一份放到他的病历里，原件就留给他贴在自己仓库的墙上。他的房东最终答应成为他的紧急联系人，会在戴夫无法为自己做出治疗上的决定时替他选择。戴夫也答应我会给房东看这张表格。

我们讨论了一下，觉得搬去疗养院也许是最保险的方法，而且也差不多是时候申请临终关怀了。他告诉我，目前他基本可以自理，能够应付气喘和偶尔出现的幻觉。可是等他卧床不起了，也不再能够驾驶自己的卡车了，他才会认为自己的身体关门歇业了，那时他会寻求临终关怀的。如果仓库不行的话，他很有可能就去疗养院。"我知道自己不希望在最后的日子里孤苦无依。"他告诉我。戴夫承认这场对话并不愉快，但是能为自己临终前的生活做出决定令他宽慰。"医生，当你思维仍旧清醒，可是身体却一点点崩坏的时候，这真的太不容易了。可至少因为我们的谈话，我可以对人生的大结局有一点儿发言权。"

·················

　　搬去伯林盖姆正好一年，我把衣服和书塞进了两个行李箱，把更多的论文和书装进了塑料垃圾袋里，然后一股脑儿都扔进了我的蓝色本田车，驾车踏上了前往洛杉矶的旅途。我仍然对医学训练已结束这个事实感到难以置信，觉得自己还像实习生或是专科培训时一样杂乱无章。可是就在昨天，我成了一名主治医师，一名受训结束并独当一面的医生。过去，在沿着5号州际公路开往洛杉矶的路上我总会在车里放嘻哈组曲，这次我却什么都没有放。熟悉的景象在身边闪过：高速公路两边干涸的棕色田地；家庭农场里成排的扁桃树和柑橘树；还有在大片的绿地上吃着草的奶牛。随着这些景象一起被抛诸脑后的，仿佛还有我在湾区度过的所有时光。那段一开始徐徐缓缓，而后一路疾驰的岁月，一如现在5号公路上行驶的这一段路。

　　把车停在父母家门口的那一刻，我才意识到自己已经有15年的时间没有在7月份回到洛杉矶了。我几乎都快忘了这里夏日的高温有多厉害。我没指望一次性把整辆车的东西都卸载下来，现在的我只有力气拿上那只存放足够应付接下来几周生活的衣服的行李箱。父母家的外观和我高中住在这里的时候完全不一样了。车库里的篮球架已经不在了，前院新种了一片多肉植物和薰衣草，闪亮的铜制风铃在屋顶上随风摇摆。我提醒自己，这次不再只是来拜访的。这个儿时的家将是我未来两个月的家，之后我就会搬到洛杉矶的城中心，开始作为主治医生的第一份工作了。

　　刚把包放进卧室，我就注意到手机上有一条新的语音信息。

也许是刚刚在高速公路上的信号太弱了，我根本没有听到铃响。信息是戴夫发来的，我给他留过我的电话号码，叮嘱他和我保持联系，并告诉我他的近况。过去我给很多病人都留过电话，可没有几个人会打来。我犹豫了一下，想象着会让戴夫打电话给我的各种场景。我强迫自己不去设想最坏的情景。毕竟要是他已经被插管了，是根本没法给我留言的。我按下播放键，他的声音传来，就好像他在诊室里站在我面前一样，停顿、喘气、把手放在自己的膝盖上，跟我说着接下来的话：

"医生，是我，戴夫。我今天来看诊了，碰上了新医生。我想是来顶替你的吧。（喘气）她好像没什么经验，我猜的，可能还在学习。（咳嗽）我只是想对你说，我永远不会忘记你的。祝你事业一切顺利，也感谢你为我所做的一切。（咳嗽）你不用回电，我只是……你知道……想要告诉你这些。"

我保存了他的语音信息，把手机按向自己的心脏。从我童年的卧室往窗外看，我看到了母亲在小花园里种的番石榴树、西红柿，还有一丛丛的小野花。我听着楼下厨房里传来压力锅嘶嘶的声音，深深地吸了一口大蒜、生姜，还有洋葱的香味。那是母亲在煮我最爱的豆子汤。我仿佛回到了高中时期，正要离开家去上大学，一切好像都没有改变，可是一切又都已然不同。我也不知道若没有遇见戴夫，我会不会在这里。我将手机压得更紧了，希望可以向戴夫致以我的谢意，为他真真切切为我所做的一切。

第三部分

海贝中的永恒

第八章　开端

当上主治医生后，第一份工作所在的医院对我来说既新奇又熟悉。医院位于洛杉矶一个繁忙的交通路口，是一栋明亮的灰色建筑。它和我们家 1986 年刚搬到加州时母亲加入的那个团队同属于一个更大的医疗系统。尽管母亲从未在这家医院工作过，但是这个系统里的其他医院都有着相似的建筑和内设。医院的院训、徽标、药房和放射科的指示字体这么多年来一直都没有变化。我不断提醒自己，三十多年前，我的母亲也曾初次走进一间相似的医院，很快那就成了她的职业归宿。我这么想着，以此来让自己平静下来，不要紧张。

麦格是人力资源部一位十分和蔼的女士，她陪着我经历了申请和面试这份工作的所有流程。在我仔细考量并最终决定接受这份工作后，她突然说："这可能只是我的猜测：很久之前我招聘过的另一位医生也姓普里，她是一位麻醉医师，你们之间有什么关系吗？"

"有的！她是我的妈妈。"我很骄傲地说，掩饰不住扬起的嘴角。

"我记得可清楚了。"她叫起来，"那时候要找到一个训练有素的麻醉科医生真的太难了。我还记得那时候我们想着一定不能放走她。"

麻醉医生有一阵曾十分紧缺，但需求量又很高，就像姑息科医生现在的状况。"她还留着那一头漂亮的长发吗？"麦格问我。我嫉妒她对我的母亲仍保有记忆。母亲在我小时候就留着长及下巴的头发了，我只在家庭相簿里见过她长发的样子，而那些日子我都记不太清。"她剪短发已经有很长一段时间了。"我说。"好吧，她肯定还是和以前一样漂亮。"麦格说，然后才开始同我介绍起报到的详细情况。

我在医院的大厅闲逛，观察着实验室、放射科、基础护理诊室还有餐厅的标记，到处都感受到母亲的存在。我在自助餐厅前停下了脚步，发现了一个卖早饭的窗口今天供应的是西红柿炒鸡蛋。不过没有祖母牌布朗尼，也没有冰激凌机。我想象着同我和弟弟小时候去的母亲的值班室相比，现在的夜班值班室应该有更多舒适的床、先进的电视机还有电脑了吧，毕竟现在所有的纸质病历都已经电子化了。

在见新的团队之前，我先到洗手间逗留了几分钟，希望有片刻的宁静来审视镜中的自己。

我刚洗过的深色头发微微卷起落在肩膀之上。如果我的白大褂稍稍敞开一些，你会发现里面的橘色衬衫上有花朵图案。褂子很素净，不像我在医学院、住院实习或是专科培训时穿的白大褂那样，还没来得及沾上咖啡渍或是钢笔印。那些白大褂已经被我存进了衣柜的角落，每一件上都挂着相应时期的身份识别证。而我今天戴的这个，第一次没有写上"受训中"的字样。

"祝贺你！"一小时前，在来医院的路上，母亲打电话向我道贺，"今天是个大日子，是你职业生涯的开端。"

....

上午 9:00

我在只有三个工位的地下办公室里见到了新的团队。坎蒂已经做了好几年的姑息治疗护士，和社工布里特妮一直紧密合作。上午我通常会和她们一起在医院里见病人，就像在培训的时候一样。不过下午我会开车去拜访那些接受临终关怀或是以家庭为基础的姑息治疗的病人。

坎蒂和布里特妮亲切地欢迎我的到来，还向我展示了办公室小冰箱上层的零食，以及转角处的卫生间。坎蒂告诉我，有五个新病人要见。"现在不用呼机了。这里的医生都会在网上要求我们会诊。"她说道，"但你还是可以随时打电话给他们问清需要帮助的原因。"

鉴于我只有上午才在医院，坎蒂建议我们分头行动。她去看几个病人的同时，我去看看另几个，之后再会合。她和布里特妮留下了手机号码，方便我们在早上的时间里随时保持联系。她们让我在之后的三个小时里专心看那些新转来的病人。同时让我放心，她们会照看名单上的其他病人。

我很快就会发现，没有任何一天称得上是常规。但是通常来说我的一天是以下这个样子的。

....

上午 9:30

麦蒂是我接手的第一个病人。这周的院派医生李医生在电话里告诉我，她今年 68 岁，得了转移性的胰腺癌。在我们电话的前两分钟里，我就听到她的呼机响了好几次。麦蒂昨晚因为持续且反复的寒热被送入院，很可能是因为肠道细菌转移到了血管里。"我们说话间，她的病情就在不断恶化，血压已经非常危险了。我们是可以把她送进 ICU，可是鉴于她有转移性胰腺癌，我觉得这不是个好办法。不过，我们还没有同她的女儿们坐下来好好聊过这些。一切都发生得太快了，可我对这个病人却知之甚少。你能尽快赶来吗？她的女儿们都在。"

我站在麦蒂的门前观察，眼见房间里的混乱徐徐展开：先是病人的血压降低，然后她的呼吸变得越来越浅，最后神志也慢慢不清醒了。麦蒂很瘦，整个人泛黄，她棕色的眼睛虽然睁着，却空洞无神。她腹部插着两根管子，一根用来排除腹腔绿色的胆汁，另一根则用来收集褐红色的尿液。呼吸科的医生和护士都围在她的床前。一个顶着金色乱发、有一双蓝色眼睛的年轻男人手下夹着中心静脉留置包从我面前急匆匆地跑过。用来测量她血压的手环每几分钟都会自动更新，现在它兀自嗡鸣着，而所有的人都在等待红色的数字显现。

89/54。一串红色的数字在闪烁，警报也响了起来。监视器上显示出了她的血氧饱和度：88%。

那个蓝眼睛看了看眼下的情况说："李医生打电话跟我说要安置中心管。"

我回应道："她还让我来看看这位病人。我是来自姑息治疗的普里医生。"我太过专注于盯着那些闪烁的红数字，差点忘了向蓝眼睛介绍自己。

"很高兴见到你，我是贾斯汀，外科组的助理医生。能否请你去和家属谈一下，我会在护士站那里。"他给我的表情我再熟悉不过了——眉毛高抬，嘴唇抿紧，这些都显示出他情愿不要给麦蒂安置中心管。

我转向麦蒂的两个女儿莫莉和比特丽丝介绍自己。她们俩都已满脸泪痕，眼睛也哭红了，相拥着靠在门边。在此刻的特殊情况下，我只有几分钟时间来解释自己的职责。于是，我将她们从越来越喧闹的房间引到了走廊上，找了个位置让自己可以透过莫莉的肩膀观察到监视器上麦蒂的生命体征。

荧光灯打在刚刚拖过的地板上，闪亮亮的。我开口说："我很抱歉你们母亲的状况在朝着不好的方向发展。鉴于她本人已经病得很严重了，我来这儿是为了帮助你们为她的治疗做出决定的。"

"好的。"莫莉说，"医生打电话给我，说她得去 ICU，可又没说清楚到底发生了什么，所以我立刻开车赶了过来。为什么我妈妈不能和我说话？"

"她出现了血液感染，"我一边说话一边紧盯着来来往往进出麦蒂房间的人员，"导致她现在的血压非常低，也正因此她现在很难同你们说话。"

"那去 ICU 能治好她吗？"比特丽丝问道。

"我们在试着不用抗生素来治疗感染。可是你母亲的身体已经受到了一定程度的损害，她可能会需要呼吸管和药物来维持血压。这些治疗有时候对病人有效，可是你母亲的癌症已经到了晚期。即便在 ICU 我们提供给她所有可能的治疗，她的身体可能还是很难抵御感染。"

"不。"莫莉摇着头，泪水一下子涌了出来，她打断我说："不，她说过她再也不想那样了。"

"你在说什么啊，莫莉？我们是在说她就要在这儿死去了？我们不会放弃她的！"比特丽丝争论道。

"你还记得上次进 ICU 的时候发生了什么吗？你难道不记得她说过，如果她醒来发现自己喉咙上插着管子的话就杀了我们吗？她说过她再也不想要这样的。"莫莉恳切地说。

83/47。红色的数字在闪烁。86%。监视器嗡嗡地响。一位呼吸科医师给麦蒂戴上了氧气罩。

莫莉转向我问道："如果不插管的话会怎么样？"

"如果不插管的话，我们可以通过氧气罩为她输送氧气，还有一些药物可以让她不至于喘不过气。不过依照她现在的状况，采用这样的措施，并且只专注于她的舒适度的话，意味着她会在几个小时内就会离开我们。"我缓缓开口，小心地说出每一个字，好像字与字的间隔能够缓和它们所带来的冲击。我也不知道麦蒂有没有写下不想被插管的愿望，这样至少决定权不会落到她的女儿们身上。我当然希望自己能帮上忙，可是又不知道是否应该告诉李医生，鉴于麦蒂的情况已经如此脆弱了，这样的对话为时已晚。

我说话间莫莉已经哭了起来："姐姐，这是她的愿望。我知道你不想听到这些，可是你没有和我们住一起，你没有像我一样看见过她的痛苦。"

我问她们麦蒂有没有写下不要插管的意愿，回答是她没有。

"没错，可是她有九条命啊！她以前也生过病，而且都好过来了。她在说到那些管子的时候，肯定不知道自己在说什么。是药，还有他们给她的这些东西让她这么说的！"比特丽丝很坚持。

"我们来问医生好了。"莫莉擦了擦眼泪说道，"如果她被送去 ICU 的话会怎么样？"

"是这样的，我们会给她连上呼吸机，继续处理她的感染和低血压。我们会注意恢复的迹象，比如能否不再需要呼吸机或者是不用依靠药物来维持血压等。不过患有晚期癌症和严重感染的病人，通常有很高的风险会因为身体的虚弱和衰竭而死去。"我说。多么希望有人能在这场危机之前就同她们进行这样的交流。

"那，然后呢？不让她去 ICU，不尽力救她的话，你是想让她死在这儿吗？"比特丽丝问道。

还没来得及回答她，我就看到呼吸科医生和两个护士把麦蒂推出了病房。还有个护士推着输液架，同时密切注视着麦蒂病床上的灰色移动监控仪——上面绿色线条显示着她的心率，一路目送着她离开。贾斯汀把中心静脉留置包夹在腋下，跟在这群人身后。他停下来告诉我李医生已经决定送麦蒂去 ICU，希望她能在那里稳定下来。

比特丽丝跟上了她的母亲，莫莉却转向我说："我甚至兑现不了对她的承诺。"说着，便在走廊里哭了起来。

·················

上午 10:20

ICU 的主治医生方医生向我介绍说，马尔科得了晚期肺纤维化。这里的 ICU 同我在培训期间见过的所有 ICU 没什么两样：同样大的房间、相同的移门、同款的监控仪还有一样的机器以一样的节律和顺序发出一样的声音。

哔——哔——哔——哔——哔——！呼吸机的声音尖锐。

叮——叮——叮——叮——！血压监控仪的声音悦耳。

"我可以告诉你他的故事。"方医生补充说，"但你也可以明天自己去见他。他的家人今天不在。"

方医生开始跟我讲他的病历，我写下马尔科的名字和病历号，开始记笔记。

晚期肺纤维化，上了 14 天呼吸机，没有好转，几乎没有清醒和镇定的时候，CT 扫描结果显示头部有严重中风迹象，很难再醒来，但是家人要求进行气管造口术和连饲管。

"有一个问题——你和家属聊下来感觉如何？"我问道。他眯着眼看了看我，仿佛这个问题让他很意外。"唔，基本上就是我告诉你的这些。他可能挺不过这次的中风，加上还有严重的肺病，而且我觉得做气管造口术和接饲管都不会有什么用。但他们坚持两样都要做。""他们有没有解释为什么这么坚持？"我一边问，一边继续做着笔记。

他略有些懊恼地叹了一口气。"这难道不是你的工作吗？"他说道，"大多数时候，你们这些人会来处理这样的对话。"

显然我让他不开心了，而我绝不想惹恼新同事。"当然，很乐意帮忙。我会打电话给他们，安排明天的会面。"我强迫自己笑了一下。

"谢谢。"他心不在焉地说完，转身看向自己的电脑。ICU里挤满了人，每张床上都躺着一位命运未知的病人。离开的时候，我注意到麦蒂躺在其中的一张床上，闭着眼睛，胸膛随着呼吸机的节奏上下起伏着。

....

上午 11:00

透过房间的入口，我能看到躺在病床上的女人骨瘦如柴。她从颧骨到手肘，甚至膝盖都有尖锐的棱角。她有一头短短的卷发，头皮上却有几处空空如也。我后来才知道，那是她自己拽下来的。她的护工是个丰满的亚洲女人，穿着一身粉色的护理服，此刻正读着一本杂志等着我的到来。

我走进这个双人间，窗帘那边另一位病人正弹奏着鲍勃·马利的曲子。"你好。"我轻轻地对护工说，她吓了一跳，杂志都掉到了地上。"噢，医生，抱歉！"她捡起杂志后，过来和我握手，"我是安娜，琼斯小姐的护工。您是临终关怀小组的吗？"

"我是普里医生，来自姑息治疗小组。很高兴见到你，安娜。"我回握了她的手，看向琼斯小姐。她的眼神和很多痴呆患者一样缥缈不定。原本淡棕色的眼睛现在好像围绕了一圈蓝色。我不知道当她朝四周看的时候看到了什么。她发出的声音让我想起婴孩：叭叭叭叭叭叭叭，像低语一样。叭叭叭叭叭叭叭叭。

"我觉得她在试着跟你打招呼。"安妮兴奋地说，"是不是啊，琼斯小姐？"

我坐到床边握住她的手，轻易就能感觉到她纤细的骨架和韧带。"我知道琼斯小姐是因为吃东西的时候总是反胃才入院的。你们现在想要给她插一根饲管，是吗？"我问道。

　　"没错。"安娜说，"她吃不了很多。喂她的时候，能咽一两口，然后她就一直把食物放在嘴里。昨天她刚吞下一点东西就开始咳嗽，还很难呼吸，所以我就带她到这儿来了。"

　　我听了听琼斯小姐的肺，里面传来爆裂的声响。要么是她快要得肺炎了，要么就是食物从气管落入肺里导致肺纤维发炎了。她的呼吸很顺畅，在我检查的时候也没有出汗或是表现出痛苦。

　　"两个月里她掉了快 7 千克。"这是我在她的病历里看到的。

　　"是的。"安娜说，"有个医生提过，也许是时候装上饲管了，可是……我也不知道这样对她好不好。"

　　这就是我要求来见琼斯小姐的原因。对于不愿意进食的痴呆患者或是没有食欲的癌症病人来说，饲管或许是个不错的选择，可人们往往忽略其会带来的危害。

　　"我理解像琼斯小姐这样患有晚期痴呆病的患者，食欲不振是身体在发出信号，表示它不能再像以前那样处理食物了。"我继续补充说给这样的病人装上饲管并不能防止他们误吸，还可能导致感染。年纪大一点儿的患者还有可能拉扯饲管，将其移位，造成出血和疼痛。

　　"可是，她这样难道不会挨饿吗？"安娜的声音里有些颤抖。

　　我伸手去掏纸巾。"医生，我不能饿着她呀，那样我心里会过不去的。"

　　我示意安娜坐下。"我同很多人谈起饲管的时候，他们的反应都和你一样。"我让她安心，"这代表你对琼斯小姐有很深的关心和情谊，你特别想为她做正确的决定。"

　　安娜点点头，脸因为难过而皱成一团。"可是一旦病人拒绝自己进食或是开始把食物藏起来，这就表明他们的身体正因为痴呆病而变得越来越糟。人的心脏和肾脏都有可能衰竭，而痴呆病其实就像一种神志的衰竭。研究表明，给晚期痴呆的病人接上饲管对他们的病情或是身体好转其实没有什么作用。"

安娜的悲伤情绪让我想起自己遇到过的很多护工，他们都把照看的病人当作家人。有的时候，护工是病人唯一的陪伴，因此他们对病人的感情十分深厚。显然这样的情感是相互的：五年前琼斯小姐填写过生前预嘱，那时候就将安娜列为她的代理决策者。她认为安娜足够了解自己，可以在自己无法说话的时候替她发声。

"我来问你个问题，安娜。"我开口，"如果琼斯小姐可以开口，你认为她觉得这个决定如何？你可比任何人都要了解她。"

安娜在手里揉着纸巾。"我知道她不会想要的。"她平和地说，"她有过预嘱说不想要任何插管。可是我不能……我不能做那个说'好的，那就不要管子'的人啊。"她又开始哭了起来，"我知道我只是她的护工，可她对我来说就像母亲一样。"

我想她需要一点空间，哭泣和悲伤的空间。于是我坐在她身边，任由她流泪，想象着她亲眼看着琼斯小姐病情的恶化该有多痛苦，也能体会随着琼斯小姐一天天变得骨瘦如柴、沉默无言，她又需要多大的力量才能继续照顾她。

她的流泪慢慢转为抽泣，我问她是想就此打住还是继续。"我都可以。我们不需要此时此刻就做出正确的决定。我们继续聊吧。"她说。

"让我印象最深的是，琼斯小姐真的自己做了这个决定，这就像是一份礼物，而且如此强大。"我提醒她，"她在预嘱中为你写下了这一条。我不是说预嘱本身让现在的状况变得好一些了或是更容易了。但是安娜，你不会饿着她的，你只是在尊重她的意愿。"

我知道对于家庭成员或是护工来说，遵循预嘱并不能比自己做决定减少几分愧疚感或是减轻他们的悲伤。安娜看向琼斯小姐，揉了揉她纤细的手臂。一张薄薄的纸片无法抚平失去亲人带来的钝痛感。

"这太难了，可我不能那么自私。"她说，"我很清楚她会怎么说。"

不是每一场讨论饲管的对话都会进行得这么顺利，就像我在专科培训第一天遇到的病人正树的家属那样，许多人被讶异和愤怒的情感交替主导。和安娜一样，那位挚爱父亲的儿子不知道父亲是否会因为缺乏营养而活活饿死，而深爱丈夫的妻子不知道放弃饲管是否会加速爱人的死亡。几乎所有人都不明白，食物怎么可能会带来伤害呢？

安娜想知道如何辨认琼斯小姐是饿了还是渴了，她想知道再过多久琼斯小姐会到这个地步，她也问起了临终关怀。她问了所有恰当的问题，只是没有提及自己的情感。

"我要成为她的声音。"

....

上午 11:45

我想回到地下办公室，刚走进电梯，就有一位年轻女士冲我微笑。她很高，一头黑亮的头发落到肩膀，穿着时髦的蓝色上装和棕色的针织裤子，脚上是双小高跟。白大褂一侧的口袋里塞满了打印出来的病历和处方笺，听诊器被卷起来放在另一个口袋里。

我注意到她在瞧我的名牌。当我在电梯里站在同事边上时常干这事，以此来猜测他们的专业。"哦！你就是我们新来的姑息治疗的医生！我是达莉亚·李！我们电话讨论过那个被送去 ICU 的女病人。"

"达莉亚，很高兴见到你！我很抱歉没能帮上那个病人什么忙。那是个……很棘手的情况。"

"别太担心，我很高兴你来了，我们会继续同她的两个女儿聊的。"她说道。电梯叮的一声响了，一层到了。"你全天都在医院里吗？"她边跨出门边问我。

"不是，只有早上才在。下午我会做些家庭访问。"

"事实上，我还有另外一个病人想咨询你。"她说，"我知道你很赶时间，这让我觉得很糟糕。这个病人得了转移性肾细胞癌，我们要做的是控制疼痛。我把他的姓名和病历号给你，也许你能在离开前去看看他？"

电梯叮的一声又响了，逼着我在踏出门并接下病人和回办公室之间做出抉择。我想起了阮医生在提及第一份工作时给我的忠告：一开始，你最好通过努力工作来了解同事们。

"当然，我很乐意。"我踏出了电梯，用手扶住电梯门让一个护士和一位拄拐杖的女士进入我们刚刚腾出来的空间。

················

下午 1:30

我没有时间做笔记了，我得在今晚做完家庭访问后再回来。给达莉亚打完电话后，我给她发去一条很长的短信写下了对这个病人的建议。

我一边整理包和家庭访问用的笔记本，一边迅速地在电话簿里翻出病人卡尔森女士的电话。我打电话给她女儿说，我可能会迟到。"没问题。"她说，"她哪儿也不会去的！"

....

下午 1:45 车上

我从没一个人做过家庭访问。在斯坦福的时候，我也曾访问过接受临终关怀或是家庭式姑息治疗的病人，但基本都有另一位医生或是护士陪伴。我总是很喜欢这个想法——家庭访问对病人来说更轻松，而且可以为我了解病人的生活以及家庭对他们的健康有多大影响提供无限多的信息。比如，药品有没有被安全存放？乱糟糟的电线和地毯边角会不会对老年病人的安全造成隐患？家属和护工给病人翻身是否足够轻柔？处理伤口的方式又是否正确？

这些访问不仅能帮我近距离观察病人所处的环境，还能帮我更加细致地给病人做检查。我不能只简单地送他们去放射科快速拍个片来检查肺部积液，或是找个同事来帮忙看看褥疮周围泛红的皮肤到底只是简单的蜂窝组织炎还是更加严重的感染。在病人的家里，我能够要求家属关掉电视机或收音机，好让自己安静地聆听病人的心跳和肺部呼吸的节奏。从医学院毕业后，我头一次打开了临床检查的教科书来复习检查腹腔积液的所有操作，因为我不能就直直走向ICU借来超声波探头以确保自己的诊断正确。给轻松躺在自家客厅的病人测量血压，对我来说是很新鲜的经验，我总会不自觉地从病人袖口一直瞄到墙上的毕业照，还有散落在桌上的《人物》《乌木》或是《时尚健康（男士版）》。

在我们医院的体系中，依据邮政编码涵盖的区域共分有四个小组，分别照顾全洛杉矶不同地方接受临终关怀和家庭式姑息治疗的病人。我被分配到了南方小组，团队里还有几个护士、一名社工和一位牧师。我们会到洛杉矶南部特定的邮政地区做家庭访问，通常都是分开工作。等到每周三早上的组会时，我们再一起讨论各自的病人以及治疗方案，此时小组的任何成员都可以提出意见。我会报告说，路易斯先生的疼痛和恶心感都已经得到了有效控制，只是他不停地跟我说应该停止服用止痛药任由自己受苦，因为癌症是对他罪孽的惩罚。我们的牧师对此感到很担心，就会把路易斯先生添加到他的访问名单中去。社工也许会报告说威廉姆斯先生的焦虑症加重了，我开的药似乎不起作用。那么我就会把威廉姆斯先生添进我的每周日程中。团队工作在这里十分重要。

我把卡尔森女士的地址输入手机后，发动了车子。我这才意识到没把午餐捎上，车上只有在杯架里的半瓶水。"这些足够应付现在了。"我对自己说。

．．．．．．．．．．．．．．．．．

下午 2:00

我沿着威尼斯大道一路开往距离卡尔森女士家最近的主街附近。住宅区和大道的沿路都是广场、人行道、标志，还有各种商铺。威尼斯大道上的一块黑红色广告牌上是我高中时代一直在听的一位人气嘻哈 DJ，他现在已经从一家无线电台跳去了另一家。

我至少穿过了三个广场，沿路瞥到了一些商业广告牌：墨西哥快餐、投币洗衣店、支票兑现店，还有一家现在已经可以用信用卡付款，并提供修手指甲和脚指甲套餐服务的指甲店。每个广场似乎都有一家卖甜甜圈的商店。

住宅街和从威尼斯大道通往拉布雷亚的支路上排列着绿棕相间的草坪，旁边还有因为正在施工堆起的土块和金属。老旧的房子和公寓会掉下白漆，有些房子的门廊已经摇摇欲坠，或是被封住了前门。这些房子中间有一些新装修成海军蓝或是森绿色的房子，小小的前院里种满了多肉植物和墨西哥鼠尾草。

卡尔森女士的家在一条僻静的小道上，那是一栋有着白色大门的白房子。我把车停到街对面，从镜子里看了看自己，确认一下白大褂的领子有没有翻进去，又把听诊器、血压测量袖、氧气检测仪以及急救药箱装在一个棕色公务包里。我通常会在一本橘色的 Moleskine 笔记本上记下访问时的笔记，方便之后输入电子档案。现在我需要复习一下自己从卡尔森女士的电子档案里摘抄的笔记。

六十岁，最近刚被诊断为转移性癌症，很有可能是肉瘤。有肠梗阻，但家人拒绝人工营养，一再坚持他们能够喂养和照顾好她。由她的几个孩子和丈夫共同承担决策，暂时要求全力抢救，这是第一次上门进行姑息治疗。

穿过街的时候，我才意识到除了卡尔森女士的家人，没有人知道我在哪里。这一区的很多病人都分配给了我，我还有一整张单子的病人需要尽早拜访。除此以外，我还需要对和我预约的病人负责。我一开始以为，享有独立日程的自由度和灵活度是很棒的事。可我现在才发现，我不仅是独立的，还是孤独的。

我告诉自己没事的，卡尔森女士的女儿在电话里听起来极为正常。我还想起来同事给过我几条安全贴士：让自己处于病人和门之间、弄清楚房间的出口、检查电话的信号、在附近停车。我打开铁门，敲了敲大门。

一个戴着头带穿运动服的年轻姑娘来应门了。在我自我介绍后，她防备的表情略微松懈。"你好，我是来自姑息治疗的普里医生。我们之前通过电话？"我指了指医院徽章，这也是规矩之一。

"没错，没错！我是吉娜，阿兰娜的女儿。"她说着，打开纱门跟我握手。

她引我走进客厅。客厅里有两张沙发和几把简易的椅子，还有几盆巨大的盆栽。微弱的阳光从半开的百叶窗透进屋里，一架用白色扇形桌布遮住的钢琴上放着几张黑白的家庭照片。我闻到了一股强烈的柑橘味。"我在给妈妈做果汁，她就在右手第一间房，我很快就来。"

卡尔森女士躺在病床上，她的房间小得几乎挤不下两张额外的椅子。一张椅子上放着一个红色的塑料大脸盆，里面装满了纱布、杀菌纸还有好几罐椰子油和杏仁油。

"你好啊，甜心，你是我的新医生吗？"卡尔森女士转头看向我，问道。她今天戴着一顶彩色针织帽和一副推到鼻子上面的紫色框架大眼镜，"你真年轻！"

"我肯定没有你想的那么年轻。"我说，一边去握她的手，一边眨了眨眼睛，"我是普里医生。很高兴见到你，卡尔森女士。"

"谢谢你来我家。告诉我，亲爱的，我能帮上什么忙吗？"

我笑了起来："你抢了我的台词！"

"哦，天哪！没错。抱歉，我做了太多年的老师，总是在问能帮上别人什么忙。"

闲聊间,我开始检查卡尔森女士:她在床上的坐姿如何,疼痛的时候脸上会不会有苦相,她的手有没有异常的冷或热。看得出她很干净,打扮得体,同我交谈时也不会气喘。可能是因为椰子油和杏仁油的关系,她的皮肤很光滑。她的床边露出一个塑料容器,用导管连接到她的腹部,她肠子中一部分因为被癌症堵死的深色物质会由此被排到容器里。这根管子能够保证这些无法绕过堵塞的物质被排空,进而使她免于恶心和呕吐的困扰。

"告诉我,年轻的小姐,你结婚了吗?"卡尔森女士拉过我的左手想看看有没有戒指。

"我想你可以说我嫁给了医生这份职业。"我微笑着答道。几乎每个病人或是出于好意的临终关怀护士都会问我,而我已经找到了自己的方式来巧妙避开这些个人问题。

"你为什么还不结婚呢?你就像我的吉娜一样,我一直告诉她——"

"告诉我什么呀,妈妈?"吉娜拿着一杯果汁和一根吸管进来。我的胃咕哝了一声,迅速调整了一下自己的坐姿想要掩饰这个声音。

"你也没结婚,她也没结婚!"卡尔森女士接过果汁大声说道。

"快别说这个了吧,再说她就不来了!"吉娜转向我用唇语偷偷地说,"抱歉!"

吉娜帮她妈妈从床上坐了起来。"妈妈很喜欢果汁和水果。"吉娜一边说着,一边把吸管引到她母亲的嘴唇。卡尔森女士吸起了果汁,我问道:"我在她病历里看到,她并不想要人工营养。""没错。"吉娜回答:"我会做果汁或是奶昔,妈妈每顿就吃这个。"

卡尔森女士想让我尝一口她的绿色果汁——闻起来像是柑橘、苹果和欧芹混合在一起的味道,我口水都快流出来了。虽然内心挣扎,但我还是好意拒绝了。"你喝完奶昔会觉得恶心吗?"我问她。

"完全不会。"卡尔森女士回答。"每个医生都会这么问。"吉娜说,"可神奇的是,比起她在医院吃的那些人工营养,她感觉现在好多了。她甚至开始排便了,他们以前说这是不可能的。"

对于一个肠梗阻的患者来说,这的确不常见。我很惊讶,卡尔森女士仅仅靠喝果汁和按摩就能保持得很不错。尽管得了侵袭性的癌症,她却没有承受太大痛苦,也无须服药。唯一需要担心的,只是疲劳和很难自己下床活动。我建议她请一位理疗师来帮助她自主活动,这也是她的主要目标。她很喜欢这个建议。

检查过后,吉娜和我到客厅去,她想知道姑息治疗究竟是什么,以及我多久会上一次门。

"这都是好问题。"我告诉她,"之前你母亲住院的时候,给她看病的医生认为应该让一个小组到家里来看她,确保她免于疼痛或是其他不适,也让你和你的家人能够在照顾她的同时得到完全的支持。所以我就来了。我们有一整个团队都会来看她,最常会上门的是护士,还有社工。不过我也会常来,因为她需要很多医学上的帮助。"

"这不算是临终关怀吧?"她的头歪向右侧,问道,"因为我听说接受临终关怀的病人都是快要死的人,我妈妈可不是。我明白她的情况不算很好,可我也不想要临终关怀。"

事实上，我也不知道为什么卡尔森女士接受的不是临终关怀，而是家庭式的姑息治疗，但我没有同她的女儿说出这个疑虑。她的癌症已经侵入了肺部、骨头，还有肝脏，很有可能会在几个月内就夺走她的生命，尤其是她的身体已经很虚弱了，根本无法接受化疗。可现在我知道为什么了。

"这不是临终关怀。"我试着解释，"不过我们的团队和临终关怀小组做的有些事会有一些重合。我们会上门来给你母亲做检查，也会关照整个家庭。"

"我为了照顾妈妈辞了职。"吉娜很平静地说，"我骗爸爸说自己在休假，因为如果他知道的话会很生气的。我弟弟暂时没有工作，但他也只能之后再找了。我们基本都在靠爸爸的退休金和妈妈的抚恤费度日。可我们不需要临终关怀，我们能自己照顾好妈妈的。"

我本能地觉得没有必要立刻纠正吉娜对临终关怀的误解，现在要做的是聆听并学着和她沟通。我告诉她，卡尔森女士现在的状态不错，我们可以一起努力尽量维持现状。对于她现在接受的治疗和护理我没有做出任何改变，只是安排了一位理疗师来会诊，希望可以改善她的活动能力。

"你母亲在你的陪伴下做得很好。"我点点头说，"不是所有人都有动力和能力照顾好自己的双亲。"我在脑子里提醒自己，这家人的经济状况不宽裕，需要团队的社工介入。也许她能够帮助吉娜和她弟弟争取到一点儿护理的费用。

吉娜握紧双手抵在下巴上，身子微微前倾："这真的不容易。"她看向天花板，试着忍住眼泪。

"这一定很不容易。"我轻柔地说，"作为一个女儿的同时又要担当她的护理，这尤其不容易。"我停顿了一下，问她身边有没有别人，不一定非要是家人，可以在她想要散个步、喝杯咖啡或是去看电影休息一下的时候帮忙照顾卡尔森女士。

"没有。"她说道，"到现在为止，只有我们自己。"我提醒她照顾好自己很重要。她笑了，承认这一直都挺难的。我在心里想，我们之间的共同点其实很多。

回到车上，我才意识到我什么笔记都没记，于是打开了Moleskine 试着写下她的生理迹象、检查的细节，还有我所了解到的卡尔森女士：

病人感觉舒适，家属非常支持，所有的孩子都可以照顾母亲；不太接受其他治疗；对临终关怀有排斥；有筋疲力尽的危险；需要社工，也许能争取有偿护理？现有方案暂时稳定，会安排家庭式理疗。

我把笔记本放回副驾，在手机里输入下一个病人的住址。我得在十五分钟内赶到那儿。

....

下午 3:30

我尽力忽略因为饥饿而带来的胃绞痛，但并不太成功。我只好转进看见的第一个快餐店——戴尔墨西哥玉米饼卷。匆匆看了一眼菜单后，我点了一份玉米饼。因为很有可能会溅得到处都是，我决定在店内吃完，而不是带回车上吃。我坐到一个塑料小亭下，只用了五分钟就把我的面饼囫囵吞下，一边还心不在焉地看着手机上的名人逸事。

....

下午 4:00

伯纳德先生的住所是一间两居室的宽敞公寓，房间里阳光充沛。墙上贴满了厨房和美食的照片，书架上摆满了烹饪的书籍。他告诉我，在他的心脏衰竭恶化之前，自己曾是一家豪华酒店的大厨。疾病夺走了他的呼吸、精力，还有食欲。他时常感到恶心、晕眩、毫无希望。他以近乎 90 度的姿势坐在病床上，穿着一件蓝色 T 恤和妻子做护士时的工作短裤。"医生，谢谢你过来。"他说，"我母亲去世前，就接受了临终关怀。那时我就知道，等轮到我的时候我也要这样。"他的妻子把头转向了一边。

伯纳德先生说，他没想到恶心反应这么严重。因为心脏和肾的衰竭，体内的积液被排出。他拍了拍肿得圆滚滚的肚子，开玩笑说："我不知道，也许我们该做个妊娠测试。"

我给他的腹部做了全面的检查后，表情严肃地说："我猜是个男孩。"

他大笑起来："你确定不是个女孩？"

"嗯，那些老妇人的经验之谈都会说，如果肚子的形状是圆的而不是椭圆，那么就很有可能是个男孩。"我继续打趣，强忍住不笑出来。

"如果真是个男孩，那么到生产前我得多吃点东西。"他说。

我们聊了聊他的恶心和食欲不振。他说只有睡眠才能免于这两者的困扰，可他并不想成天待在病床上睡觉。他和妻子想去参加同事餐厅的开张大典，想去盖蒂中心，坐在草坪上享受下午的时光。他压低声音告诉我，不只他的双脚已经肿成原来的两倍大，最让他难堪的身体变化是肿大的阴囊。我检查了一下，那些我按压过的指痕几分钟后还留在他的身上，阴囊已经肿得像个小西柚了。在我轻轻地检查他身上是否有任何疼痛或是皮肤腐烂时，他脸上会轻微抽搐。"这有点儿超现实。"给他盖上被子的时候，他说，"我都认不出自己的身体了，这具我已经用了六十年的身体。"

他的呼吸很重，嘴唇也紧抿着。我能感觉到他努力不让自己哭出来，我告诉他没关系。泪水顺着他的脸流到了脖子，在枕头上和衬衫的衣领上留下了一点儿湿润的暗色痕迹。"我是那种嬉皮士，会做瑜伽，还是素食主义者。那阵子我理解了我们每个人都会面临死亡，你不能在对死亡的恐惧中度过一生。"他抽了抽鼻子，"可是，当死亡真的离你只有毫厘的时候……"他掩住脸，呜咽起来。

他的身体因为难受而哆嗦起来。我低下了头，很钦佩他如此直白地就表现出悲伤。"能够理智地明白人终有一死是一回事，可是理智无法带走我们的情感。"我温柔地说。我们在一起坐了一会，他的泪水浸湿了纸巾，我又给了他几张新的。卧室因为午后的阳光变得亮堂起来。

"有时候，我希望能吃片药就睡过去。因为等待，像这样坐在这儿……这真要命。"他说。

"我只能想象你的感受。"我想起很多病人都曾告诉过我，等待死神的来临就好像是在耐心等待一个要来执行任务的刺客，那未知的死期要比必死的结局本身更加磨人。

我们聊了聊可以减轻恶心感、增加食欲的药物，还讨论了如何缓解腿部和阴囊的肿胀。我们讲到他的情绪和愿景，他没有自杀意愿，也不觉得自己抑郁。他想知道，有没有人想过用一种简单便捷的方法来摆脱这样的生活。我们把重点放在如何让他能到盖蒂中心和品尝开业大典的食物上。他对自己的腿型感到尴尬，可他说会克服情绪去买大码的裤子。他还说希望下辈子能出生在印度："这听上去肯定很蠢，很像美国白人的想法，可我爱印度菜！"

"那我们就有两个印度人了。"我说，"这一点儿也不蠢。"

我告诉他，我会在一周左右后再来看他，不过他的护士明天就会上门，确保我们的方案可行。他伸出双手，我弯下腰去拥抱他。他的妻子对我表示了感谢，把我送到门口。就在我要走出卧室的时候，伯纳德先生大叫了一句："最后一个问题了，医生。椭圆形的肚子到底看起来是什么样的？"

....

下午 5:30

我还要写麦蒂、马尔科、琼斯小姐，以及李医生转给我的那个新病人的病历。于是，我快速回到医院，一路奔回地下的办公室，从冰箱上面的零食筐里抓起一根麦片棒。

我一边嚼着麦片棒，一边登上了电脑。我的头开始因为这漫长的一天和饥饿疼了起来。我只要赶出这五份病历，我在心里对自己说，一如既往地对这一天的经历感到惊奇——虽然紧张，但只看了这么几个病人。先从麦蒂开始，我觉得见她仿佛已经是几天前的事情了。我点开了她的档案，出现了一个白色长方形的提示框，提醒我正在进入一位已死亡病人的档案。我还要继续吗？

我竟然没有很强的感情波动，这让我很意外。不知道是因为这一天我已经累得筋疲力尽了，还是我培养出了对此类事情漠不关心的反应。我只是对她走得那么快感到吃惊。

尽管依靠呼吸机和药物勉强维持了血压，麦蒂的氧气量和血压却仍在下降。布里特妮去见了莫莉和比特丽丝，试图调和两姐妹之间关于母亲意愿的不同意见。她在医嘱里写道，莫莉一再坚持，如果她母亲的心脏停止或是死亡，不要对她进行抢救。比特丽丝夺门而出，并说她要报警让警察以谋杀罪逮捕莫莉。药物不断通过静脉滴进麦蒂的血液里，可她的血压仍旧不停地下降。在经过几轮心肺复苏的抢救后，麦蒂大约在 3:30 去世。看着这些信息让我感到难受，我把她的名字写到一张便利贴上，提醒自己明天给她两个女儿打电话表示哀悼。

马尔科的情况也差不多。他仍旧处在昏迷之中，需要把呼吸机调整到最大功率。护士提到他的家人一直陪在床边，唱着颂歌。

琼斯小姐将接受临终关怀，明天就住回自己家去。我注意到她的住址属于我负责的片区，所以我很快就会再见到她和安娜的。

在我回到车里之前，我把白大褂脱掉放到后备厢里。把白大褂锁到别的地方就好像给自己划了一条界线，把整个工作都抛到脑后，一路驰向我余下的生活。

....

母亲这天给我留了两条信息。第一条显示是中午 12:30 发来的："苏妮塔，是妈妈。我希望你一天都过得顺利。有没有休息呀？给我回电。"我在卡尔森女士家的时候她又打来一次："苏妮塔，是妈妈。你还好吗？你就没有五分钟时间打电话给你的妈妈吗？"

我想我们好像交换了彼此的角色。我还是孩子的时候，她在医院的电话号码一直深深印刻在我脑中。我很少能够在手术之间的短暂间隙找到她，即便有那么几次打通了，她也只能很简短地跟我说话。"你和希达斯都好吗？""我们很好。""有急事吗？""没有。""好，那几个小时后家里见。"而我和母亲的对话就和以前我在住院实习及专科培训时一样简洁。"你还好吗？""好的，妈妈，我只是在值班。""你吃饭了吗？吃过了，吃得很快，因为我有四个病人要看。我能不能过几个小时后，回到家再打给你？"在我住院实习的时候，我曾经问过她是怎么在这么紧张的培训中还能兼顾丈夫和孩子的，和她往常的回答有些不同的是，她说："我没多想，就是去做了。"

做母亲和做医生都是繁重的工作，两者几乎不可兼得。可是我的母亲似乎把两样都做得很好。过去，我和父亲还有弟弟会带着晚餐去她的值班室，这样既能让她吃上晚饭又能见上她一面。我和弟弟会挤进那间小时候放假常去的值班室，在值班室的床单上摆出从家里带来的食物或是墨西哥菜的外卖。吃完后，我们膝盖上都是油腻腻的纸盘子。母亲则会在回复完呼机，以及在听到下一个紧急情况的警报之前来找我们吃饭。

直到我回到帕洛阿尔托，我才明白这些寻常之事让她承受了多大的代价。不只是同时做医生和做母亲，而是在把两个角色都尽力扮演好之后，她就什么都不剩了。她也从不曾想过自己需要什么别的东西。父亲会在她工作时照顾我们，给我们做饭，检查我们的作业，按时来学校接我们，以此表达他对母亲的支持。可是当母亲退休后，她开始反思医生和母亲是怎样变成了她仅有的身份。

有一天，我俩在一条满是多肉植物和茂密丛林的滨海小道上散步，小道尽头是礁石海岸线。我们停下脚步看着海浪拍打在礁石上，在阳光下眯着眼睛，寻找靠岸休息的海豹。夏天，我们几乎每天都会来这儿散步，母亲会跟我说她参加的瑜伽课程培训，她希望能在医院里向有慢性病痛的患者传授呼吸的练习方法。她会跟我聊她的同班同学。有个印度女人从中西部赶来就为了参加这个课程；有一个最近刚毕业的大学生，他会把头发梳成乱蓬蓬的马尾，还戴着一个箍形的鼻环；还有一个和我母亲年龄差不多大的女人会使用芳香疗法，住在加州北部的一座修道院里。"我从没有像这样去认识一个人。"她告诉我，"真希望我在很久之前就能这么做了。"

一下击中我内心的，不是她的某句话，而是她声调中透出的智慧。她告诉我，在工作和照顾弟弟、父亲还有我之余，她再去上课是不可能的，想要做一些自己真正喜欢的事情的想法常常会让她觉得愧疚。即便是在本地植物园参加的插花课，其实也只是为了祷告。她会用自家花园里的花配上从商店买来的花，摆弄出漂亮的样子，作为献祭给神的礼物。可是她自己喜欢的，想要学却没有机会去学的事情就是瑜伽。我认真地听着，比最近几年的任何时候都更加专注。浪花的浮沫打在礁石上，只做片刻的停留，很快就消失了。

她告诉我，她会嫉妒一些同事能带着伴侣去越南、法国或是澳大利亚度假，或是能够把时间花在那些只属于自己的兴趣爱好上——玩飞机、参加读书会、为马拉松做训练。有些人能够从照顾孩子的束缚中留出自己的时间，因为他们的伴侣能够一直在家，或是有全职保姆，又或者祖父母住得很近。"可是你们俩都是很敏感的小孩，很黏人，所以我不能把你们留给别人。"她说。我以为她会说我太敏感了，不适合去做姑息治疗，现在去找一份家庭医生或是在医院的医学方面的工作还来得及。

她没有这么说，却说了另一番让我终生难忘的话。

我紧盯着水面上漂浮的棕绿色水藻。"你用不着像父亲和我一样，无亲无故地在一个新的国家奋斗。"她继续说道，"别让事业成为你生命里唯一的大事。因为那种压力会令你窒息，这一点儿也不值得。"

我一直以为母亲尽力行医是出于对家庭的责任，可她告诉我的事实恰恰相反。

"在某一刻，我突然意识到我尽可以去取悦工作中的每一个人，可是一旦我因为压力病倒了，他们全都能够轻易地顶替我，只有家人无法替代。"我从来没想过我的母亲是可以被取代的，这个时而是会拒绝无理医生和高风险手术的麻醉科医师，时而是每周五都能为整个团队安排好印度餐厅聚餐的领导大师的人，竟然也是可以被取代的。这不仅仅因为她是我的母亲，还因为她是个特别有天分的医生。她会往家里带回各种奖项、认证，还有病人送给她的卡片和礼物。

轻柔的海风突然转为一阵大风，我抓住母亲的手臂让她保持平衡。

"况且你的工作很难，比我的难多了。"她对我说，"你很坚强，我做不了你做的姑息治疗。所以你要照顾好自己，要比我以前做得更好。"

我很惊讶，因为我觉得母亲无所不能。这还是第一次她没有对我的专业挑刺，可我一点儿也没有感觉到她喜欢我为自己做出的选择。

"你是怎么做到的？"她问我，眼睛盯着海面，"要怎样才能一整天都看着人们这样受苦，然后第二天还能继续呢？"

我看到一队鹈鹕以 V 字形盘旋在水面之上，距离刚好，既能探清到要捕食的鱼，又不会因为太近而惊扰它们。我看着它们在眼前的一片蔚蓝里滑行，心想，也许我就像这些鹈鹕一样吧。它们很近，却又不会太近。尽管我在专科培训前和受训期间都曾问过自己这个问题，但是当我做了主治医生后，我就不再追问自己这个问题了。我没想到她会问我。这是不是意味着我变得冷酷了？一年前还能让我泪流满面的事情现在已经很难使我动容了？还是说，这只是一种健康的成长，让我能够恰到好处地保持关怀，却又不至于完全失去自我？"老实说，我不知道。我们总会说死亡并非一个人的终结，这么想对我确实有用。可和你一样的是，我也试着不要想太多。"

她点点头，仍旧看向水面。"照顾好你自己吧。如果你病了，医院可能会换掉你，但我不可能有另一个女儿的。"

我用双臂紧紧地搂住她，阳光照得我们的背暖暖的，微风吹得我们的脸凉凉的。海鸥在我们的头顶呱呱叫着，其他徒步的人从我们身旁绕了过去。我们拥抱了很久，直到又一阵强风将我们分开。

....

我从医院开车回了位于洛杉矶东侧的家。我跟母亲说，选择这里是因为这里能让我想起在湾区的日子。这里不像我弟弟住的西边那么精致和闪闪发光，但我可以四处散步，而且这里又充满了活力。街区里有很多奇妙的舞厅和黑胶唱片店、多姿多彩的老式咖啡厅和井然有序只做一种料理的小饭馆，像是烤奶酪三明治、素食甜甜圈或是有机蔬菜料理，离我家几英里的地方还有两家独立书店。我很喜欢那些高低错落的楼群，这让我想起和父母初到洛杉矶时的童年。我会对着街边那些时髦人士咯咯笑，他们总让我觉得自己很落伍，也有可能我一直都很落伍。向东转向贝弗利大道的时候，我把车停在了杂货店旁边，一边给母亲拨了电话，一边抓起了原本想留在车上可以在接下来的几天里当作零食吃的燕麦棒和混合果仁。

第九章　动力

　　有好几周的时间，我整天都要外出家访。一个同事会照看入院的病人，那样我就可以专心去看数量不断增多的临终关怀病人。我一路驶过鲍德温山、雷麦特公园、杰斐逊公园、西亚当斯区、克伦肖和英格伍德。病人都比我预料的要年轻，有才四十出头就得了乳腺癌的女人，还有五十多岁就已经心脏衰竭的男人。在帕洛阿尔托做临终关怀轮转的时候，我见到的大多数病人都已经七八十岁了，肺衰竭和肾衰竭，甚至晚期癌症在这个年纪都算不上很稀奇的事情。可是我现在负责区域的死亡年龄要比洛杉矶相对富裕的沿海区域平均低上十岁左右。我管辖的其中两个地区是全市死亡年龄最低的，他们的预期寿命在全洛杉矶103个邮政编码区中排在102位和103位。

　　这些病人不仅比其他地方的人寿命更短，他们的死亡方式也和别处不同。即便接受的是和富裕地区相同的临终关怀服务，他们通常会死于资源的缺乏和恐惧。死亡也许是人性最大的调和剂，让众生终现平等。可我在自己的第一份工作中却目睹了经济与社会的不平等，不仅限制了那些病人的生活，也同样造成了他们的死亡。

那是三月的一个早上，天气很热，我沿着一条平行于哈珀高速的街道前往当天要探访的第一个病人的家里。一路经过了用红色、金色、蓝绿色手绘，以及摩托车部件、奶酪玉米饼，还有书籍装饰出的"基督教风格"的各种店面。在交通信号灯前停下时，我注意到一些以前从来没见过的标牌。有一张钉在电线杆上的广告写着"你有精神分裂症吗？参加研究挣7450美元"，还有一张广告承诺"为糖尿病患者提供终身保险"，另外有鼓励被监护权问题困扰的父亲打某个电话的霓虹灯广告，和一条承诺"卖掉房子就能轻松挣现"的广告。我不知道我的病人们和他们的邻居是如何看待这些广告的，他们会无视它们吗？会去打上面的电话，还是干脆撕下来呢？

要符合接受临终关怀的资格，必须有两位医生认可病人因为潜在疾病其生命在自然周期下只有六个月的时间。到那个时候，所谓疾病的"自然周期"通常已经被透析、化疗或是内置的除颤器延缓了。基于病人的不同情况，一旦临终关怀的服务启动，这些操作都会被停止。病人的目标由此转为舒适、慰藉、让身体舒缓下来。

我的职责是帮助病人安详离世。可是当我初见他们的时候，许多人根本不觉得自己现在的状态算是活着。他们需要的是熟悉的慰藉，可我却以一个陌生人的姿态闯入他们的家里和生活中。因此我们之间的关系总是充满一种简单却必要的紧张感。我让病人们宽心，对临终关怀这个词或是这个概念感到恐惧是再自然不过的事情了。当他们说自己有个亲戚接受了临终关怀却依然走得特别痛苦时，我也会认真聆听。他们还会说，自己特别害怕接受了临终关怀就意味着对自己的父亲撒手不管，说担心临终关怀实际上会缩短人的寿命。我解释说，作为临终关怀的医生，我的职责是确认并处理疾病给他们带来的痛苦，当然还有去了解病人及关心他的亲朋好友，去评估他们的状态，也确保他们在一系列的过程中能得到合理的资源，其中就包括从准备葬礼到无法预料的痛不欲生等。有些人问我，能不能用手机给他们拍一张全家福，我当然乐意帮忙。他们邀请我一同祈祷的时候，我也会欣然接受。我会听他们跟我聊自己的感情、宠物、成就，还有悔恨，我还会聆听那些说不了话只能嘟哝的病人，握住他们的手或是放一首他们喜欢的歌，他们会慢慢安静下来。对临终关怀的医生来说，这样的事情都和为疼痛、恶心、焦虑和失眠等症状开药同等重要。

确实有些病人会接受整整六个月的临终关怀，但是我见到的大多数病人只在几天或是几周内就离世了。他们从不曾充分享受到我们所能够提供的那些服务。在美国，病人接受临终关怀的平均天数是 18 天左右。我在专科培训时看到这个数据的时候很惊讶，但现在不会了。"临终关怀"这个词总是被人们等同于"放弃"或是"输给了"一场疾病，除非病人已经到了生命的最末期，他们绝少会考虑这个选项。我负责的一小部分病人，在护士见过他们、向他们解释什么是临终关怀，并让他们签署临终关怀同意意向书的一两个小时后，就溘然离世。我甚至来不及见到他们，不知道他们的名字就要签下他们的死亡证明书。一个完完全全的陌生人，却需要证明他已经离开了这个世界。

尽管如此，我还是要去看那些病人，因为我已经确认他们将临近生命终结。如果我的工作进行得不错，我真正将要面对的其实是他们生命的全部能量。

....

我停好车，沿着堆满混凝土碎块的人行道去往第一个病人的家中。路上我经过一栋商业楼，楼外挂着一个双下巴、小胡子、刺猬头的年轻男人的画像，画像下面用黑字写着"安息，永在我心"。拐了个弯，我又经过一户人家，篱笆外用粉色的鲜花做成了一个十字架，旁边是一张年轻男人的照片。

死亡在此无处不在。

我之前见过塞吉奥两次，一次是两周前的家访，还有一次是没过多久在医院里。我敲了敲塞吉奥的家门，等在他家狭小的门廊处，旁边一只喜互惠的购物袋里装满了用过的蓝色医疗手套和空的洗手液瓶子。从钢化安全屏看去，我没见到任何防护前门的东西，整个街区大都如此。若非眯眼，我都看不到来人的轮廓。我听从了一个病人的建议，每次上门都会穿好白大褂，戴上医院标牌，再把听诊器挂在脖子上。她说："你得让别人清楚地知道你是谁，为什么在这儿。"

是塞吉奥的妻子玛利亚给我开的门，她给了我一个拥抱以示欢迎。塞吉奥则在离门 1.5 米远的床上对我微笑。他的微笑在萎缩的脸上显得很夸张。胃癌堵塞了他的肠道，导致他无法进食，即便只是一小口水都会引起恶心和呕吐。

四十五岁的时候，塞吉奥还没有想过要如何死得体面，只是不停烦恼着为什么死亡来得这么快。

他说今天的感觉比上周要好得多，我开的药让他不再觉得恶心或是疼痛了。玛利亚带他去看了一场电影，他也有精力和一位几乎二十年没见面的姑姑打了一个小时的电话。还有，近一个月来，他第一次晚上睡了个好觉。"我又能做梦了。"他开怀地对我说。

我注意到他床上有一本打开的相册。"我想让你看看我以前是什么样子的。"他说，"过去我可不像现在这样。"我几乎没认出照片里的男人：要比现在大一圈，整个人圆圆的，看上去很开心。他穿着棉质 T 恤和小一号的牛仔裤，他的妻子则用双臂紧紧地搂着他松糕一样的上身。"我朋友拍的。"他又给我看了他的结婚照，他和玛利亚在他们现在依然常去的教堂里举行了仪式，宴席上都是朋友们带来的家常菜，像在高中体育馆里那样摆满了长桌。他和妻子在十年前离开墨西哥来到美国，然后碰巧在一堂舞蹈课上相识，所以他们在这儿都没有家人。"我们拥有的不多。"我第一次上门的时候他对我说，"可我们有上帝。"他床边的一瓶液态吗啡瓶上挂着一串诵经用的念珠。

在一位邻居的帮助下，玛丽亚尽她所能地把他搬下床，给他洗澡，弄清楚该在他感到疼痛和恶心的时候给他吃什么药。"这个是治疼痛的，还是恶心的？"她又向我确认了一遍。她的眉毛皱了起来，眉间有很深的沟壑，塞吉奥说那是最近才新长出来的。我知道昨天来过的护士已经指导过她，一种药是用于治疼痛的，另一种是用于治恶心的，可是玛利亚还是会像很多护理的人们一样担心。"我有时候不知道自己该注意哪些问题。"她说，"如果我遗漏了什么东西，如果他因为我不是个护士而受苦，那我永远都不会原谅自己的。"

晚上，她会因为忧虑而突然醒来，观察塞吉奥的胸口有律动地上下起伏。她对于它的节奏变化十分警觉，生怕它突然停止的时候自己却正在酣睡。她说，自己好像是以看护的身份睡在塞吉奥的身边，已经很长时间感觉不到自己是他的妻子了。

我教她辨别身体表现出痛苦的各种方式，这很有帮助。"他会不会像这样子呼吸？"我一边假装胸膛起伏得很快，脸上表现出很痛苦的样子，一边用西班牙语问道。她摇摇头。除了明显因为痛苦而皱成一团的表情，我又演示了其他几种症状：急促却又很浅的呼吸，通常伴随的是癌性液体或是肺部血栓；恶心可能是因为喝了一小口水；神志不清或是情绪激动则可能代表他快要不行了。我写下在每种情况下对应使用的药物，但知道玛利亚因为不太识字，所以会以颜色和大小来区分药物，于是我们一起讨论在每一种情况下有用的药物——是药水还是能放在塞吉奥舌头下溶解的药片。我知道她无法记全，我也没有指望她记全。每次讨论起这些的时候，她自己的呼吸也会变得浅短而急促起来。

她问我为什么临终关怀不能给护理人员支付工资的时候，我感到一阵沉重。"我也想知道为什么，我希望我们的系统不是像现在这样的。"我对她说。就像我常常在心里想的那样，我想知道为什么我们的卫生保健体系愿意为一位将死的病人支付最后化疗的费用，却不愿意花钱请一位训练有素的护工帮助病人舒适地待在家中。

一切结束后，玛利亚随我一起去取车。她一米五不到，但仍然很有保护欲，每次她都会把胳膊搂在我的腰间送我出门。走到车前时，她突然转向我，问我是否信仰上帝。"我不知道他为什么会这样，他才四十五岁，他什么都没有做错，什么都没有。也许我们向上帝祈祷，你也向上帝祈祷的话，他就不需要吃药了，也不会留下我一个人了。"她没能说完这句话，就把脸埋在手心里哭了起来。

....

我总以为死在家中远比死在医院里强。

待在家里，被熟悉的脸庞和拥抱环绕，是善终必要的条件，难道不是吗？谁会想死在无聊的医院里，满手的静脉注射，耳边全是呼机和警报的嘈杂声，还有一张张不熟悉的脸孔，以及护工的触碰呢？

可事实证明，许多病人都希望这样。前烘焙师胡安在快五十岁的时候被诊断出晚期肝癌。有一次他喘不上气来，脸色变得苍白，还浑身冒汗。他的妻子在惊慌失措中叫了救护车，却没有给他吃我和护士仔细教过她的治疗气短的药。就在他死前几个小时，他妻子在医院里同我说，她当时就想如果胡安能够在一群训练有素，并且知道他该用什么药的专业人士的看护下该多好。还有赖丽，一位五十多岁就要死于侵袭性乳腺癌的女人，她希望接受临终关怀，却不想待在家中。她不希望家人以后继续生活在她死去的房子里，她也想要得到专业人士的照顾，而不是她那两个受到惊吓的孩子和一群教友，还有邻居。毕竟，是那些专家在她得病的这些年里处理着大大小小的问题，所以为什么不让他们继续接手她最后的人生呢？

在医院里，病人和家属知道护士会穿着制服并遵守礼仪，不像有些亲人或是护工那样偶尔发发短信或是出门抽根烟。医生会通过静脉注射给病人注射剂量恰好的强效止痛药，而不是像紧张的儿子那样一边在父亲的舌头下喷液态吗啡，一边祈祷着药物能够自己在对的地方着陆。病人和家属告诉我，那些上了很多年学的人才有资格决定药物什么时候无效，什么时候该改变剂量，什么时候差不多到头了。我们的父母并不需要悲伤的孩子来充当新手护工。

直到真正开始家访后我才了解到一点，即便有些病人接受了临终关怀的服务，那句众所周知的"在家好死"也并非简单就能实现。要体验家庭式临终关怀的全部福利所需的资源，事实上是临终关怀本身所无法提供的：比如，平时家庭成员不在家的时候请护工的钱；一个离家近、出售缓解剧痛的镇静剂的药店；若家属无法照料时，一份可以涵盖长期待在疗养院的保险。这些可能看起来理所当然，其实却十分奢侈。若没有这些东西，在家死去也许远比在医院里更加混乱和痛苦。在全国兴起的关于"善终"的讨论十分重要，可是它并不总能涵盖有些病人的情况。

....

我把车停到了斯蒂文森小姐的公寓楼外，却打不开大门。我打电话给她的朋友兼邻居芭芭拉，她在两年前把斯蒂文森小姐接到了自己的家里照顾。

"等一下。"她说，"我外孙理查德在家，他马上来给你开门。"过了一会儿，一个瘦长的少年捧着一袋奇多，拿着遥控器为我开了门。我们团队的护士珍恩跟我一起进了公寓。理查德迅速消失在了斯蒂文森小姐隔壁的房间。房门半掩着，我能听到游戏里炮火和炸弹爆炸的声音。

斯蒂文森小姐正躺在床上，嘴紧紧地抿成一条线，眉毛也因为痛苦皱成一团。五年前，她得了阿尔茨海默病，可是家里没剩下什么人可以照顾她，两个姐妹和一个弟弟都在六十多岁时去世了，她自己从未结婚，也没有孩子，可她有邻居芭芭拉。两人起初是很长时间的好友，后来斯蒂文森小姐视她为救星，因为她曾经两次把在马路中间乱走的自己拉回了人行道。她会紧紧地抓着芭芭拉的手，对在等绿灯的汽车挥挥手，避免接触那些瞪着眼睛看向她们的司机的目光。"我很庆幸自己当时在那儿。"芭芭拉说。

在第二次乱走事件之后，芭芭拉注意到，斯蒂文森小姐躺在床上的时间越来越长了，她公寓的前门不是没锁就是开着，她越来越不爱说话，总是指着她因为生有褥疮而疼痛不已的背。"她绝对需要去那种都是老人家的地方，可我忍受不了这个念头，况且她也没有钱去。"芭芭拉说，"我对自己说，我得照顾自己的老朋友。"那天下午，芭芭拉理出了自己公寓的一个空房间，带着斯蒂文森小姐住了进来。斯蒂文森小姐的医生为她安排了家庭式的姑息治疗，我们提供给她一张病床、伤口护理的必需品，还有芭芭拉在照顾她时会用到的药物。

可即便斯蒂文森小姐已经卧床不起，再也不会像以前那样去街上乱跑，她仍旧可能伤到自己。没人看着她的时候，她自己会无意识地用指甲去抠她后腰上的褥疮，在手指上留下鲜血甚至脓液。激动起来，她还会用手猛打病床的围栏，并因此扭伤了自己的手腕。

斯蒂文森小姐突然开始呻吟，脸上流下了眼泪。我们掀起了她的被子和睡衣想查看疼痛的来源，事实证明我的恐惧并非臆想：安装在腹部的饲管原本是贴牢在皮肤上的，现在已经被拉扯松了。我检查了一下她的腹部，想看看有没有因为管子的移动引起感染。

"我不敢相信。"珍恩和我打电话告诉芭芭拉这些的时候她说，"理查德一直看着她的，我发誓。"我想起自己曾和芭芭拉讨论过很多次，要确保有人一直看着斯蒂文森小姐。不只是待在临近的房间，而是真正地看着她。因为痴呆病会让她拉扯或是乱动各种东西，不管是自己的皮肤、头发，还是饲管。所以我曾建议在她想抓取什么东西的时候给她戴副手套，或者是让她捏一个软球。我还调整了她的药物和剂量，希望能够减轻她暴躁的情绪和拉扯的习惯。这些方法的确起到了一定的作用，可最安全的方式还是在她醒着的时候，一直有人在身边看着她。

问题是芭芭拉有一份全职工作，她曾请求老板让她带薪休假来照顾斯蒂文森小姐，可是他却让她请个护工。芭芭拉也试过请护工，可上一个护工在一个更富裕的街区找到一份轻松的活儿后立马就辞职了，再之前的另外一个护工会偷止疼片，还有一个确实做得不错，可却在一次车祸中摔断了腿。要找到一个优秀的、合格的，还能接受芭芭拉支付得起的微薄薪水的护工几乎是不可能的。

我们的社工曾想通过居家护理服务将芭芭拉作为斯蒂文森小姐的有偿护理人，可是芭芭拉无法舍弃自己的工作，不然就难以维持生计。因此她给自己的外孙每小时十块钱来帮忙她照看她最好的朋友。

"相信我，我已经尽力了。"她在电话那头恳求着，"另一家家护服务公司已经给我送来了几个人选，但愿我很快就能给她找到一个新的护工，我只求自己能请得起。"

一开始我对芭芭拉作为一个朋友而不是血亲把斯蒂文森小姐带回家照顾这件事感到很惊奇。现在我才发现这种现象特别常见，我的很多病人都得益于他们工作上的朋友、教友或是童年的伙伴。要生存就得团结在一块儿，把老朋友变成新家人。看着芭芭拉挣扎在对斯蒂文森小姐承诺的重压之下，我既痛苦又感动，可我想不到什么别的办法。

我想起了前一天才看过的病人玛丽，她同样得了痴呆病，在激动的时候也会不时弄伤自己。可是每次见到她时她的状况都不错，因为三个孩子会轮流照顾她。我上门的时候，他们三个全都在场，仔细听着我介绍如何调整药物来控制玛丽的躁狂和疼痛，也会和我一起讨论现有的饲管配方，因为现在的配方似乎会引起她腹泻。

我给斯蒂文森小姐开的药和玛丽亚的几乎一模一样，建议的护理方案也差不多，可是写下正确的处方不代表它们真的会被使用，详细描述每一种药物所治疗的症状也无法保证一个人就能认出这些症状，并对症服药。仅仅是跟两位脆弱的病人强调护工的重要性，就成了无法实现的难题：其中一个家庭能够兑现，而另一个即便有强烈的意愿却很难做到。

我又想起了自己专科培训时第一次家访的情形，那时的病人大都住在帕洛阿尔托或是周围较为富裕的卫星城，即便有钱能够聘请护工，能够去看医生，能够负担送货上门，这些病人的家属依然很难轻轻松松地去照顾一位将死的亲人，不论是情感上，还是体力上。而如果连这些资源都没有的话，这个任务看起来简直难于登天。

"普里医生，我会试试再打给另一家护理机构的。我会信守对她的承诺，她会和我一起待在家里的。"芭芭拉的声音已经颤抖了，她保证会在明天上午前找到一位护工。

"我得说实话，普里医生，这很冒险。"给珍恩打电话讨论我们这次的上门时，她说，"我们也许可以把她从服务名单中除去，因为我不知道芭芭拉能否负担得起她需要的那种护工。而如果我们只是一而再再而三地想让她待在家里的话，那个可怜的女人只会不停地伤害自己。"

················

我打算午休一会儿。在去访问下一个家庭的路上有一家墨西哥快餐店，我买了一个墨西哥素卷加牛油果。当我坐进卡座后，收银台后面那位年长的服务员走过来给了我一份免费的炸油条，他对我眨了眨眼睛说："你看上去很需要它。"

我不知道他是怎么知道的，是不是光看我的脸就能看出职业来。我舔了舔粘在我手指头上暖烘烘的面粉、肉桂和糖。阳光照得我暖洋洋的，让我都想在饭后打个盹了。

窗外，一辆冰激凌车摇摇晃晃地驶过，车里叮叮当当的歌声让我放松下来。

就在这时，我的电话响了，屏幕上显示的是临终关怀的一位护士。"医生你好，我是约翰尼。"他像往常一样，声音友好而悦耳，"我想向你报告一下弗莱尔先生的最新情况。服用了你增加过剂量的药以后，他的疼痛感现在已经好多了。"

"那太好了，约翰尼。慢着，他去典礼了吗？"

弗莱尔先生81岁了，人还很精神，只是因为膀胱癌常常会感到骨痛和腹痛。他不想用任何比泰诺和布洛芬更厉害的药，但不肯告诉我为什么。每当疼到不行的时候他才会抓起一把药来吃，可是这些药只不过能让他待在床上或沙发上保持一个特定的姿势来避免任何不适而已。他妻子最终劝他说出了原因："好吧，你对此可能一无所知，但我得告诉你我不能像这样活着。"他说着，眯起了眼睛，"几户开外有个人以前出了点儿意外，就吃羟考酮来止痛。有人知道后就闯进他家把药偷走了，他想要阻止的时候他们还把他推下了楼梯。"

他说得没错。我没考虑到止疼药以及他现在虚弱的状态会使他成为窃贼的目标。"我肯定你已经考虑过这些了，那么把药藏起来怎么样？"我问道。

"我就是这么跟他说的。"他妻子开口，"要不你从后门进我们家吧，这样就没有人看见有医生上门了。"我看了看自己的白大褂，完全没有意识到这套衣服可能会威胁到弗莱尔先生的安危。我们一致同意下次来的时候我从后门进来，把白大褂留在车里。

弗莱尔先生同意试试新药，他的妻子和我一起清空了厨房里的一个甜辣椒瓶，然后把药片装进去。我希望这个药能让他去参加外孙女的高中毕业典礼，虽然只是坐在轮椅上，也只能支撑一个半小时左右。他用药很小心，非要到无法忍耐疼痛的时候才会吃。我们也同意可以继续吃布洛芬，在他等待药效起作用的时间里祈祷着完全免于疼痛的一天，以此提醒自己这一天终会来临。约翰尼向我报告了最新进展："医生，他做到了！他想跟你说声谢谢，不过他现在睡着了，这一天太累了。我会给你发一张典礼上的照片的。"

我决定等自己需要提神的时候再去看弗莱尔先生的照片。现在呢，我就任由自己想象着他坐在轮椅上（轮椅上总是被他的某个孙辈绑上气球）开心地笑着，穿着自己最好看的红色运动服。他告诉过我，因为这件衣服可以完全盖住他胸口用来接受化疗的切口，也能遮住锁骨下面缝进肉里微微凸起的起搏器，我想象着他专注地看着毕业典礼，把那欢呼、气球、鲜花，还有毕业致辞上只有自己人才听得懂的笑话全都装入脑海。

. . . .

琳达家附近的十字路口上，麦当劳、塔可钟、邱奇炸鸡，还有肯德基开在一起，仿佛是永恒的竞争对手。琳达的公寓在一栋不起眼的小楼里，四面都是棕色玻璃，破破烂烂的花坛上还系着花花绿绿的风车。车快要开到的时候，我向马修牧师挥手致意。马修总有办法用他温柔的嗓音让最狂躁的病人平静下来，而且他总是像父亲一样关心着我。马修牧师今天穿了一件翠粉色的衬衫和一条熨得笔挺的西裤，就站在外面的一个停车点上对我微笑。"我得给你占上最好的位置！"他说。

我们一边走向琳达的家，一边说起她的状况。"我觉得琳达接下去会很艰难。"马修牧师说，"她很惧怕死亡，跟我说她还没有做好准备。她丈夫因为照顾她真的已经精疲力竭了。"

琳达在自己的儿子突发心脏病去世前很久，就已经开始出现肾衰竭的症状了。可是儿子去世后，她开始吸食可卡因，时不时还会缺席透析，导致了好几次住院。她还伴有心脏问题，最近甚至还提出要停止透析。"我就想去见我儿子。"她住了无数次院，而每当住院的时候，她都泪流满面地这样同她的肾科医生、心理医生以及其他很多照顾她的医生和护士这样说。她被认为患有抑郁症，但尚未有自杀倾向。吸食可卡因会让她感觉好一点儿，可一旦停下就又会陷入抑郁。从那时起，她开始接受家庭式姑息治疗，而我则经常上门为她治疗持续的恶心、虚弱和抑郁。

我和我们的团队为她安排了社工、治疗师以及心理咨询师，可她全都没有见。她想要继续进行透析，可是因为停用可卡因而产生的疲倦已经让她虚弱得难以承受透析了。最终她决定不再进行透析，而是接受临终关怀，这样便可以在离世前的几个星期都待在自己家中。可就在两天前，她打电话给马修牧师说她做了错误的决定，她还没有做好准备去死。当天，她就签好了终止临终关怀的文件，想要重新进行透析治疗。可回家后，她有点儿神志不清、犯恶心，身体也十分虚弱，她的丈夫查尔斯不得不叫来三个邻居帮他一起托着她的背，把她送回卧室。

"你好，我们又见面了。"查尔斯来开门的时候很热情。他的衬衫上粘着一点儿已经干掉的食物，眼圈比我上次见他的时候更深了。房间里弥漫着淡淡的烟味和烧煳了的大杂烩的味道。他带我们进了琳达的卧室，她正戴着眼镜盖着几条毯子休息，床头的墙上挂着一张她儿子的巨幅照片。听到我打招呼，她抬起了头："医生，我能不能去客厅，我们好在那儿说话？"我点头表示同意，我还从来没见过琳达自己走路。

在查尔斯的全力帮助下，琳达才从床上起来，她拄了一根拐杖，步履蹒跚地花了十分钟才走到卧室外那张桃色的沙发旁。她小心地给自己垫了几个长毛绒的青铜色枕头，然后对我说："我想继续做透析。"

　　"琳达，我们几天前才在电话里聊过这件事。"马修牧师向前倾了倾身子，面向她，"你能跟普里医生说说你为什么想重新接受透析治疗吗？"

　　"之前我说想停掉，我不知道……你知道吗……其实做透析的时候我会感觉更好。"她说，"我觉得我还是继续做透析比较好。"

　　查尔斯插话道："可你以前也不去做透析，一不想去就不去了。你知道吗，我累了，我实在太累了。我每天都在这儿陪着她，二十四小时从不间断，几乎没有时间去诊所拿我自己的药。只有在临终关怀的沐浴服务或是护士来的时候，我才有机会离开这个房子。付完房租后，我几乎没钱请护工来顶替我四分之一的时间，而且她的姐妹们完全不帮忙。"他停顿了一下，把头埋进了手心。查尔斯的痛苦让我震撼，因为之前他总是默默地满足琳达的需要，而在我问起他自己的健康时，他都避而不谈。

　　"我只想再试一次，你知道的。"琳达接过话，"我的姐妹们这个周末来看过我，她们说我在放弃自己，就好像如果我不再做透析……你懂的……这就像自杀。"

　　"这话说重了。"马修牧师回答说，"你还记得我们聊过，即便你做了医生让你做的所有事情身体还是会累到极致吗？这种时候放手让上帝来主导自己，其实一点儿问题也没有。这不是罪孽，也不是自杀。"

　　"是的，牧师，我记得的。"琳达慢慢地说，"但我总觉得自己的时候还没到，我还没准备好死去。"我想起了自己和戴夫的对话。他也会告诉我，如果时候到了他会知道的，但他现在还没准备好死去。我也不知道"准备好死去"是什么意思，人们又要如何知晓。

通常情况下，我会尽一切努力来满足病人的愿望。可当我看到琳达那么劳累虚弱的时候，我不知道透析对她来说是不是一个选项。做一次透析，从她离开家到晚上回家，她要花费整整七个小时，而且一周还要做三次。每次回来后，她会比出门前更疲倦更容易恶心，必须立马上床睡觉。到了这个时候，透析已经不能为她增加多少寿命了，也明显不会让她的生活变得更好。

现在临终关怀小组时常会上门，给查尔斯每周几个小时的时间自己去看医生、购物，去商场。可是如果琳达要继续透析，我无法想象查尔斯要如何面对几乎每天只能去想透析时间表的样子。我也知道琳达的医疗保险会为她支付透析的费用，却无法让查尔斯找个受过训练的护工来帮忙照顾好她和他自己。这让我非常烦恼。

琳达没有说话，只是扯着自己的皮肤。过了一会儿，她说："如果我不再做透析了，会怎么样？"

我回想起自己在医学院时每当被问起这个问题时的情景，想起我听到麦考密克医生是如何诚实地告诉多娜的。"我会尽一切可能确保你的舒适，免于任何疼痛、恶心或是呼吸困难。"我告诉她，"你会和查尔斯一起待在家里，而我们会让你感觉一切良好，一直到上帝的召唤。"

"好的医生，我得想一想。"她闭上眼睛，叹了口气对我说。查尔斯低头看向自己紧握的双手，马修牧师和我对视了一眼后，一起看向琳达。她的眼睛半闭着，侧躺着把头枕在了沙发上。我想知道查尔斯第一次看着琳达睡着是什么样子的，那是在他有白头发和黑眼圈之前，是在可卡因、透析，还有未知的死神将要来临之前。那时，他的全部注意力不会放在琳达呼吸的频率上，也不会放在是否有邻居能帮他一起把琳达从门廊前送上去做透析的运输车上。那时候，他如何注视着琳达，想象着自己的生活会以各种方式展开、延伸、拓展，想象着这个冠以他姓、共处一室的美丽女人将如何重塑他过去单身汉时期的愿望，想象着要如何为自己从没想过的新成员腾出空间。

走之前，我注意到一张老照片，上面是查尔斯和琳达外出就餐的画面。她穿着黑裙，戴着一条银项链，而他则身着晚礼服开心地笑着。现在，两人都已没了当时的模样。相框上刻着一个词：永恒。

....

回到车里，我喝了一大口水，然后呼了一口气。我看向手机，但又害怕拿起，可我知道自己必须打电话给琳达的肾科医生卡特赖特讨论琳达的状况。为和同事谈话做准备，有时比同病人和家属谈话要消耗更多的时间和情感。有时我得向他们保证，自己没有意图强迫病人接受临终关怀，或是需要使他们确信化疗和手术是不必要的。这种负担是其他医生不曾面对的。每当我感到自己责任重大的时候，我都提醒自己，从长远来看，短期的沮丧最终会让我有能力去看更多的病人。说到底，我选择这个专业不仅仅是为了医学的实践，更是为了能改变这个领域内的文化氛围。

给卡特赖特医生拨号时，我在心里认真演练着要说的话。铃响第三下的时候他接了起来。

"你好，卡特赖特医生，我是姑息治疗的普里医生。你现在有时间聊聊你的一位病人吗？我刚去看过她。"

"有的有的，当然，是哪一位病人呢？我在诊所，所以只有几分钟时间。"他回答我，我能听见他电话那头咔嗒咔嗒敲键盘的声响。他可能同时在干着好几件事，一边跟我聊琳达，一边输入其他病人的医嘱，一边预约操作。他的时间很紧，我明白自己要尽量简练。

"非常感谢你。我刚去琳达家见过她，想同你聊一下她的情况。你最近见过她吗？"我问道，心里默默希望他同样觉得琳达不应该再继续透析了。

"没有。她上周的两次透析又没有来，可这对她来说挺正常的。她现在怎么样了？"

"不是很好。她白天大部分时间在睡觉，得要两三个人才能挪她下床。我们讨论了一下停止透析继续接受临终关怀的可能性。"

他没有说话，我告诉自己要继续保持自信和精准。"基于她现在的情况，我担心继续透析既没有办法帮她恢复机体功能，也不能令她身体强壮，即便这是她的心愿。我担心透析反而会让她更加虚弱，至少现在我觉得并没有起效。"与卡特赖特医生沟通我与他的异见，和让他觉得我在质疑他的判断之间只有一线之隔。我听见他又打了几个字后才开口。

"如果她来透析的话那肯定是有用的。我不是很明白你的意思。"他说。

别紧张，我对自己说。"她很惧怕死亡，这很正常。但我觉得不管我们是否继续透析，她都活不长了。也许是时候告诉她透析现在帮不了她了，停止透析，把时间放在在家里陪伴丈夫是完全可以被接受的。"

"当然，可是你要知道这个样子已经持续很长一段时间了。"
卡特赖特医生说，"我见过她一会儿说要放弃，一会儿又说要恢复，
一而再再而三的。已经有两年了，可现在她还是好好地活着。"

"这倒是真的。"我说。

我听到卡特赖特医生同一个护士说他可能要迟到十分钟。"听
着，如果她想要继续透析，拒绝临终关怀，那我无法阻止她。"
他说道，"我不想做那个停止透析的人。她得自己同我说她受够
了。我告诉过她必须一周来三次才能有效果。"

我想理解卡特赖特医生的观点，可是他声音里的严肃让我警
惕。"好的。"我尽量让自己听上去真诚，"不管她是否选择继
续透析，我都会继续去看她，尽可能保证她的舒适的。"我提醒
自己，如果疏远了卡特赖特医生，那么他以后也许不会再把有需
要的病人转给我了。

"当然！我知道她很喜欢你上门去看她，你也帮她克服了恶
心感。请你继续去看她吧，我们以后再聊。"

"谢谢你的时间，卡特赖特医生，我会让你知道最新情况的。"
我挂掉电话后用力敲击了我的方向盘，却不小心打到了喇叭。"噢，
去你的！"我大叫道。我的头一阵痛，便揉了揉太阳穴，休息了
几分钟后才启动车子准备回家。

我那些不做医生的朋友们总是问我，怎么能够成天和快要死
去的病人待在一块儿的。而我的医生朋友们则总是问我，怎么能
够成天和那些自己病人快要死去的医生待在一块儿的。开车回家
的路上，我想起了阮医生和母亲都告诉过我的警句：选好自己的
战场。

....

在路上，我放着一盘流行音乐的合集，尽量放空自己，什么也不想，可我还是不停地想起和琳达、玛利亚、芭芭拉以及卡特赖特医生的对话。今天我帮到了我的病人们吗？我不知道。我有没有做到他们希望我成为的那种医生呢？我又想起第一次问自己这个问题的时候。那时，我刚成为医生六个月，满脑子想着谭先生希望我是个什么样的医生，想着对像他这样虚弱的病人来说怎样才算是一个好医生。

那么对这份工作来说呢？怎样才算是一个好医生？我在下班高峰的车流中前行，想着这些问题。好的医生会劝说琳达停止透析吗？会让卡特赖特医生建议她接受临终关怀吗？如果我劝说芭芭拉，她应该想办法筹钱让斯蒂文森女士住进疗养院，这样会更好吗？那么芭芭拉是不是也算是我的病人？在一个无法为他们提供所需护工的医疗体系下，怎样才算是支持玛利亚和塞吉奥呢？

也许尽职完成这份工作，只能意味着坚持不懈地上门去看琳达和塞吉奥、弗莱尔先生和斯蒂文森小姐。也许对他们好，就意味着去看他们，而不只是看他们情况如何，听他们说自己希望如何被照看。我想到塞吉奥给我看他的相册，想到琳达向我证明自己能走路，想到弗莱尔先生拿着那件红色运动服告诉我这件衣服让他感觉自己是个正常人，而不是个病人。我经常听别人说或者读到，将死之人能教会我们什么才是生活中最重要的事情，如何才能活得充实。可尽管我的病人正一步步迈向死亡，去看他们的意义其实是去承认他们仍旧努力以各种各样的方式活着。有些人仍旧为支付账单而忙碌，还会和伴侣吵架，会买可卡因，会剪下超市优惠券去买牛奶和商品。步入死亡并没有馈赠给他们生命的意义或是把他们变成某种启迪的象征，步入死亡仅仅是继续这糟糕的、短暂的、日常也不完美的人生。即便他们用力挣扎，却跌跌撞撞，每个病人都给我上了生动的一课，教我如何接受这些无解的情况，如何选择对他们来说最好的生活。我看到了他们的智慧、尊严，还有力量，而这些都是临终关怀无法提供的。智慧、尊严和力量与琳达的收入无关，与斯蒂文森女士有没有家人无关，可这些也许是在死亡的过程中与生命和解的最为重要的内心过程。也许这就是这些访问的意义所在，不管是这一次，还是以前的或者之后的。又一个红灯亮起，我这样告诉自己，你的病人会让你知道，迈向死亡其实就是继续生存。我希望自己在早晨醒来继续这份不完美的工作时仍能牢记这一点。

不论是在死亡，还是在生存之中，重要的是发现微小之物的伟大之处：若不能治愈癌症，至少减少痛苦；给斯蒂文森小姐戴上手套；在玛利亚出门采购的时候为塞吉奥找一位临终关怀的志愿者，都属此列。不管我们有没有时间、感情、家人或是多少年的生命，都应去发现生命最后时刻的寻常之物。这些当然不是借口，我们仍需要改善临终关怀的制度，让它惠及更多像斯蒂文森小姐或是琳达这样不同情况的病人。可我知道在我们国家要改善这个体系还需要漫长的时间。那么能否先记住病人们和我在一起面对无尽的巨大挑战时所获得的些许成功呢？

我的脑中突然出现了弗莱尔先生的样子，我突然觉得有必要立刻去看看他。

我把车开进右手边最近的一个广场，停在一家甜甜圈店门前。我打开手机相册，弗莱尔先生正看向我。他头上戴着的道奇队的帽子遮住了仅剩的几缕头发。他的确穿上了那件红色运动服。他十个月前才被诊断出癌症，而这种癌症只能通过化疗治疗，可是化疗会摧毁他的味觉导致他无法控制地呕吐，让他几周都下不了床。若非我认识他，我也许会觉得这就是一位年轻毕业生某个骄傲的家人，而不是即将死去的病人。他的孙女穿着学士服戴着学士帽，用手臂搂着他，灿烂的笑容和他如出一辙。她在他轮椅的扶手上绑了好几把红白相间的气球，和她学校的颜色相配，而他看上去就和任何一个骄傲的祖父一样。这只是一个小小的目标，对他却意义非凡。这正是他希望自己能做到的样子。

第十章　战斗

在我高一那年的十二月，我突然决定不吃饭了。事实上，试验各种各样的饮食习惯是很多南加州少年在人生中必要的仪式。当我看到自己最好的朋友在三周内就减了 10 磅（1 磅 ≈ 0.45 千克）的时候，我开始觉得自己也可以通过意志力来改变体型，只要坚持不懈就能减肥。六月份，我开始戒零食，不再吃巧克力玛芬或是手撕奶酪，一个月后我掉了 5 磅。到了七月底，我开始不吃午餐，而是用胡萝卜棒和香蕉来代替，就这样又掉了 8 磅多。等到九月高二开学的时候，同学们夸我看上去棒极了。每到午餐的时候，我都会扔掉父亲在送我上学前一早就做好的花生黄油三明治。那时候，我已经能用五根手指钩住锁骨上渐渐出现的坑，还总爱用食指沿着新显现出的边缘游走抚摸。有棱角的颧骨自能说明问题。我的牛仔裤腰不会在我坐下吃个午饭或是看场电影的时间就在肚子上勒出粉红色的印迹了。我能看到自己髋骨周围的青色静脉，蜿蜒围绕着那两块越来越凸显的山脊。

刚入冬的时候，我发现了一种新办法，就是坐在晚餐桌前，咀嚼着一小口母亲做的饭，然后有技巧地偷偷吐到一张抓在手上的餐巾纸上并谎称"我感冒了"。到了一月份，我已经轻了整整30磅。

母亲又哭又叫的，愤怒之余又很难过，父亲则一言不发。看着我日渐消瘦，母亲一开始以为我得了癌症，隔周就带我去看儿科医生。医生给我做了一连串的测试，向母亲保证，我既没有得癌症，也不是因为甲状腺过度活跃。我也没有吸食可卡因或别的毒品，她甚至怀疑我是不是有"精神问题"，相信自己不应该进食。知道真相后，母亲惊呆了，她从没有听说过有人自愿不吃东西的。她提醒我，她和父亲还是孩子的时候根本不知道下一顿饭从哪儿来，而我这样做自私又愚蠢。在儿科医生的建议下，母亲带我去看了一位营养师（她觉得只有糖尿病和肥胖症患者才需要营养师），而后尽管羞愧不已，又带我去看了一位心理咨询师。据我所知，父亲那时总是尽量假装一切正常，他会仿佛没有发现任何异常那样同我说话，询问我的成绩，每天早晨给我包好一袋装有三明治、香蕉和椒盐脆饼的午餐。因为纵容我想要"自己走去学校锻炼身体"的要求，所以他会在离学校还有几个街区时就放我下车。事实上我并没有走，而是背着满是沉甸甸教科书的紫色书包一路狂奔过几个街区，只为了燃烧更多的热量。父亲后来告诉我他从来没有那么害怕和人说话，他担心一旦说错了什么会加重我已经看上去很坚定的自毁倾向。所以他假装无事发生，直到某一天早上他再也忍不住了。

"我都能看到你额头上的青筋了。" 载我去学校的路上他很严肃地对我说。我当时正在进行另一项仪式——嚼一块无糖口香糖一千次。听他说话，我不嚼了。停在一个红灯前的时候，他让我自己照照镜子，右侧的太阳穴那里一夜间出现了一条蜷曲的静脉，就在发际线下面一点儿。"我母亲死之前我就见到过这个。"交通信号灯变成了绿色，周围熟悉的景色又开始加速后退：被树木围绕的公寓大楼、一个有汽车加油站的广场、一个有汉堡王和几家银行的更大的广场、一家塔可钟和一家平价商场。父亲在高中健身房的路边把车停下，我等待着他的爆发，事实上我已经等待了几个月了。你到底有什么毛病？你怎么能这么愚蠢？你难道不明白食物的价值吗？你难道不清楚把自己饿死会怎么样吗？

"看到你的时候我觉得很难过。"他开口。他问我还记不记得我小时候我们聊过的事情：肉体是短暂的，不论我们如何试图阻止，它总是在变化之中，而只有居于体内的灵魂才决定了我们是谁，这和我们的身体看起来如何毫无关联。"你还记得这些吗？"他问我。我记得自己点了点头。"如果你记得，那就善待自己的身体。"他说，"它决定不了你是谁，可是成为自己却离不开它。"

那一整天，我都在抚摸自己额头上的青筋，想着父亲说的话。我十岁时，就已经学会并且能大声说出父母教过我和弟弟的关于生命短暂而灵魂永恒的话。他们还说，即便是和他人的友情也可能是短暂的，只有变化是恒常的。要牢记灵魂才是永恒的道理才能好好生活。可是听到这些话和理解其背后的意义，并不能使人真正去践行这个道理。更何况对于当时还是个孩子的我来说，很多道理还根本无法理解。

我花了几个月的时间才恢复了一点儿体重，而要理解那个时候我希望身体随着自己消失的许多伤心而复杂的原因，又是好几年以后了。那些年里，父亲总会提醒我那天早上说过的话：我是谁不取决于我的身体，身体是短暂而不停变化的，最终有其物理的极限。我无法让自己的身体变成它本不可能成为的东西。

每当我想到如果不用自己做过的每件事情来衡量自身价值生活就会变得简单得多的时候，我总会带着一点儿伤感回想起自己与身体之间的对立。在住院实习的时候，我也经历过一次这样的伤感。父亲寄给我一册《薄伽梵歌》，告诉我这是他读过的最好的译本。我逐行读着那些记录着人神对话的史诗，突然看到一句我后来会反复阅读的话：

灵魂将身体如织物般穿起，又在死亡时将其丢弃。

理解这份对立不仅帮助了我自己，也让我在很多年后学会如何同病人沟通。

....

第一份工作刚做了几个月，某天，我突然收到 ICU 资深医生科菲的一条语音。"抱歉，我需要你来帮忙看看乔·布朗。"他这样说。我打开乔的病历了解到，乔的心脏在过去五年里正缓慢衰竭，渐渐很难将血液循环到身体的其他部位。他的肺部积满了液体，早上从床走到卫生间的这点儿距离都可能让他精疲力竭。他的腿全都肿了起来，让他根本无法回到邮局工作。他一直按时服用利尿剂和糖尿病药物，可是某天上班的时候，他突然昏倒在柜台，动弹不得，也说不出话。他的女儿特蕾莎听到他被送去医院后，以为只是他的心脏衰竭又恶化了，可是这一次乔中风了。大量的血液涌入了他纤细的脑纤维，致使其中一部分被淹没，而另一部分缺氧。在医院里，他需要连上呼吸机来保持肺部的氧气，还要从左鼻孔插入一根黄色管子一直连到胃部来为他提供人工营养和药物。他需要服用镇静剂来使连接呼吸机的体验变得舒服一点儿。可是，即便不用这些药，乔也没有睁开眼睛。神经科的范医生会捏他的手臂或是用指节敲他的胸骨，乔都没有任何反应。他的瞳孔大而暗沉，在强光的照射下它们只会变得稍微小一点儿。护士用吸入设备挠他的喉咙时他也很少咳嗽，他大脑的很多部分都已经不再运行了，而且很有可能再也不会恢复。

范医生说，尽管恢复概率极小，但如果特蕾莎希望给他的大脑更多休息时间的话，也是可以的。可那样的话，乔就需要做个气管造口术来让他更舒适地连接呼吸机，还要通过手术在他的腹部装上饲管，而不是像现在这样从鼻子进入。这些操作能确保他获得氧气和营养，可是他的大脑能否康复、他是否能醒来变得和从前一样，其实机会渺茫。"他也许要在疗养院度过余生。"范医生告诉特蕾莎，"他需要护士为他擦洗和翻身，再也无法自理。你觉得你父亲会希望这样吗？在我们进行气管造口术和安装饲管之前你还需要想一想吗？"

"我已经不知道该怎么和这家人说了。"科菲医生向我描述了一下他和范医生同特蕾莎及她弟弟雷的对话。我一边认真听他讲着，一边惊讶于他会来找我帮忙。就在几个月前，他对我说过，如果他求助于姑息治疗，一定是他让病人失望了。现在他真的来寻求帮助了，我想情况一定特别糟糕。

科菲医生和范医生之前已经和特蕾莎以及雷开了三次会，向他们解释说布朗先生这次中风是他们见过最严重的那种。如果乔能活下去，也仅仅是因为有机器的维持，他不可能再回邮局上班，也不可能认出他们或是同他们开口讲话了。可是特蕾莎对她父亲的困境避而不谈，她坚持强调如果医生们之前做好他们的工作，那么这次中风就不会发生。她注意到自己的父亲会不时抽搐，并将其解释为他想要移动，可科菲医生和范医生都曾告诉她这些动作是无意识的，只能表明他的脑损伤很严重。可是，不管两位医生说什么，她还是觉得父亲能认出她并且会完全康复。她希望采取一切可能的措施。

"坦白讲，只要能让特蕾莎不再嚷嚷，我甚至想就按她说的做吧。可首先，我们已经采取了一切措施。其次，我知道按照她说的去做对乔来说是不对的。范医生已经跟她解释太多次了，他不会醒来了，所有的那些小动作只是无意识的抽搐，恰恰表明了他的情况很糟糕。可她谁也不听，她觉得他是在抗争，奇迹会发生的。"科菲医生说道，"也许她需要听听另一个人的意见，让一个完全陌生的人给她一点儿方向。"

....

就在我遇到乔·布朗的这段时间里，我意识到医生之外，我还意外成了语言学家——帮助病人和家属拆解他们使用的词汇，以及语句中的多重含义。刚开始谈话的最初几分钟里，特蕾莎形容乔是个斗士，许多病人都曾这样描述自己。就好像我第一次见到琳达的时候，她说自己是个"勇士"，在同肾衰竭对抗。还在专科培训的时候，戴夫也说比起在越南的时候现在的自己才更像是个"战士"，正处在"抵御肺气肿的战场"上。最近我还碰到一个因为严重肺炎入院的肺癌晚期老人，她的外孙女们给她画了一张画像，画上她的脸因为癌症而消瘦，还布满正在愈合的带状疱疹的红斑。这张脸被嫁接在一幅浩克·霍根的身体上，她们还复制了好几张贴满了她房间的墙。"别被她的样子骗了，我祖母和浩克一样强壮。她绝对不可能被这没用的癌症给打败的！"她外孙女第一次见我时这样同我说。她的祖母呻吟了一下，又一次想要移掉罩在鼻子和嘴巴上的氧气罩。"看到没？她那么强壮，她觉得自己没有这些氧气也可以战胜病魔的！"

我完全能理解他们想要战斗的心。每当生命面临威胁的时候，人们想要保全生命的本能是如此强烈，而竭尽所能地对抗每一个敌人似乎是生物的本能。我们的身体想要延续自身，这也是为什么当面对有性命之忧的疾病和伤害时，身体有很多自保的机制。比如，一旦心脏衰竭加重了，肾脏就会承担起更多维持血压的作用；如果遭遇车祸失血过多，心脏就会有力地加速跳动，呼吸频率也会增加，以此来满足身体所需的血液和氧气。可是当身体、思想和药物，所有的努力都已耗尽，当疾病越来越强大，我们还能与之一战吗？

在住院实习和专科培训刚开始的时候，我总觉得那些把自己称为斗士的病人会很难搞，他们往往不能真正理解自己病得有多严重。他们会要求毫不现实的治疗，如果医生拒绝提供就会遭到他们的指责。不论他们得的是癌症、心脏衰竭，还是肝脏衰竭，身体越是虚弱，他们就越要大声表达出自己的勇气和力量。当这些斗士死去后，他们的悼词总会格外强调他们为之奋斗的战争，死于癌症被称为"在漫长的战争中终于不敌"或是"英勇奋战却败下阵来"。

可这些战斗的言语对于说话人来说究竟意味着什么？这些用

词已经频繁到快成了形容任何面对死亡之人的礼节了。斗士们想要为治疗疾病做"任何事"，斗士们期待着"奇迹"，斗士们拒绝参与任何有关"放弃"的讨论。我认识的一些医生会将"斗士"解读为一种指示，需要他们无视可能带来的伤害并提供一切治疗。作为医生，他们要如何去质疑"奇迹"这个词，并卸下其带来的负担？我见过太多对话就因为使用这些词语而陷入僵局，也开始怀疑要推进一场有挑战性的对话是否应该要探索这些用词，要在具体的不幸场合下逼着人们解释清楚，究竟什么叫作为了奇迹而战。毕竟，"战斗"这个词本身就意味着冲突。斗士们有没有理解这场战争中的复杂性和细微区别？他是否熟悉自己的对手？他们是否明确理解了战斗的结果和斗争的对象？他们是如何定义"放弃"的？什么才是值得为之战斗的？什么样的战斗结果对于一个人的身体和生活来说是必要的？除了治愈疾病，尤其是当这条路已经行不通的时候，还有别的情况可以被称为奇迹吗？

身体自有其语言，医学则能将其阐释表达出来。用血压带我们可以测量出胸痛导致的高血压，通过血检和尿检我们能够判断一个人神志不清是由器官衰竭导致的，还是由感染抑或是过度服用某种药物导致的。可是我们真的知道如何去倾听一具即便我们用尽力气，但仍然阻止不了其步入死亡的身体吗？若我们给予病人去打响这些所谓战斗的武器，我们的责任难道不应该是帮助他们去区分什么才是可以战胜的，而什么不能，用何种武器，又会有怎样的结果吗？难道像这样的讨论就不是病人想要抗争的方式吗？

想到布朗先生的困境，我又回忆起父亲很多年前跟我谈起身体时使用的语言：身体是我们的居所，并非身份。它被科学所认识，却仍有无尽的未知，我们会想使其服从意志，但每次都是天性获胜。每当我的人生和幸福摇摇欲坠无法平衡时，我就会努力去理解这种对立。可是我花了很多年才从字面上理解，并真正轻松地接受和实践它。"灵魂将身体如织物般穿起，又在死亡时将其丢弃。"我不知道自己能否用这句话来帮到布朗先生。

....

特蕾莎·布朗想让我明白她是个尽职的女儿。她坐在父亲病床边的访客专用椅上，旁边的柜台上有几个空咖啡杯子和一块香蕉皮。她打开两本线圈笔记本，一本记满了她父亲的药物、生命体征、每天的体重，还有过去两年里她父亲去看心脏科医生时记下的笔记。另一本则满是凌乱的笔迹，写着每一个照顾他的护士的名字、每一次看护轮班开始和结束的时间、护士所做的每件事的细节，还有她和科菲医生以及范医生谈话的记录。有一些被标记了出来，明显她反复看过很多遍。

她告诉我，在过去的三天里，她坐在自己六十岁的老父亲身边，观察着护士如何为他翻身，记下每一种药物，还能迅速指出她们的错误和误解。

不，美托洛尔的剂量不对。你难道没看他的药物记录吗？

这已经是我第三次同护士说不要在半夜进来了，她们难道不明白他需要睡眠吗？

我想要直接去问一声为什么这次超声波要改期。这已经是第二次她们说有急诊要推迟了。

"他是我的爸爸，我不会随便乱来的。"她紧盯着我，眉毛抬到了猫眼形眼镜的上端。当我们所爱的人在进行一场可怕的战役时，我们总想给予他们所有可能胜利的机会。对特蕾莎来说，这就意味着对父亲寸步不离，并且努力把控一切可以帮他渡过难关的治疗。她父亲为什么突发中风、他能否康复，以及康复到底能进展到哪一步，对于很多未知的问题她都无能为力，所以只能专注于那些力所能及的方式来支持她的父亲。我知道她的出发点是好的，如果我自己的父亲住院了，我知道自己一定也会有一样的恐惧、保护欲和爱护。可是她的话让我觉得心里生长出一股熟悉的不安定感，就像是有一只手在里面挤压，令我呼吸困难。我意识到，这是一种每当我遇到很快会出现敌对状态的病人或家属时就会出现的生理反应。不是每一个惊慌失措的女儿都会给护士的护理细节做笔记的，也未必会逐字逐句记下和医生的对话。我试着保持对她的同情，但也提起了警惕。

面对其他病人和家属时，我常常需要找到其中的平衡。有一位病人的姐姐曾在家庭会议进行到一半时对我大吼："你为什么总是这么消极！"当时，她所有的家人和我的三个同事都惊呆了。一位老人曾问我是不是死神本人。还有一次，一位病人的妻子对我说："我不能像这里的其他人一样称呼你为'医生'，因为你跟他们不一样，你就像个杀人犯。"即便我明白病人和家属处在巨大的压力之下，所言所行都非他们本意，但这些言语还是会深深刺伤我。就算理智告诉我可以找到办法和大多数人达成和解，身体还是会尽力地警告我，有时候其实我办不到。

特蕾莎又开口了："抱歉，你的专业是？"

她一直专注于转述她父亲护理的方方面面，以至于我才发现自己进屋十五分钟了都还没有机会自我介绍。我抑制住了想要称自己为"支持护理团队"一员的念头（这是对姑息治疗一种普遍的委婉说法），决定直白地介绍自己，因为没必要的拖延必然带来冲突。

"我来自姑息治疗团队。"我直直地看向她的眼睛，尽量让自己的声音平和温柔，"我会接触很多像你父亲这样在 ICU 的病人，并以两种方式来帮助他们。第一，我会确保如疼痛、恶心或是呼吸困难这样的症状得到有效处理，让病人感到舒适。第二，我会帮助家属和医疗团队一起讨论如何让治疗方案与病人的目标和价值观保持一致。"

她的表情从一开始的欢迎变为惊讶："好吧，我可以说爸爸现在还挺舒适的，他只是在休息而已。我告诉你，他的目标就是尽快康复回家。这些能解决你的疑问了吗？"

"的确，这是很多人的目标，就像你说的一样。"我开始问她，"科菲医生最近有没有同你说过你父亲的最新情况？"

"有。"她回答道，"我都写在这儿了。爸爸需要呼吸机和饲管，我们都接受，然后每天看看效果如何。"

尽管她的描述在理论上完全正确，可是却没有承认即便她父亲采纳了科菲医生提供的一切治疗，还是很有可能无法康复的事实。我很担心乔，如果他至多只能成为从前的自己的一个影子，他会想要怎样。

我抑制住心里那只看不见的手，深吸了一口气："我想，如果能和你父亲的医生，还有你和你弟弟一起开个会，是很有帮助的。我们可以讨论一下现在的治疗进行到哪一步了，也确保你的所有问题都得到解答，你看如何？"

特蕾莎有些恼怒，她说："你们这些人老是想要见面啊，谈话啊，浪费我的时间。我们真的有必要这样做吗？我难道没有解答你的疑问吗？"我能感觉到自己的耐心在慢慢被消磨掉，但我还是提醒自己如果站在她的角度，我也会被持续的谈话弄得疲惫不堪，尤其是大多数对话都是在讨论父亲每况愈下的身体状况。可我们无法同乔本人聊，我们只能和特蕾莎聊。毕竟，她才是他的支撑。

"特蕾莎，我明白这些谈话听上去没完没了。可这是因为你父亲的情况特别复杂，所以我们想确保我们在做的事也是他自己想要的。"

"我接下来跟你说的，我以后也一直会这么说——做一切可以救他性命的事。"特蕾莎眉毛高挑地盯着我，在胸前抱紧双臂，"不过，好吧，既然你说了，那就明天中午碰个面吧。"我能理解特蕾莎是出于许多激烈的交杂的情感才这样说话的，可我还是觉得自己对她的同情心快要被恼怒所压过了。就在我要走出乔的病房时，我看到她弯腰用一条湿毛巾擦拭他的眉毛，轻声对他说她爱他，说她永远不会离开他。她用自己的额头碰了碰他的额头，然后摘掉自己的眼镜用纸巾擦了擦眼睛。我放下了自己的气恼，试着将她看作一个独自在病房里孝顺又恐慌的女儿，还没有做好要失去父亲的准备。我想起了琼·狄迪恩的一句话："只是失去了一个人，整个世界就此空虚。"

....

当人们说他们想要"一切"的时候，他们在说什么：

我希望你把能做的检查和操作都给我母亲做了，就是我在电视里看到医生做的那些，因为那里面的病人都康复了。

如果我不让你尽一切可能的话，那我就是在放弃我的爸爸。

如果你不尽一切努力的话我就起诉你。

我不能做让医生停下来的那个人。你问我爸爸自己在这个时候想不想斗争，我回答不出来，可我需要让自己觉得我抓住了每一个让爸爸去斗争的机会，我不想做那个说出"只让他舒舒服服就好"的人。

我已经十年没见姑姑了，我觉得这很罪恶。可现在我在这儿，我想要你们做一切能做的来治好她的心脏病，不遗余力，什么办法都不放过。

我太害怕失去我太太了。如果她就是那个百万分之一的概率活下来的人呢？如果不把所有的方法都试尽了，你们怎么能确定她就要死了呢？

如果我们不能尽一切可能治疗他的癌症，这不就像是放任他去死一样吗？

求求你了，让她完完整整回到我身边吧，还给我那个我认识的爱人。

你不是上帝，你有什么资格确定他撑不过肝脏移植呢？做你力所能及的事情吧。

我很难接受，很害怕，很担心，很生气，不知所措，很愤怒，很麻木，睡不了觉，还特别难过，说实话，让你尽一切努力对我来说要容易一些，因为我不想接受现实独自消化真相。

医生以前跟我父亲说他肯定会死于癌症，可他告诉他们，他想要用一切方法来治疗，三年后他还在这儿。我不会再相信医生的话了，我想要用一切方法来治疗我的母亲。

....

如果我还在专科培训的话，我可能会花几个小时陪着特蕾莎，相信只要我不断倾听，并完全理解她对父亲的治疗意见，我就能自然地将她的注意力转向她父亲神经受损的严重性上。理智上我明白，她的激烈言辞和敌对态度并不是针对我个人。可是每天仅仅是目睹这些伴随着死亡和失去的强烈情感，也足以让我自己对于周遭的痛苦变得麻木起来。

尽管如此，为了照顾好布朗先生，我还是必须找到与特蕾莎和她弟弟沟通的方式。如果在一年前，我可能会问自己要如何面对特蕾莎所表现出的强势和不屈服的执着。我过去曾很难理解像特蕾莎这样的人，可现在我变得耐心了。我会在那些充斥着争吵的家庭会议中看着时间，我会在病人一一抱怨自己遇到的医生都让他们失望的时候，试着转移话题把难堪放到心里。我强迫自己去聆听他们的独白，等待他们有片刻的停顿好让我重新将对话引回我想要讨论的内容上。我说服自己要做好工作，就必须和我所遇到的那个特蕾莎达成统一战线。可是现在我会问自己另一个的问题：如果不论采用何种方式，病人家属都听不进我说的话，那么我对病人的责任是什么？我能否用同情心来平息他们的怒火，那样又会如何？怎样才是更有同情心的做法，是避免充满火药味的对话，还是继续？

即便只见过特蕾莎一次，因她而产生的挫败感已经像海浪一样快要吞噬掉我了。现在回想起来，我一听到她的声音就仿佛听到过去两年里我听到的所有那些难以应对的病人和家属的声音在一块儿回响。我记得他们的愤怒更甚于他们的脆弱。在我脑子里，特蕾莎、她的弟弟和她的父亲就仿佛是游乐宫里哈哈镜照出来的形象：特蕾莎，易怒的、有控制欲的、不屈不挠的，又高又大，让人无法逃脱；本应是这出悲剧中主角的布朗先生，矮矮胖胖的，被特蕾莎的巨大体型挤到了角落之中。在这幅被扭曲的画面之中，我终于明白过来，我的挫败感和不耐烦其实都源于我自己对受害者的扭曲理解。我一再告诉自己，布朗先生的痛苦应该是我关注的焦点，但此刻却不在这幅图像之中。

·················

　　我本打算搬去洛杉矶后就永远安定下来，把这里作为新的定居点。可是首先，永久，或是期待永久本身就是一项无法预料的挑战。毕竟在过去十年里，无常才是我生命的主旋律。不管是我的团队、病人、医院、诊所、公寓、呼机号码，还是家具，所有的一切都一直在变化。人们说这些无常最终将换来稳定，可为什么调整本身让人觉得这么艰难呢？

　　在碰见特蕾莎和她父亲的这段时间里，我逐渐觉得不在医院的时候和在医院里一样自在。在洛杉矶交朋友变得容易，同医院里的医生也合作紧密，很多人都会经常来咨询我。他们是一群很有幽默感的人，认同并赞赏我的工作，也对这份工作为我带来的挑战表示理解。他们会开始邀请我去当地酒吧共度欢乐时光，去他们家里参加圣诞聚会或者是部门的聚餐。其中有很多人都和我差不多大，也是最近才刚刚完成培训，他们非常能理解这种新进成为主治医生的挣扎，以及刚刚结束培训后因为获得闲暇时光而感到的奇异的不适应。酒足饭饱后，我们开始聊起各自工作中富有挑战性的事情，以及在洛杉矶发生的种种趣事，好让各自回头工作的时候能更容易些。

　　我也渐渐在我的街区安顿下来，有几家不错的咖啡店可以让我读书写作，还和工作上认识的新朋友发现了好几家餐馆。我会和弟弟去格里菲斯公园徒步，他已经开始在加州大学洛杉矶分校进行住院实习。我还遇到了一个深爱的男人。在刚开始的暧昧阶段，他会给我带一整盒手工烘焙的咖啡蛋糕，会在下午给我发短信说他正在想我。就像在住院实习的时候一样，等到我回复可能已经是几个小时以后的事情了。可他不生气，而是说他不是因为要我马上回复才发那些短信的，他只是想让我知道他在想我，仅此而已。我发现自己会在写完病历休息的时候期待他的短信，从头到尾翻看我们的聊天记录，因为想到有人在像我想念他一样想念着我而感到温暖。

　　这样的生活对我来说一直如同海市蜃楼，可是在漫长的培训结束后，它好像终于要展开了。更具体一点儿来说是，长期以来我怀疑自己是否是个好医生的焦虑感缓和了。我渐渐认识到，也许成为一个好医生最好的方式就是纵情于医学之外的一切，一切曾让我渴望，但从不相信自己可以获得的东西。而我现在的目标就是保护这一切不被工作，特别是像眼下面对特蕾莎这样让人苦恼的情况投下阴影。

....

　　我花了很长时间寻找到同特蕾莎和雷开会的地方，他们跟我一起，先是来到一个等候室（里面全是访客，其中还有两个哭叫的小宝宝），然后又到了一间有桃色墙面的会议室（里面有两个护士正在休息，我问她们能否让我们占用这里开个家庭会议的时候，其中一个人生气地瞪了我一眼），最后我们到了一间小小的ICU 会议室（那里有几个同事在讨论一个棘手的病历）。我考虑要不要带他们去餐厅，这个时间段，那里通常是空着的，可我却突然觉得整个医院的建筑似乎都容不下一个家庭会议，内心的绝望在不断积压，于是便停了下来。医院里有为各种各样的流程提供的空间，只是没有给对话留下位置。就在这时，我感到口袋里有震动，拿出手机看到科菲医生发来的短信：来护士会议室开会吧。

护士们同意把她们平时开会用的大房间让给我们会面，会议室的墙是蓝灰色的，里面有一张巨大的黄褐色桌子和一张带绒的有坚实靠背的大椅子。特蕾莎和雷先进了屋，科菲医生和我跟在后面。

"大家今天都到这儿来是为了讨论你们父亲的身体状况。"我们刚一坐下，科菲医生就开口说道，已经开始显得不耐烦了。他很直白，双手紧握放在桌前，"我想我们都已经相互见过面了，就省掉自我介绍的环节，直接开始吧。"我瞟了一眼钟，现在是下午 1:30。

"我们都知道你父亲的晚期心力衰竭已经有好几年了，期间还伴随有糖尿病，这两个问题导致他的肾脏也不是很好。"

特蕾莎插话进来："先生，我得打断你一下，我认为他的病不是自己恶化的，完全是因为他医生的疏忽。"她把手中的笔翘在桌子上强调自己最后半句话，先是看向科菲医生，然后转向我。"我已经很负责任地告诉你，是其他医生的错误才让他走到这步田地的，现在又轮到你们来告诉我该怎样纠正了。"她打开了一个笔记本。

"嗯，特蕾莎，我们之前已经讨论过这一点了，我觉得没有必要回顾几个月甚至几年前发生的事情，这对你父亲是没有帮助的。因为他现在的状况已经完全不同，而且我……"

"是的，是不一样了。"特蕾莎又打断了他，微微提高了声调，"但我想知道，你们要怎么纠正所有以前没有被做好的事情。我不可能让我爸爸因为这些医生搞砸了就死掉的。"

在接下来的一个小时里，这样阻碍我们议程的发言一直在持续。特蕾莎说到了他父亲经历过的每一次治疗的细节，只是绝口不提他的现状。有一次是心脏科的护士告诉他可以去药房取药了，但其实药还没到；有一次是他的肾脏医生没有给特蕾莎回电话向她确认下一次会诊的日期和时间；还有一次，他的主治医生建议他服用一种他本就已经在用的药物。特蕾莎大声质疑，为什么像我们这种不给病人回电话或是记不住治疗方案细节的医生能挣这么多钱。

我有一次问阮医生，她是怎么在家庭会议时熬过类似这样漫长的独白的，她这么对我说："有时候人们觉得需要重温每一个出错的细节，是因为他们受到了伤害，感到愤怒，而且无法应对这些情况。你只需听着，牢记自己的工作是来帮助他们思考的，他们的亲人会告诉他们怎么做才是最好的。"我试着注意听特蕾莎的话，提醒自己她只是不知所措，那种因为挫折、恐惧、愤怒和伤感交织在一起的情感是可以被理解的。可是这也许会让我们几乎无法与她真诚交谈，会令我们更难有效地医治她的父亲，可明明他才是最重要的。

雷一直很安静，在特蕾莎说了大概二十分钟后他突然开口道："我不敢相信这么久以来我父亲甚至没有被当成一个人来对待。如果不是特蕾莎刚刚说了，我甚至都不知道这些事。现在我知道了，我会问自己，我们要怎么来弥补这些？你们怎么不问问自己这个问题？"

雷开始谴责我们试图要对他父亲施行安乐死来给医院省钱，他的声音变得越来越大，也越来越严厉，我不知道他这么说只是在表达悲伤，还是他真觉得这就是能让他父亲得到最好治疗的方式。我也不知道特蕾莎和雷真正想要的是什么，或者他们希望我们为他们、为他们的父亲做什么。

这一僵局让布朗先生的治疗陷入停滞。我看着科菲医生试着用至少三种不同的方式来解释布朗先生的病，告诉他们，布朗先生的病一直都是无法治愈的，他的医生处理得很好。他解释说，没有回的电话和开药后几个小时才收到药的延迟的确很让人恼怒，但绝不是他中风的原因；他认为特蕾莎和雷应该考虑一下让他们的父亲平和地死去，因为他存活的概率已经非常小了。可是科菲医生的话几乎总是被粗暴地打断，他都来不及提到：无论如何他都会支持他们的决定，但是希望确定他们清楚所有选项的细节，这样才能决定如果他们的父亲有能力的话会选择哪一种。

随着特蕾莎和雷的愤怒愈演愈烈，科菲医生也越来越没有兴趣回到这个谈话最初的主题了。他最终沉默不语，开始盯着墙上的钟。他后来告诉我，沉默才是他唯一的选择。即便要和特蕾莎继续深入谈话的必要性迫在眉睫，挑战她却只会削弱他继续谈话的能力。他的表情从一开始的关切已经变成冷漠，而正是这样的情况，让许多医生对和病人及家属进行类似艰难的对话心生警惕。毕竟，对医生来说，比起帮助病人或家属理解他们提出的要求不可能被实现或是可能对病人造成更严重的痛苦，遵循他们的要求要容易得多。这种做法不对，却是人之常情。

我内心理想主义的那部分在想，是否有可能打断特蕾莎和雷对医生的怨恨，转而唤起他们对父亲的爱；可是内心已经心力交瘁的那部分又在想，理解和安抚他们的愤怒到底是不是我的责任。

"我理解这对你们俩来说都很困难，这种事情比我们任何人所能想象的都要艰难。"我轻轻开口。特蕾莎哼了一声，雷则看向他的膝盖。"我们不是想掩盖你父亲过去遭遇的治疗，可我们觉得很有必要谈一谈他现在的情况。"

特蕾莎笑了起来，而雷摇了摇头。"你都没有在听吗？"特蕾莎说，"还是你需要助听器？我们知道他的情况。我们知道如果不是你们这些人搞砸了，他就不会是现在这样。我们现在，代表我们的父亲，恭敬地请求你们，做一切能做的来治好他！"

愤怒，终于压倒了同情。

"这话你已经说过很多遍了，我们要为你父亲做一切能做的。可我们要解释的是，治疗你父亲有很多种方式，各式各样的方式。这全都取决于到了这个阶段他觉得什么才是最重要的。"我眯起了眼睛，"你是已经听过这些了，可我希望能百分之百地确定，你们和我们一样对他的情况有同样的了解。他得了严重的中风，我们担心他不能说话、不能自理，甚至永远也醒不过来。因为在同等时段里许多其他的病人可能已经睁开眼睛或者能够活动了，他却没有显示出任何好转的迹象。除了这次中风，他还有心力衰竭和糖尿病，这些病都会加大他这次中风的危险性。"

"慢着，慢着，慢着。"特蕾莎打断我，"为什么我们又回到这些问题上？心力衰竭、糖尿病，这些都和中风没关系啊，那都是你们这些人造成的。"

"姐姐，别说了，听她讲下去。"雷说道，"我们一直在告诉他们唯一的选择就是继续战斗，但我倒想听听这个人说的，到底什么是爸爸的所谓的选择。"

我停顿了一下，考虑着是否要继续说下去，可是比起之后要遭遇到让我害怕的对抗，沉默更让我生气。不管特蕾莎和雷会有什么样的反应，我觉得把任何像布朗先生这样的病人可以得到的选择都告诉他们是我的义务。

"事实上，在我们谈论选项之前，我想先了解一下你们俩都有过的一个表述。你们形容你们的父亲是一个斗士，会希望得到一切可以做到的治疗，能不能告诉我，这对你们来说是什么意思？因为这些词语对不同的人来说有不同的含义。"

这回是雷笑了起来，而特蕾莎摇了摇头："你念了那么多书，然后问我什么叫我父亲是个斗士？"

"没错。"我说，"我想知道你们理解的斗争是什么样的，还有你们觉得如果他赢得了这场战斗会是什么样的情况。"

"斗争就是克服困难。"特蕾莎说，"就是不管什么情况都继续前行。他在为自己的生命斗争，每次看到他在床上颤抖的时候，我都能看到他的斗争。"

"他在打一场艰难的战役。"我说，"赢得战役就意味着醒过来，回到他原本正常的生活，这样说没错吧？"

"没错。"特蕾莎说，"而且我知道这会发生的。"

"你还提到过为了赢得这场战役，他会想要一切治疗。但我觉得你们很有必要知道的一点是，我们可能已经穷尽了所有的一切，而呼吸机和饲管只能起到很小的作用。如果要回到正常的生活，他的大脑必须开始清醒，可是他的大脑已经损毁得太严重，几乎不可能再醒来。所以我们得谈谈，即便做了所有的一切还是无法帮助他的大脑起来战斗并好转的话，要怎么办。"为了让他们不要打断我，我快速讲完了要说的话。

"所以你是什么意思？"特蕾莎有点恼怒地问道。

"我能从你的描述中感觉到你父亲是个会拼尽全力让自己好起来的人。但我们面对的情况是，无论我们如何维持他现在的机体，他的身体可能都没法像他自己希望的那样去战斗了。所以当我们继续保有他可能康复的希望的同时，也应该谈谈如果他的情况持续恶化的话我们该怎么做。而且相较之下，后者更可能发生。"

特蕾莎和雷没有说话，这让我很紧张，但我还是接着说了下去："我们都希望看见你们的父亲好起来，但怎样才算是真的'好起来'，我们得达成一致。他的情况最多有可能是住进疗养院，余生都连着呼吸机。也许他能够接受这样的结果，但如果你们觉得他不想这样，我们也可以聊一聊别的选择。那就是尽量保持他的舒适，使他免于痛苦，不接任何仪器，让他就自然地走。"

那只看不见的手又回来了，我用力推挤着它想要呼吸。这是我第一次说出一直憋在心里的话——如果他知道按照默认方案继续维持现有的操作，之后的状况可能不是他想要的，那么还有另一种方式可以照顾到他。在片刻的沉默之后，我抱住自己等待着争吵的来临。

"你是说我们就拔掉所有的管子让他走才更好？不给他机会去斗争了吗？我不知道为什么我需要一再重复自己的话。"特蕾莎说道，不可思议地看向她的弟弟。"这才是你们得做的，你们要去弥补自己犯下的过错，你们要为我父亲做一切事情。你上次问我的目标是什么，我们希望他得到人们所知的所有诊治措施，他最好能够回家。"

正当我提起一口气，准备换一种叙述来重新解释她父亲病情的复杂性以及除却我们能做的"所有"后他康复的微小概率时，她指着我又开口道："我没兴趣听你再问什么如果这啊那啊的发生他想要什么，我也不知道要怎么才能让你明白，雷和我想要能做的一切，一——切——"

我希望自己能理解他们在看着乔的时候究竟看到了什么。他们看到的是自己亲爱的父亲吗？他们真的相信那些抽搐是他想要移动的证明吗？他们认为那双呆滞而空洞的眼睛真的看得见认得出他们吗？

我一直都看着特蕾莎，可是突然瞄到雷的时候，发现他正向上拿着自己的手机像是在拍视频。我眨了眨眼睛，对自己所看到的一幕惊呆了。"你在录这次对话吗？"我自己都认不出来我说话的音调了，既震惊又沮丧。"我要求你停下来，我们不允许这么做的。"

"为什么不许？"雷只是从摄像头里看着我，表情里有一种愤怒的冷笑，"你大概是害怕我把这个放到网上去，然后全世界都会听到你对我们说的话吧？这样你才会重新考虑要不要用这种态度来对待病人的家属了。你们竟然觉得能这样跟我们说话，真是疯了，安慰什么的都是屁话，你们才是搞砸一切的人！"他开始大喊大叫。我看向科菲医生，他应该会完全同意现在就结束这次会面。

可就在我们俩能做出回应之前，特蕾莎和雷开始用西班牙语相互交谈，完全没有意识到我能听懂。特蕾莎跟雷说他们的父亲落在了愚蠢的医生手上，雷回应说不知道我们会不会为自己这么治疗他们的父亲而感到羞耻。他们就如何使用雷拍摄的一小段视频交换了想法。当我听到特蕾莎提到要雇一个律师的时候，我忍不住开口了。

我语调平静地用西班牙语说："我说西班牙语，我能听懂你们说的每一个字。"他们盯着我，沉默了一会儿，雷才开口告诉我，他很高兴我听到了他们说我们是很糟糕的医生，活该被起诉。

"你知道吗，我觉得够了。"科菲医生果断地说，"尽管普里医生和我都在尽最大努力帮助你的父亲，但我不觉得这是一次有效的会谈。如果我们聊不下去了，之后我会打电话给医院的道德咨询委员会来跟你们谈。"

"到底还要谈多少次？"雷说，"我们说得还不够明白吗？"

"我觉得没有任何必要再继续这次讨论了。"科菲医生又说道，一边暗示我离开房间。一起走回 ICU 的时候，他同我说他怀疑特蕾莎和雷根本无法代表乔本人的意愿，他们只是在让我们做他们想要的事情。"这不是替代决策者该做的事，你懂吗？"他说道，"他们应该告诉我们的是病人自己想要什么。"这当然没错，可现实总是更复杂。一个伤心透了的孩子总是能轻易说服自己，认为父亲会同意他想要的介入方式。在面对死亡的时候，我们希望家人尊重的那条边界会因为爱和恐惧划出裂痕。"我知道这不是什么好玩的会面，可是谢谢你在那儿陪我。如果你不在那里，我可能早就放弃，然后夺门而出了。"他说。

....

那晚开车回家的时候下着雨，路面打滑，交通也很糟糕。我欣赏着打在挡风玻璃前的雨水，映射出我左侧不断经过的制动信号灯和前灯的亮光。我心不在焉地听着电台里放着的流行歌曲和雨刷器有节奏的声响。我累坏了，一方面是因为同特蕾莎和雷的会面，一方面是因为半天待在医院，半天要做家访的安排。数字开始重新有了意义：我们提供服务的能力和效果是以所见病人的数量来衡量的。可是我见的病人越多，我能花在每一个人身上的精力就越少。同病人和家属的谈话变得更加紧凑，而且有时候还不完整。我被迫急匆匆地进行那些本应需要我全部注意力和关切的会议，这和我在住院实习及专科培训时所经历的筋疲力尽完全不同。那些年里是持续的疲劳，不像最近，我只感到虚脱。

我想起几周前和一位同事的对话，她是南加州大学姑息治疗科的主任，我们一年前在一次会议上见过，我搬回洛杉矶后我们也一直保持着联络。"我这边最近几个月里可能会有职位空缺。"她打电话告诉我，"我觉得很适合你，会有很多给医学生和住院医师教学的机会，还会有许多有意思的病人。一有什么新的情况我就通知你。"我本来没打算换工作，可是她的电话让我记起了自己有多怀念在大学里的时光：有其他一起学医的同学的陪伴，教导他人的同时也从别人那里学到东西，去听肺癌、冠状动脉疾病或是老年病学专家给我们开的午间讲座。我很怀念和住院医师以及医学生一起工作的时光，那时候我不仅有机会教他们如何诊治病人，还能和他们一起总结我们所遇到的难题。

我曾经考虑过待在学校里当主治医生，但却更想和曾经雇用过我母亲的医疗团队一起工作。在这儿的日子很沉闷，我却因为追随母亲的脚步来到这儿而感受到了意外的惬意和骄傲。我会因为一个病人提到她错打了母亲办公室的电话而偷偷高兴，也会因为收到本应寄给母亲的邮件而窃喜。可是在过了八个月之后，我不确定这种联系有没有足够的理由让我继续留在这里了。

．．．．．．．．．．．．．．．．

周一早上上班的时候，我得知乔已经死了。

周五晚上八点钟，就在我们开完家庭会议的几个小时后，他的血压开始下降：120, 100, 80, 75, 50。

在乔住院的那几周里情况一直没有什么变化，可是科菲医生从家庭会议回去的三十分钟后，一切都变了。布朗先生发起了高烧，浑身冒汗，他的血氧含量低于正常值，几小时前早上刚照过X光还一切无恙，现在重新拍片却显示有新的肺炎。他的血压一直在下降，感染却在持续扩大。科菲医生告诉特蕾莎她父亲的肾脏也开始衰竭了，特蕾莎让护士立刻打电话叫肾科医生赶紧过来，好知道科菲医生是不是在说谎。

4, 10, 25, 30。在那三十分钟里维持血压的药物剂量在飞速增长，可即便用了最大剂量，他的血压还是一直在降。又加上了一种降压药，5, 10, 20, 30，剂量在涨，血压却还是掉，如同一个不断升调的和弦遭遇另一个不断降调的和弦，各自带着其可怕的慈悲，最终一起归于沉寂。

大约晚上10:30的时候，布朗先生的心跳渐渐缓慢，最终停止。

科菲医生主持了抢救工作，他叫一位护士做胸部挤压，试图为布朗先生已经行将就木的身体重新注入生命。护士以每分钟100次的频率将他的胸部按压2英寸（约5厘米）深，这样持续了 2 分钟。

特蕾莎和雷被一群医生、护士、呼吸科专家和药剂师挤到后面，他们全都围在乔的床边，每个人都忙于一件他们所能做的"一切努力"。救护车，也就是一辆在蓝色警报发作时装载所有所需药物和器械的米色小车占据了房间的后侧，特蕾莎和雷就这样被挤出了病房。屋内再没有空间留给乔最希望见到的两个人了。

一切。每分钟 30、30、100 的按压，每一下都深入他的胸膛。

"做了十轮心肺复苏。"科菲医生写道，"自主循环没有恢复迹象。"除了按压也没有心跳痕迹，只有 30 和 30。

我不知道如果要重新回到同特蕾莎和雷的谈话中，我还能怎么说。我对自己当时的恼怒感到羞愧。想到乔在死去的时候所经历的痛苦，我的胸口也开始疼痛起来。

"我们的父亲想要能让他活下去的一切措施。是你们这群家伙没能在诊室做好你们的工作，才让他现在躺在这里，所以拜托你们尽最大的努力让他活下去，因为这就是他想要的。"

我没有预料到他的情况会恶化得这么快，也没想到他会在我们谈话的几个小时后就死去。我翻阅着布朗先生的病历，发现紧急联系人的一栏填的是特蕾莎的电话。我盯了那串数字有几分钟那么久，想着是否应该打电话去问问她的情况，告诉她得知她父亲的死讯我很抱歉。我开始在办公室座机上输入她的号码，可是按下几个数字后我就停手了。我要对她说什么呢？鉴于我们上次的交流，我打电话过去是不是只会令她不快？我只是为了我自己才打电话的吗？最后我还是挂掉了电话。

也许我只是自己妄下论断觉得特蕾莎会对我说出刺耳难听的

话。如果给病人家属打电话表达关切是我一贯的做法，我就应该打给她。我又拿起电话拨打了她的号码，在响了两声后，电话挂掉了。

第十一章　把握生命

　　我穿了一条刚熨好的灰色长裤和粉色上装去参加卡尔森女士的葬礼。"请不要穿黑色来。"吉娜打电话邀请我时这样说，"妈妈特别叮嘱我说，她想看到五彩缤纷的颜色，而不要寻常葬礼那种凄凉的感觉。"

　　"我觉得你妈妈会希望我带约会对象来。"我同吉娜打趣道，她果然笑了。

　　"说到这个她总也停不下来。"吉娜说，"她一根筋地想见你跟她说过的那个男朋友。"我没和卡尔森女士说很多，她只是知道我刚开始和某个人约会。"你是不是谈恋爱了？"有一天我蹲下去检查在她床边收集从腹部流出的暗色液体的塑料袋时她叫了起来。

　　"妈妈别说了！"吉娜喝住她，翻了个白眼。

　　"我们谈谈你的肚子吧。"我眨了眨眼睛对卡尔森女士说，"吉娜告诉我你上周疼得很厉害。"我用手按压她腹部周围的时候，她放了一个很响很响的屁。

"天哪，我很抱歉，医生！"卡尔森女士惊呼，脸上泛起红晕。吉娜则咬住嘴唇，因为憋笑而微微晃动。

"别道歉！我很高兴你排出气了，这表明你的肠道正在蠕动。你现在觉得好一点儿了吗？"我其实很惊讶，肠道完全阻塞的她竟然还能放屁。

"你这么年轻，还有大好的人生在前，到底是怎么忍受做这样的工作的？"她避开我的问题反问我，"为什么要在这儿和我这个放屁的老女人待在一块儿呢？"在专科培训的时候，我常常会意识到自己处在一个有趣的平衡中，一边建构着自己的人生，一边照顾着面临死亡的人。这个专科既是我自己的选择，也可以说我是被自然吸引过去的，也许就在父亲教会我正是无常决定了所有生命，不论我自己、父母，还是每个人头顶的云朵的那一刻。

"我觉得这就是我为之而生的职业，就像你是为了教学而生一样。"我微笑着说，"我也很难解释清楚。"

我坐在教堂后侧的座椅上，整排都放着葬礼的册页，册页上面贴满了卡尔森女士人生每个阶段的照片。有一张照片是婚礼时她紧紧抓着一把白色花束站在她笑容可掬的丈夫身边；还有吉娜在毕业典礼上穿着一身红黑色的袍子，两侧站着她的父母和弟弟；还有卡尔森女士刚做妈妈的时候，照片上的她凝视着襁褓中熟睡的新生儿。读着她的生平我才发现自己其实根本不了解她，比如她有一半的家庭成员都来自南美洲，比如她不但是名中学老师，还是个游泳教练。

仪式开始了，卡尔森女士的家人、学校的同事，还有她过去的学生都有致辞。我用手擦着眼睛，直到有一位接待员给我递来纸巾。我哭是因为难受，更多是因为我被那些话语以及话语中的语气所感动。如果说死亡就像是往平静的湖面投入一颗石子，那么向着岸边延伸的层层涟漪就是我们留下的印迹，就是我们因为存在过而产生的变化。我们会消失于水中，可是那些影响不会随之一起消逝。

"说出'死亡'这个词，一整个屋子都冻结。"诗人简·赫斯费尔德写过这样一句话。

> 连卧榻都不再移动，灯光也不再闪烁。
> 如同松鼠意识到自己被注视的刹那。
> 一直一直说这个词，
> 一切事物才重又前进。
> 你的人生自此披上
> 老电影片段般的粗粝质感。

我在过去两年里使用"死亡"这个词的频率大概比多数人一生使用的次数都要多。我曾每天目睹病人直面死亡，直到有一天这些都变得像是卡尔森女士葬礼上的照片那样平常，像吉娜用来形容她母亲的生死——如同日升日落一样自然。死亡仍然能触动我，它仍会是某种令我尊敬和震动的深邃而神秘的力量。即便它仍能令我害怕和不知所措，但已经没有以前那么频繁了，因为我也目睹了死亡并没有强大到足以抹去人生的意义和持久的影响力。死亡甚至是对人类平等的一个意外提醒，展示出不论我们各自有多么千姿百态，都因生命的短暂和脆弱而联结在一起。死亡无法取消生命及其留下的遗产，可是死亡本身延展了生命的意义。

"把握住生命，与把握住死亡同样有力。"赫斯费尔德在诗篇的最后提醒我。

....

几周后，我在南加州大学的同事打电话来告诉我，她成功地为姑息治疗团队争取到了资金，可以再添加一个职位，并问我能不能过几周来参加面试。面试第二天，我就收到了那里内科主任的来电，说我被录取了。有几周的时间，我一直在想离开我母亲三十年前工作的医院系统会怎样，为什么刚刚工作一年就辞职。可是当我开始想象以后的工作，想象成为一支年轻的在成长的姑息治疗团队中的一员，教授指导一群医学生、住院医师，还有专科培训的医生，也许还会有时间自己写作，我的疲累立刻变成了激动。

过了几天，我接受了这份工作。

....

在工作的最后一周，我打开姑息治疗科的电子档案，发现了一个旁遮普人的名字。即便我原本受训的城市就有大量的印度人口，我真正看过的和我父母来自同一个地方的病人用一只手都数得出来。

这个病人名叫阿莫瑞塔·金格，她因脑部突发大出血入院，血液甚至冲破大脑流向了头骨。她的情况一向良好，可是有一天她突然抱怨头疼得像炸裂一般而且晕了过去，她的女儿阿努立刻打了911。神经科医生看了一下她的头部CT，告诉阿努她母亲可能当晚就会死去。她不知道该说什么，心里很害怕。可是阿莫瑞塔撑过了那个晚上和下一个晚上，尽管她一直没有醒来，也无法脱离呼吸机的支持自主呼吸。ICU团队让我帮忙和阿努谈一谈，如果阿莫瑞塔在接下来几天还是维持这个状态，是否要考虑进行气管造口术和安插饲管。

　　阿努有着一头黑发，皮肤光滑，笑容灿烂，还有一点鹰钩鼻，看上去就像我的表姐妹。"看到那张CT我就忍不住哭了。"阿努坐在她母亲的ICU病床旁抚着自己的头发对我说，"我的意思是，对着那样一张图你要怎么办呢？"她又开始哭了起来，我摸出几张纸巾给她。神经科医生问了她几个问题："你有没有考虑过你母亲在这种情况下的意愿是什么？"那时阿努还在因为那张CT扫描所带来的信息努力厘清思绪，她不知道该怎样回答。所幸的是，作为律师，她在一年前就已经帮助自己的母亲填写过了预嘱。

　　"她是个很有魅力的人。"阿努这样描述自己的母亲。她们才刚刚一起去听了U2乐队的演唱会。阿莫瑞塔在阿努17岁的时候给她买了第一张U2乐队演唱会的票。"她超爱U2乐队。"阿努笑着，"她就在那儿和所有的粉丝一起尖叫'我爱你波诺'。"阿努计划和母亲一起去看演唱会很久了，最终说服她母亲从照顾她父亲的忙碌中抽了个空。"我很高兴我们去了，但我不知道……我的意思是，她是怎么从那么健康的状况一下子落到现在这个境地的？"我感到很难过，阿努和我差不多大，她的母亲比我的母亲也大不了几岁。

　　坐在一起的时候，我开始研究阿努的母亲，我叫她"阿姨"。她并非我的血亲，可是我无法想象自己像对待其他病人一样叫她

"阿莫瑞塔"或是"金格女士"。对我来说叫一个年纪大一点的印度人"叔叔"或是"阿姨"很自然，有的时候我会把他们当作自己的父母。阿莫瑞塔阿姨的美貌让我想起了自己的母亲，她那一头浓密的黑发里夹杂着几缕银丝，皮肤是杏仁色的。她总是闭着眼睛，但我想它们应该就和阿努的眼睛一样，大大的，是温暖的巧克力棕色，睫毛不需要睫毛膏的增色就很长。尽管连着呼吸机，她的面部是放松平和的。

我听了听她的心肺，又轻轻按压了她的腹部，感觉一切都很正常，除了她的大脑。我做了一个完整的神经检查，最后轻柔地问她："阿姨，如果听得到的话能不能捏一捏我的手？"我感觉到她努力用颤抖的手指包裹住我的手。"如果你很疼的话能不能再捏一下我的手？"我以为她会捏我的手，但她没有。我又靠近她，轻声念叨："阿姨，我很抱歉你要经历这些。我想让你知道你很安全，阿努就在这儿陪着你，她很爱你，你不是孤单一人。"每当碰到那些因为自身情况或是因为被连接上仪器而不能说话的病人时，我总会这么说。

我给她开了些止痛药，告诉护士要尽可能频繁地检查她的疼痛程度。阿努和我随后坐到ICU的一间会议室里继续交谈。"妈妈总是很健康的。"她告诉我，"我爸爸患有阿尔茨海默病，妈妈全部的生活就是照顾他。可他根本认不出她。现在，即便我告诉他妈妈病了，他也理解不了。他永远也不会知道她变成现在这样了。"

阿努看着自己的膝盖，把手上的纸巾揉紧了又展开。

"我觉得活着却无法照顾他，对她来说会是很大的打击。"她说道，"如果要依靠别人照顾她，或是发生类似这样的事情，她会很难过的。"

"我听过好多我们父母辈的人这样说。"我开口,"就是这样!在经历了印巴分治后,他们知道得依靠自己才能活下去。去一个新的国家,只能彼此照顾。我无法想象即便渡过这道难关后,她如何忍受住在疗养院里。"我们俩沉默了几分钟,阿努说她要离开一会儿处理一些法律上的事,不过晚些时候会再回来的。她的弟弟是个医生,第二天就会飞来,希望到时候我们能都见上一面。

"他应对这个情况要比我更现实一点儿。"阿努说,"我知道她不会想依赖仪器……可我觉得我们得给她个机会试着好转起来。"

"我能理解。"我告诉她,"即便我们想要对父母有个大概的了解,可是知道是一回事,在不知道她能否康复的情况下尊重这一意愿又是另一回事。"

"我只希望她能和我说话。"阿努喃喃道,低头看向桌子,然后把头埋进了手心里,"我希望她能告诉我该怎么做。"

················

那晚开车回家的时候,我想到了自己的父母。我知道他们在五十多岁,我大学刚毕业的时候就已经起草了预嘱也填好了预先声明。我并没有为他们的深谋远虑感到高兴,而是拒绝和他们讨论这些安排。在父亲试图理性和我对话的时候,我还是很生气。"我不想聊那个东西。"当父亲曾想向我解释,了解他们的安排并理解这份文件里的复杂条款对我和弟弟来说很重要的时候,我打断了他,"不,你们什么事也不会有的。"弟弟那时才大一,没有我这么激动。很多年后我才知道，我弟弟知晓父母意愿的全部内容，以及在他们生命每个方面需要应对的细节。他告诉我，他讨厌谈论这些，可这是生命中必要的部分。

现在我的父母都已经年过六十，身体都还健康。两人时常锻炼，吃素食，也每天按时服药。尽管我总是过问，可是自从2004年的心脏手术后，父亲再没有经历过胸痛。母亲的关节炎倒是经常发作。不过她转而去做阿育吠陀来减轻症状，那是一种用荨麻油按摩膝盖的方法，另外她每晚睡前都会喝一杯加了姜黄粉的杏仁牛奶。可是阿瑞莫塔阿姨的情况提醒我，一切可能都看起来很好，直到某一刻什么都变了。我又想起了琼·狄迪恩的话："生活能在瞬间改变，而那只是平凡的一瞬间。"

....

阿姨的儿子阿杰伊来和我们会面的时候，她的状况没有好转但也没有恶化，她的弟弟也一起过来加入了我们。会议开始之前，我站在阿姨的门外看着她的弟弟抱着她的头，用印度语轻轻同她说，要坚强，要奋斗，要努力回到爱她的人身边。

阿杰伊静静地听我说着他母亲的情况，他已经和ICU的主治医生一起看过CT报告，也知道自打她进医院就没有什么变化。"她的呼吸机设定有很大变动吗？"他问道。"其实她的设定值挺低的。"我回答道，"但因为她一直没醒，所以拔掉管子的话可能会有风险。这也是为什么神经科医生觉得如果我们要继续以人工方式来维持现状，最好做个气管造口术。"

会议的大部分时间，阿努都没有开口说话，因为她已经听我解释过了。"我们得给她一个机会。"阿姨的弟弟转向我说道，"你知道的，有时候奇迹会发生。一个人不应该放弃希望。"他的眼眶开始涌出泪水。"是的，舅舅。"阿杰伊接过话，"可我们也想实际一点儿。如果她不会再好转了，为什么要用这些机器让她受苦呢？"

"不行，不行，我不能接受。我们不能停掉这些让她活着的机器。"阿姨的弟弟摇着头，很坚定地说，"我们不能夺走我姐姐的生命。"他看着我，双手紧紧握在一起，如同在祈祷。如果是往常，我应该提醒他呼吸机的作用是在她身体努力恢复时给予支持，可我怀疑实际上这会给她造成大出血。可是他同我讲话的样子就好像我是他的外甥女或是孙女一样，以一种若我是其他族裔根本不会有的方式祈求我的恩慈。金格家给我太多像家一样熟悉的感觉：阿努的手势、阿姨的弟弟夹杂着英语和印度语的口音，还有那些没有说出口的故事。我想要抛开规则去安慰他们，而不是只讨论阿姨的实际情况。我心里有个声音在大声喊着，他们需要的是个医生，而不是传递虚假希望的人。不要仅仅因为他们让你想起了自己的家人，就让同情心成为你的阻碍。

叔叔害怕她因为突然恶化而离去，我用我最温柔的声音安慰他："叔叔，没有人要夺走阿姨的生命。我知道这很可怕，没有人能预料到她会这样，这一定非常吓人。"

"可是这个呼吸机治不好她的中风。"阿杰伊抢在我前面就跟她舅舅解释了，"她也许永远都离不开那个机器了。"

"阿努和我稍微聊过一些，但我也想知道你的想法。"我对阿杰伊说，"你的母亲有没有和你谈论过，如果碰到这样的情况她会有什么希望？"我们说话间阿姨的弟弟擦掉了眼泪。

"没有，没怎么说过。"阿杰伊告诉我，"她一直都很健康，大家一直以来都更担心我爸爸。可我严重怀疑她是否真的会想要插着呼吸管待在疗养院里。"

"抱歉打断你们，可是我想知道如果她能好起来呢？发生奇迹的概率有多大？"阿努突然问道，"我需要知道。"

"你当然会想要知道。"我安抚她，"不过我认为，我们得弄明白对她来说好起来意味着什么。有时候，好起来意味着她可以减少来自呼吸机的支持，可这不代表她能醒过来做回自己。后者可能很难达成。"我看着阿姨的 CT 报告，不敢相信她竟然撑过了大出血的那个晚上。也许她还活着，可以感知到身边的爱意，让阿努、阿杰伊和叔叔有机会向她告别。这本身就已经是个奇迹了。

....

两天后，阿努告诉我，是时候让她母亲归于平静了。

ICU 的团队给阿姨的脑部又做了一次 CT 扫描，情况不容乐观，体检也得出了相同的结论。"即便心里很想留住她，我也知道自己不能自私。"她的眼眶红红的，"我们都同意不能让她再像这样受折磨了。她的一生过得很好，那是一段美丽的生命。"

阿努还同我聊了一些关于她母亲令她难忘的事。她说，她的父亲本来要接受一段包办婚姻，可是在见到母亲后立刻爱上了她，很快就结了婚。她找到了父亲还在美国读研究生时给母亲写的几封情书，那时母亲留在印度照看他们的两个孩子。像这样因为爱而结合在一起的婚姻在 20 世纪 60 年代的印度特别罕见，他们需要勇气面对风险，还要有足够的信心相信彼此能够对抗社会和家庭给予他们的沉重期许。"我一直告诉她，爸爸会好起来的，我们会好好照顾他的。"阿努告诉我，"我不希望她一直担心没有人会照顾他。"

"阿努，告诉她这些很重要。"我说，"我相信她一定很担心他，她也需要你的保证，让他能得到很好的照料。你觉得还有什么对她很重要的事呢？有什么我能帮到你的？"

阿努停顿了一下然后犹犹豫豫地开口："事实上是有一件事，我知道这个问题有点突兀。我母亲很爱我的狗。你大概觉得我疯了，但我觉得她一定想要在走之前看一眼巴斯特。"

我轻笑起来，摇了摇头安慰说："阿努，你一点也没疯。宠物也是家人，我敢肯定巴斯特也会想和她道别的。这应该没什么关系，我会和 ICU 的护士还有工作人员再确认一下的。"

"谢谢你所做的一切。"她抽了抽鼻子说，"如果不是和你谈过，我绝对没办法做出这个决定。"

很多年来我一直渴求别人给予我赞赏和认同，可是面对阿努的话我却不知该如何反应。我一般会忽视掉，然后对家属们的克制、勇气还有耐心表示出赞许。然而这一次，我试着以最简单的话回应她："谢谢。"

"谢谢你，阿努。"好像比想象中要容易些，"你很坚强，如果没有我你也一定可以做到的，但能够帮到你是我的荣幸。"

"她一定会很爱你的。"阿努说。我突然哭了起来，温热的泪水流到脸颊上。我羞愧地遮住脸告诉阿努说我很抱歉，通常我不会在病人和家属面前哭的。她抱住我说没关系，我和她一样只是普通人。我们在阿姨所在的 ICU 房间里一起哭着，双臂抱着彼此，好像姐妹俩。

················

在医院的最后一个工作日，我一直忙于签各种文件，向众人道别，归还白大褂和传呼机。我把感谢信和礼物藏到了办公室里，然后匆匆去和医院里我见过的病人们说再见，再和临终关怀的病人道别，还要把我新的联系方式给到家属，鼓励他们继续和我保持联系。随着一天快要过去，我写好医嘱，最后一次退出电脑，最后看了一眼在线医生系统里我那张和母亲相似的照片。我静静地坐在桌前，似乎过了很长时间。不敢想象我来这儿已经有一年了，日子好像过得很慢，却又飞速流逝。时间如同手风琴一样时而松散时而紧凑，总是能够迷惑人心。

················

那个周末，我回家去看父母，开车的路上一直想着阿莫瑞塔阿姨。那天是周六，清早海港高速上的车很少。我开出母亲医院附近的出口，一路经过了许多像我第二个家那样的房子。我就像过去无数次回家那样沿着阿纳海姆街行驶。路的左侧有一家总是升腾着烟雾的大型工厂，右侧则是许多长着棕绿色野草的空地。我沿着霍桑大道经过了我以前的高中，沿街都是松树和桉树。没有多想，我把车拐进一条去往我小学的路，把车停在了小时候母亲来接我的地方。这些年，这里大概经历了无数次接送。我又继续开了六个街区到了以前我们租过的一个房子，那座小房子有个绿意葱茏的后院，厨房后还有间儿童房。我总在母亲做饭的时候在那儿大声朗读贝贝熊的故事。我回忆起这座房子里的时光——这是我们在洛杉矶的第一个家，回忆起父亲第一次带弟弟和我去万圣节讨糖吃，母亲会照看花园，还教我在一棵快要枯萎的香蕉树下种上了秋海棠和金盏花。这已经是快三十年前的事情了，可是花丛中泥土的气味，还有万圣节上父亲轻柔地握住我的手的感觉，仍清晰如昨日。

多少片段回忆的拼接才可以组成一段人生，这样想着，我突然便意识到拥有父母陪伴三十五年的我何其幸运。我想起来他们是如何保护和教导孩童时的我和弟弟，如何为我们生活的方方面面考虑周全准备完善的。我想起了阿莫瑞塔阿姨虚弱地躺在病床上，看上去就像个孩子，她的未来在医学理性的猜测和家人的伤痛之间摆荡。我还知道无论我有多害怕，我必须和父母聊一聊当他们的身体陷入病痛时，他们会想要什么。当他们的身体陷于虚弱之时，尊严和陪伴也许是我能给他们最好的礼物了。我又看了一眼我们从前的家，现在已经被翻新得很现代化了，有一扇橡树做的门，一段没有裂缝的混凝土车道，还有排列整齐的花床代替了从前枝枝节节的绿棕色灌木和常春藤。我又想起父亲的那句唠叨：改变才是生命中的恒常。

....

回到家时，母亲正在花园里喝茶，她坐在绿草坪周围的一块小土墙上。墙的另一边种了一棵桃树、一棵番石榴树，还有许多番茄和黄瓜。母亲总爱坐在那片绿意葱茏的墙上，面朝阳光，有时冥想，有时逗猫。我家那两只叫作夏夏和冬冬的小猫，老是围着她叫唤或是打盹。我从厨房的窗户里看着她和猫玩耍，想起1986 年我刚把第一只猫带回来的时候她还犹豫着要不要养，怕小东西会咬她或是挠她。

我打开纱门进去，她笑得开怀，明媚得像是已经好几年没见过我似的。抱住她时我深深吸了一口她头发上檀香和椰子油混合在一起的香味。"我还以为你会晚点儿才到的。"她说，"我还没做午饭呢！"

"没事的妈妈，我还不饿。"我回答她，突然因为不知道如何和她聊天而紧张起来。

"所以……你在医院的最后一周过得怎么样？"她对着阳光眯了眯眼睛。她说过她支持我去大学工作的决定，可我心里知道她还是有点儿失望。我俩都很珍惜在同一个医疗体系里的母女关系，那儿就像这么多年里我们共同的家一样。

我很清楚，如果以我现在的状态都说不出口的话，我可能永远也不会说出来。于是我开口了，那些话更像是从心而发而不是经过大脑的。"这周过得还行。"我说，"发生了一些事让我总是想到你。"

我跟她说了阿莫瑞塔阿姨，说了阿努对阿姨的描述让我想到了她。她们俩都打破了印度社会对女性的期待，勇敢地去追寻了另一种生活。我告诉她阿姨是个很厉害的人，她也是。如果她突然发生什么意外，我自己会活不下去的。我也不知道她希望我为她做什么。我努力回忆起我每天都要向我的病人和家属提出的那些问题，可是当我看向自己母亲的脸时，我最好的工作伙伴——语言，却突然离我而去了。

"我不想在没有你的情况下思考人生，可我知道我得做好准备。"她用双臂搂住了我，我则把头靠到了她的肩上。

母亲轻抚着我的头发，就像我是个惧怕黑暗的孩子一样。我强迫自己暂时脱离女儿的身份回到医生的角色上来。"妈妈，如果你病倒没法再跟我说话了，你希望我为你做什么？那时候对你来说什么才是重要的？"我很庆幸能用英语来聊这个话题，我不知道该怎样把这样的问题轻易翻译成印度语。我曾经试过，可我说得结结巴巴，语言混乱又笨拙，因为就没有什么好的方法可以翻译出"治疗目标"，或是一个人"在性命无几的时候希望什么"这样的话来。

"我不想要任何侵略性的治疗。"母亲立刻摆摆手说，"我只想你让我走。"她的回答迅速又简洁。我意识到她已经思考过这个问题很多年了。她的话刺痛了我，我就像自己见过的很多在家庭会议上对这样的表述不知所措的孩子一样。那我怎么办？你就不想为了我活下去吗？

"这到底是什么意思呢？"我试着继续保持自己医生的姿态问她，"如果你得的病还有救，比如说只需要插管几天就会好的肺炎，这样也不行吗？"我又回到了女儿的姿态。我无法想象自己的母亲因为肺炎被连上呼吸机，尤其是她自己给许多情况更糟糕的病人插过管。"插管未见得是很好的选择，可你也给那么多病人做过插管。"我说，"那为什么你自己就不能够这样过几天呢？如果你能因此和我、希达斯还有爸爸多待一会儿，这难道不值得吗？"

我能感觉到母亲放松了姿态："好吧，没错，如果我的病还有救，那就可以。如果我只需要插几天管的话，你可以告诉他们没问题。但是我不需要气管造口术，不要疗养院，这些都不需要。

我们为病人做的这些我全都不需要。"我并不觉得意外，我认识的大多数医生都能意识到这种讽刺的矛盾。我们会为病人提供插管、心肺复苏、气管造口术、透析，还有很多别的治疗，可若是自己碰到相同的情况却不会选择这些有创设备。我们总会开玩笑说，要给自己文一个 DNR（拒绝心肺复苏）的字样，或是在临终前只要求一点点止疼剂。

但母亲的理由不止于此，她一生的经历塑造了她对于死亡的想法。她的人生总是充满了眼花缭乱的各种东西——医学、育儿、志愿者工作、精神社区，她无法忍受自己有一天变得没有行动能力，或是因为疾病失去自主能力。如果她的器官衰竭，或是被诊断出不治之症，她不需要纯粹延长死亡过程的治疗，最大的期望只是生活无碍。"而且我也不希望你和希达斯来照顾我。"她承认道。

"为什么呢？"感到受伤的同时我又有点儿生气，"我们怎么可能不照顾你？你值得我们给予你一样的爱和照料。我们俩都会尽一切努力来保障你和爸爸安康的，难道你对我们没有信心吗？"

"你说得没错，可是我们不想依赖你们两个。"她解释说，"你得理解，你父亲和我完全能自给自足。刚来到这个国家的时候，没有人施予我们任何东西。你明白吗？那时候如果我们依赖别人，一切就会变得很艰难。"我知道这是事实。他们总是乐于给陷入困境的人们以帮助，自己却只会为很小的事情麻烦别人，比如两人都不在家的时候请人帮忙喂猫或是收一下信件。

"我知道你们俩都很独立。"我尽量用最像医生的说辞来肯定她的话。每当我作为医生说话的时候，我会尽量咬字清楚，放慢语速。事实上，保持这种专业的距离有利于我同她进行这场私人的对话，就好像我把自己的母亲当作一个完全陌生的人。"可希达斯和我都愿意在你需要的时候来照顾你，你能接受吗？"她回答说她能，可是若没有自主能力她无法活得很好。如果她不能自己上厕所，不能够坐在花园里逗猫，或是走路的时候都会有严重的疼痛感，那么她就会将这些都视作神的召唤。"到那时，我只希望身体舒适而已，除了家人和神的祈祷我什么都不需要。"她说。我试着将此刻的痛苦放到一旁，提醒自己用医生而非女儿的姿态来认真聆听母亲的话。她的话和许多病人说的并没有什么不同，很多人都珍视自己的独立性以及能够陪伴在爱人身边的时间，他们不希望用药物来维持身体的存在却牺牲了生命的质量。

接着，她说了很多人不会告诉我的一些话，正是这些话彰显出她和父亲的态度。"苏妮塔，你爸爸和我不怕死。我们会想念你，可我们永远不会离开你的。"她说，"我知道神正等待着我，这一点令我无比宽慰。我打心底里相信你和希达斯不需要做出艰难的决定，因为神都会替我和你父亲做好的。"

我让她的话浸入我的脑中，如同在未干的混凝土上留下的手印，渐渐留存成永恒。她现在所说的每一句话都在回应着她平时常常说的话，正是这同一种信念驱使她从穷困中走向了医学院，从作为移民的挑战走向了现在稳定的生活，也必定会在她衰老的过程中成为她的指引。她希望以自己生存的方式死去。

"等我到了那个时候，祈祷是很重要的。"她继续说道。我看着蜂鸟在桃树的枝叶间飞舞，最高的那根树枝上栖着一只乌鸦。"你得一直祷告，还得把斯瓦米的照片放在我胸口心脏这儿，然后就坐在我身边。"她说，"神带我走的时候我会做好准备的。"

一阵清风吹过草坪，惊扰了正在打盹的猫。一只蜜蜂在我们身边嗡嗡地飞着而后又转而飞去一丛薰衣草那儿。我看着母亲的脸，似乎过了很久。我注意到她的几缕银发在阳光中闪耀。她眼睛下有着暗棕色的眼袋，上唇的上缘有一颗痣，四周是细小的桃色绒毛。弟弟继承了她浅褐色的眼睛，而她遗传给我的是身材还有灿烂的笑容，我的第一缕白头发就出现在耳朵上面，和她一模一样，甚至于我和她在左腿同样的地方都有一块湿疹。

我身上一半的 DNA 来源于她。离开她的身体这么久了，她依然住在我身体的每一个细胞里。可是我所继承的不仅仅是物理层面的东西，她还将她的梦想也传递了下来。追随她的步伐从医不仅仅是因为我想要像她一样医治病人，还因为在某种程度上，我想要通过我自己的工作将她珍视的职责传递下去。直接从母亲那儿听到她的想法给我带来了巨大的安慰，我的任务就是在某一刻——我不敢细想的一刻，能够遵照她的指示，以我对她的了解带给她平静，也明白我对她的爱能够让她不朽。

"你会知道该对我做什么的。我们之间有直接的联系。"她靠过来用前额顶着我的额头。我想和她这样坐在窗台边的一天会是我绚烂记忆中又一段重要的回忆。"你难道不知道我会一直陪着你吗？"她用脸贴住我的脸。

....

父亲一边做着午饭一边从厨房的窗子看着我们聊天。我们手牵着手走来的时候他用好笑的表情打量着我们，雪球则跟在我们身后喵喵叫着。"你们在聊什么呢？"他注意到我严肃的表情，笑了起来。

"快别逗她了。"母亲走近冰箱。她总是会在父亲打趣我的时候为我开脱，"你做沙拉了吗？还是我来？"

"你对新工作有疑虑吗？"他抬了抬眉毛问道，脸上还是浅浅的打趣的笑。

母亲拿走了他正在洗的萝卜和生菜，"你得坐下和她聊聊，这很重要。"说着她向我眨了眨眼，一边推着他去坐下。

"好吧，科林蒂。"他又像平时一样唤我小时候的绰号。"你母亲又夸张了。"他转头从自己肩膀那儿看向她笑，"你想知道什么呢？"

别太情绪化，我提醒自己，要像医生一样，而不是女儿。"我知道自己过去总是不想聊这个。"我开口，"可是如果你们无法自己表述想要怎样的治疗方式呢？我现在认真地想知道你们的想法。"回家的路上我反复地练习着这个句子，尤其是在准备和他谈话的时候。认识他35年了，我知道逻辑是他最好的回应方式，因为他有一颗工程师的理性大脑。我跟他说了说我最近发生的事情，跟他讲到了阿莫瑞塔阿姨，讲到是她的情况让我想提出这个问题，以及为什么为她治疗会让我想要和他谈谈。

"好吧，我是这么看的。"他说道，"身体就像一台机器，有时候故障很容易被修理，有时候不能。如果有什么方式能够解决问题，就像十年前我做支架那样，那就做吧。如果那个问题解决不了，那就别让我受苦。"他用和中学时教我代数时一样平缓的语调说着。他弓着背拿着一本笔记本教我毕达哥拉斯定律的画面又出现在我脑海里。我还记得那是一个暖洋洋的夏日，他硬要和我一起解数学题而不是去青年基督教会游泳。"你要是解出这些题了，我们就去游泳。"他提出交换条件，"你还有一辈子可以去游泳呢，但现在是你父亲教你数学的时间。"

"好吧。"我说，"可是有时候事情不是这么简单的。你还记得拉杰夫吗？医生治好了他身体的一些问题，可他最后……你会想要那样的生活吗？"

"不，绝对不要。"他很肯定地说，"如果我变得需要依赖别人，再也不能自己去想去的地方，做喜欢做的事情，不如不要这样的人生。"

"如果只是需要短暂地连上仪器呢？"

"你才是医生！我会相信你的判断，如果你觉得仪器啊，心肺复苏啊，或者不管你说的什么可以帮到我的话，那就让他们去做。可是如果我只是躺在床上，虚弱得需要护士为我做一切的话，那还是让我走吧。"

"所以你不想像丹中尉一样，对吧？"我微笑着，知道如果提到他在《阿甘正传》里最喜欢的角色，就能够给他一点鼓励。

"丹中尉可不只是躺在床上一无是处。"父亲很严肃地指出，"他只是觉得他应该像先辈一样死在战场上。可是我们要怎么才能计划自己在哪儿死去呢？有些人倒是会傻傻地想这些问题。"他先是大笑起来，随后又变得很严肃。

"你还记得我们看的另一部电影《甘地》吗？你还记得我总是跟你指出电影里最重要的一幕吗？"他问我，我一下子明白过来他说的是哪个场景了。我十岁的时候看过这部电影，印象最深刻的画面是甘地中了枪，而他嘴里一直念着的最后一句话是"嘿雷姆"，这是印度神许多祷文中的一句。我还记得当时自己懒散地躺在我家厚厚的棕色地毯上，而父亲告诉我在死亡时刻最重要的事就是念出神的名字。

我的记忆很鲜活。"还记得《吉塔》吗，死亡的时候要记得神。可是为了要让自己在最后时刻记得神，你必须时时刻刻都记得他。"父亲说道，"你知道吗，我甚至觉得你和希达斯没必要为我和你母亲做任何事。"他继续道："我真的这样想，内心也这样觉得，他会在某一天到来带我走的。他会说：'好啦，时间到了，跟我走吧。'不需要仪器，不需要任何东西，我会平静地离开的。"

我不知道哪一种情况更加糟糕：是替我父亲决定要不要用生命维持技术，还是某天早上醒来发现他已经不在了，虽然平静安详却没能有机会再和我们待在一块儿。

"好的。"我又回到了医生的状态，希望尽可能客观地总结他说的话。"如果希达斯、我还有妈妈认为你的疾病是可以治愈的，你可以接受一些有创治疗。"我继续说道，"可是如果最终要完全依赖于仪器或是卧床不起的话，那不是你想要的。"

"没错，科林蒂。"他微笑，"你说的都对。你还要保证希达斯和你都会陪着我，并为我祷告。这是我最希望看到的。"

我不知道弟弟和我会不会在父母需要我们的时候记得他们现在的话，恐惧和怀疑是否会让我们变得像特蕾莎和雷一样，又或者震惊会让我们像阿努一样坚持下去。和父母进行这一场严肃对话的同时，我突然能够明白他们每个人的反应，以及为什么他们没有同他们的父母进行过同样的对话。因为即便是以此为生，我也很难波澜不惊地讲出很多话。我意识到不是所有人都有能力进行这样的谈话，尤其是对那些和他们的亲人关系并不亲近，或是关系紧张，或是需要很多家庭成员介入这些问题的人来说，要难得多。可尽管当前的谈话就已经很有挑战性了，我仍然无法想象如果真的遇到那样的紧急情况我要如何提出这些问题。到头来，就算我听到了并且理解了父母的意思，等真到了那个时候我知道自己还是需要仰赖很大的力量才能真正做到尊重他们的意愿。

"有一件事是我能确定的。"父亲继续说道，"我觉得短时间内我还不会怎么样，可是等我老了拄着拐杖的时候，我肯定会到处烦你还对你大吼大叫的！"他如我预料一般地笑起来，接着起身从椅子上站起来，把椅子推给我母亲，然后假装拄着一根拐说："嘿，别笑我！"她赶着他走。

"嘿，别笑我！"父亲一边模仿她一边抓了一把青甜椒粒和花椰菜大声嚼了起来。

我们重新又回到了日常的气氛中。我拉出水池后放着的一袋猫粮，扔了一点给雪球，它很快吃完后又叫着想要更多。母亲丢了一把大蒜和生姜在菜板上喊道："把它们切好。"父亲去了旁边的起居室开始看起印度当地的新闻，他每次完成分内的午餐准备工作后都会这样。我把切好的生姜和大蒜递给母亲，就像八年级时做的那样。门外，乌鸦又飞回来在我们的院子里跳着叫着，清风穿过树间又消失不见，只留下风铃叮咚的声响。

....

第二天我就开车回家了，内心很是伤感。那晚，我只吃了一点点在街边餐车上买的玉米煎饼。开车回家的路上，我很饿，可是只吃了几口就没有食欲了。窗外，日落大道就像被光束集结的河流，总有汽车灯和自行车灯照射着，还有彩色的餐厅招牌和荧光街灯。在一个阴暗的停车场，几个暗暗的影子快速地走向他们各自的汽车。

有什么事积压在心里，可我不知道该如何表述。这件事无关我和父母的对话，事实上他们让我深深地平静下来了。我在家里到处晃荡，一会儿坐到沙发上，一会儿挪到椅子里，一会儿捡起一本书，一会儿又去看电视。最后，我还是决定关掉电视早点儿睡觉，也许好好睡一觉就能让我焦躁的情绪得到安宁了。

可是我突然想到一个问题。如果阿莫瑞塔阿姨的情况突然发生在我的身上怎么办？她的情况让我第一时间想到的是我父母的死亡，可要是我自己呢？会这样想，大概是因为阿姨和我有相同的背景，而且她所遭受的突然重创可能发生在任何人的身上，不管年龄几何。也许在我第一份主治工作的最后一周发生的这个转变，无意识中加强了我对生命尾声意义的考虑。不管出于什么原因，我开始思考我对父母提出的那些问题。

我知道某一刻自己的身体将不再运行，然后我就会死去。可即便我的理智清楚这一点，有时我还是觉得死亡不会降临到我的头上。我是个医生，我关照他人的死亡。回想起这些年，我将人生暂且放到一旁，直到完成了学业上的所有，回想起我所认同的延迟愉悦。无数次我告诉自己，如果我坚持学业，总有一天我会有时间来尽享生命的。可现在，当我想到也许明天生命就会在一场意外中终结时，我慌了。

这份工作教会了我关于死亡的什么呢？我看到了不论做好多少考量和准备，都不会让死亡这件事变得容易。和那些受惊的亲人聊一聊，能帮他们做好准备，说出或者写下道别的话（如果你足够幸运和清醒可以做到的话），并且以更高的精神信仰来让自己平静。这些都能够让我们放松一点儿。我们惧怕死亡，想要掌控它的方方面面，甚至由医生执行的安乐死都能让我们感到在应对存在于人类当中的这一无法战胜的宿命时有了一丝自主性。可如果死亡不仅仅只是一种生理事实，还是一条灵性与神圣的道路，那么这其中必定会有一种谜团，值得接受，而非掌控。因为我们掌控不了，我们不能总期待自己可以做好准备。我们所定义的"善终"也许不会发生，但也许我们能够因为不可避免的死亡来活出不同，也许我们需要死亡来避免将生命当作理所当然。

我想到过去很多次我都害怕父母最终死去，认为我的责任就是要掌控操纵自然，阻止这种情况的发生。赋予死亡如此强大的力量扭曲了我对生命的看法，不仅仅是我自己的生命，还有我的亲人和病人们。惧怕死亡、与死亡搏斗模糊了我寻找存在于世的意义。

如果我用敬意而非恐惧来对待自己的死亡会是怎样？我不知道。或者说得再激进一点，如果我能对自己生命的无常保持感恩又会如何？这会不会改变我过去担心和关心的事情呢？在正要创立人生的过程中，或者说正在体验自己人生的进程中去思考这一点难道不是必要的吗？我越是去思考死亡，思考它对别人和对自己的意义，越是意识到生命的庞大与渺小时时并存。

它是一场酣睡后的晨间时光，也是群星闪耀时的疲惫倦怠；它是咬下第一口苹果时的清脆声响，也是品尝吐司上的黄油滋味；它是午后渐过，树影在屋墙上的移动；它是婴孩皮肤的气味，是心脏在期待与紧张时的跳动；它是爱人熟睡时均匀的呼吸；它是独自在无垠绿地的孤寂，也是座无虚席的教堂里的拥挤；它既平凡又非凡，享受喧嚣又保有平静；它是我在追寻更大的目标时忽视的或是很少赏识的许多许多事情；它是海贝中的永恒。

那天晚上我想了又想，泡了一杯薄荷茶，小啜了几口，看着蒸汽从杯中升起又散去，将注意力集中在热水慢慢冷却的过程中，感受着片刻的温暖，这让我感到异常平静。也许死亡要教会我们的也是这样：珍惜现在——珍惜生命中这个时刻所拥有的，明白所有的一切都只是片刻的馈赠。

我不想把自己生命的全部简化为可以写下来的成就、几盒子证书，还有我治疗过的病人的名单。我思考着有什么是曾经被我放到一旁或是认为不太重要的，那些我答应自己会在"有时间"的时候去做的事情。我会打电话给那些从我搬到洛杉矶后就想打电话联系的朋友；我想带母亲去圣芭芭拉的海滩；我想修一门陶艺课；我想经常写信给我在孟买的舅舅；我想学做泰国菜；我想养一只小狗；我想去露营，克服对虫子的恐惧。这些看上去都是些无聊的小心愿，可我不希望自己的人生没有它们。它们都不是小事。

那个晚上只是我开始与自己对话的开端，尤其是当生活中的不如意被放得很大，遮蔽了那些小事的时候。这时我会翻出我那本《吉塔》，重新去阅读那一段文字，看它是怎样完美诠释了死亡，是如何教会我另一种生存方式的：

不论你有多么信奉那套以为自己可以不受苦难只享有人生中喜乐（这根本不可能）的幻想，你迟早都要面对自己无可避免的衰老和最终的死亡。正因为死亡烦恼着人们，令他们去为重要的精神问题寻求解答，它成了人性最大的奴仆，而非其可怖的敌人。

　　这就是生命的教训，也是死亡的意义。巨大和渺小总是互相勾连，像海贝中的永恒。

第十二章　过渡

新的工作地点是一栋亮白色与灰色相间的大楼，大楼前有个总是冒着汩汩水泡的喷泉，四周围绕着绿色的灌木和小花丛。喷泉上的杆子间挂着红白相间的横幅，上面写着"南加州大学凯克医学中心"。横幅下交叉的大梁和医院主入口上的缝隙之间总有麻雀飞来飞去。不远的地方是诺里斯癌症中心，两侧的树木在加利福尼亚的秋天中变幻出金色和绛红色。诺里斯的外面有一块被树木、草丛和玫瑰花丛围绕的四方地，还有一家图书馆和一间书店。总有许多住院医师和专科医生在那儿来回忙碌。他们会在玩弄咖啡杯和听诊器时扫一眼病人的名单，学生们时常会在餐厅外面的桌子上一起吃个午饭，或弓着身子读书，或看电脑。我晃进学生商店想看看里面有什么：白色短外套和白大褂、红牛、蛋白棒、iPad，还有学习指南。我难以置信地摇摇头，这才发现打从我第一次跨进医学院的学生商店到现在已经过去了十一年。

南加州大学是一所教学型的科研医院，也是这个区域的转诊中心。全国各地，有时甚至是世界各地的病人都会来这里求诊。有人来这里进行肝移植，有人来参与转移性肺癌的临床试验，他们都是我所遇到的病人中情况最严重和最复杂的。有的患有恶性肉瘤，或是刚刚经历过凶险的心脏瓣膜置换手术，而且很多都还很年轻，有几个礼拜里我见过最年长的病人也只有五十岁，还有几个礼拜里我见的多数病人都只有二三十岁。他们渴望被治愈的心情是如此显而易见，相信我们可以为他们创造奇迹。在这里，有些同事觉得让姑息治疗介入就好像是放弃了病人，打破了他们长久以来的希望。我只能去看那些被我同事转诊过来的病人，但同时他们还是会每天轮流指导住院医师和专科医生照看这些病人。尽管我回到医院的初衷是想教授医学生和还在受训的医生，可我很快就发现出乎我的意料，我最重要的教学对象是我的同僚们。我需要找到一种方式向外科医生、肿瘤医生、心脏病医生还有一系列别的医生来解释姑息治疗及其价值，因为他们大都没有在自己的学习和实践中接触过这个领域。

我加入的姑息治疗小组里有我、一位名叫约翰的社工和担任协调员的乔治。这个小组很年轻，刚刚成立两年，同时也很繁忙。在我刚来的第一年里，约翰和我一起看了大约 700 个病人，我们一起在凯克和诺里斯两个中心之间忙碌，一起为共同见证的伤痛沉思，也会为那些意料之外的趣事大笑。

我和约翰及乔治很快成了朋友。我们办公室的窗户总有阳光透过，从那里我们能看到街对面的一片树丛和一个小公园。每到特殊场合，约翰总会带一些他细心挑选过的甜甜圈，里面总有我和乔治最喜欢的口味。当面对那些特别有挑战性的病例，比如遇到症状难以缓解或是被恐惧和愤怒所困扰的病人时，我们会一起去当地的地中海餐厅吃午饭，听取彼此的意见。我们会一起被明星的八卦逗笑，也会因本地及国家的政治而叹惋。为了致敬一首约翰很喜欢的嘻哈歌曲，我们甚至还领养了一只熊猫作为团队的吉祥物。来来往往的病人、流水一样的住院医师和主治医生，转变似乎一直是我工作的一部分。可是我的团队总是在那儿，给我安慰，让我依靠。

就在我入职一年后，肿瘤科和重症护理科的同事加入了我们，用为期两周的时间学习如何引导病人和家属谈论他们的治疗目标，以及如何评估及治疗棘手症状的最佳方式。入职两年后，我们的团队也开始带教四年级的医学生了，其中有一名叫艾德里安·冈萨雷斯的学生在参与了一位心脏衰竭病人的家庭会议后不久发邮件给我。"你和你的团队之前看过我们的病人。"他在邮件里写道。读着他的邮件我回忆起了那个病人。那是个六十多岁的天文学家，入院几天前还在盼着观察日食，可就在这时他的心脏开始衰竭，我们也一直没有找到原因。他在 ICU 待了一个多月，不断地需要呼吸机和持续透析来维持身体状况。那次会议的时候，我们必须讨论的话题是现在最优的治疗其实没有用，他的家人认可在这种情况下他需要的只有平静和舒适。我向他们解释了我们会拔掉呼吸管和停止透析，会给他止疼和防止呼吸困难的药，以及他可能会在拔掉呼吸管几分钟后就离开。他在两天后离世，家人都在 ICU 病房陪在他的身边。

"上周的经历虽然艰难，但让我感触很深，我一直很难忘记，让我觉得很有价值。"艾德里安在邮件里写道，"学医至今，我从没和家属进行过这样的对话。"艾德里安想要出席更多这样的会谈，期望有一天可以自己学着主持一次这样的谈话。

几周后他就到我们这儿来轮转了，距离我目睹麦考密克医生以一种震撼的方式和唐娜对话，恰好是七年半的时间。

....

杰瑞德·道格拉斯是我在肿瘤科诊所看的不多的几个病人之一。他得了一种特别具有侵略性的肾癌，疼痛从他的腿骨、手骨一直蔓延到脊柱。最近的一次 CT 扫描显示，他原本应该平滑的骨头表面全都是星星点点的孔洞，很有可能会导致骨裂。"他现在每天会吃几片诺克，可他妻子告诉我，他还是疼得很厉害，所以我想让他见见你。"他的肿瘤科医生奥布莱恩在电话里跟我说。"你还需要知道的是他已经在四线用药了。"他补充道，"我不确定我们还能有什么进展。"

"你和他讨论过这些吗？"我问道。

"我试过了。可他的妻子特别不愿意提到'临终关怀'这个词，而且他们俩似乎都想继续战斗下去。"他说，"不过如果你能和他们聊聊这个，我想他们会想听听你的意见的。"我头一次见到杰瑞德和他的妻子西尔维娅时，他正坐在检查台的边缘，像个激动的小男孩那样有节奏地晃着腿。他有一头棕发，绿色的眼睛，眼角和唇边都有深深的皱纹，他的声音里有一种悦耳的律动，尽管情况不怎么好，他却显得很平静。"医生，这些药让我变得很紧张。"他告诉我，"可我明白，我得试试。"

我问他有哪些行动因为疼痛被限制了。他告诉我，他还是能自己穿衣和洗澡，不过得拄着拐杖才能到处走走，而且没有力气和西尔维娅一起出门。"刚要拄拐时我真的太震惊了。"他说，

"不能自己走路真的是很大的打击。"我们聊了聊他是否愿意试试小剂量的强效止疼剂，看看这样能否减少他对拐杖的依赖。

"如果服药后我觉得很奇怪的话，能不能停药？"他问道。我说当然可以，而且如果我建议的药物和理疗结合没能发挥作用的话，我们也可以调整。"如果要帮助你享受生活的话，控制疼痛是很重要的一点。"我轻柔地说，"我的目标不是让你躺在床上，而是找到合适的药物使你能够继续做自己喜欢的事情。"

我问他关于癌症治疗他的肿瘤科医生都说了些什么。西尔维娅一脸痛苦，"我们做了几种化疗和放疗，现在在试一种药，我希望有效吧。"

这种时刻往往我该决定是否以及如何探寻病人的答案。尤其是经过去年一年，我对自己和病人谈话时所使用的结构和语言更加自信，也能通过他们的话和肢体语言探知到一点儿他们的情绪。道格拉斯先生的语调很平稳，他的肢体语言也显得开放而非保守和自卫，我决定进一步继续。

"如果药物不起作用呢，你的肿瘤科医生是怎么说的？"我问道。

"说实话，他没怎么说明白。我只知道自从服了药后，他说我的血检看起来好多了。可是我没觉得好多了。"

"我们希望那个药有用。"西尔维娅看向他坚定地说。我能感觉到杰瑞德和西尔维娅还没有开诚布公地讨论过这个话题，于是尽量小心地不要在两个人都没有准备好的情况下强行谈论这个话题。我正考虑要鼓励他们一起谈谈如果治疗无效他们的期望如何时，杰瑞德却开口了。

"我得说，对我而言生活质量才是最重要的事。"他继续道，

"如果我病得需要整天坐在床上，什么事都不能自己做，那不是我想要的生活。"西尔维娅转开了头，他却看向她说："宝贝，我知道这话不中听，但这是我的心里话。"

既然他提到了生活质量，我便追问他具体是什么意思。他承认自己以前就想过了，他希望能尽量保持活力，有自理能力，不想被绑在床上；他希望和妻子还有家里的狗一起度过最后的时光；他害怕医院，想尽量减少待在那里的时间。如果心脏停止了，他不需要抢救。不只因为这听上去很粗暴，还因为他知道这无法治愈他的癌症，而他想要的只是安详地离开这个世界。他也不想在生命的最后被连在呼吸机上，更不想要从胃部插入管子或是通过静脉注射人工营养。如果有感染的话，他可以接受抗生素或是适当补液，可这就是底线了。"不要仪器。"他告诉我，"我想要尽可能地活下去，可是只有在生活状态良好的情况下。"

我能感到他的每个字都很认真。

我没预料到这场对话会那么细致，鉴于屋子里弥漫着浓浓的伤感和讶异，我没有提出临终关怀的建议。杰瑞德明白自己的病已经没救了，也对自己的化疗有清晰的预期：提高行动能力和自理能力，恢复精力。他的目标清楚，这样也可以指导后面要面对的包括临终关怀在内的所有决定。杰瑞德的回答如此迅捷周到，毫不犹豫，就好像他已经和自己商谈了许久，只等着能和别人说出自己的想法。

"如果止疼药没用或是你想聊聊我们谈过的任何事，你都可以打电话给我。"他们离开前我说，"还有，谢谢你的坦诚，我知道这很不容易。"

"这是我的荣幸，医生。"杰瑞德说着伸出手，"我们会保持联系的。"西尔维娅勉强笑了一下。

我们大约是在午餐时间结束谈话的，我先去了趟餐厅才回到办公室。已经是八月底了，学校里尽是新学年快要开始的气象。我眯眼看着蔚蓝的天空，感受着 90 华氏度（约 32 摄氏度）的气温和湿热的气压无情地包围自己。我想到了自己和杰瑞德还有西尔维娅的对话，很欣慰我们在危机发生前就见上了面。尤其难得的是，在谈话前杰瑞德显然还没有和西尔维娅说过自己的这些愿望。对西尔维娅来说，听到杰瑞德对自己最后日子的这些想法必然不容易，我希望她能找到放松的方式。假设杰瑞德最后在医院里死去，没有意识无法交流，我都可以想象西尔维娅挣扎着要搞清楚发生了什么的样子，以及在没有进行那种谈话的情况下就要做遗愿代理人的慌乱。当然，要尊重杰瑞德的意愿可能仍然不是件容易的事，但我希望对他这些话的记忆能够引导她帮他做出选择，就像他为自己选择的那样。

而且我总有预感杰瑞德很快就会有什么意外，这种闪现的直觉往往很难解释，也不一定每次都准。可是他消瘦的颧骨和太阳穴、手臂上松松垮垮的皮肤，还有不断加重的疲乏都一直困扰着我。可能这也是他为什么要如此坚定和迅速、毫不犹疑地表达意愿的原因。他的清醒甚至让我觉得他早已知道自己将不久于人世，而且已经同自己达成和解。不论是生理还是心理层面，杰瑞德都让我觉得他的时日不多了。

....

六个星期后，就在艾德里安刚开始跟着我轮转的时候，杰瑞德因为剧痛被送到了医院。那天早上，奥布莱恩医生打电话告诉我，杰瑞德的疼痛得到了很好的控制，几周以来一直都有好转，可是突然一下子就恶化了。过去一周他把杰瑞德的止疼剂剂量加大了十倍，可是都不见效。"要是你能来看看他就好了。"奥布莱恩医生说。我答应他我会的。

杰瑞德坐在病房的轮椅上，西尔维娅坐在他的床沿。他看上去老了十岁，棕色皮肤变得粗糙黝黑，脸上的皱纹也更深了，还有黑眼圈。他弯着身子在轮椅里的样子就像一朵凋零的花，虚弱得直不起身子。他的腿脚都肿胀了起来，可是脸和躯干却瘦削了下去，脚踝上的皮肤也脱落了下来。即便已经服用了很大剂量的止疼剂，他也很难忍受在床上维持一个特定的姿势。大多数时候他都躺在床上，因为要自己起来走动已经不可能了。如果要去厕所就需要西尔维娅全程帮忙。"我的腿已经没力气了。"他把手放到自己的大腿上强调说，"脚太重了根本抬不起来。"他又往下指了指。尽管身体很虚弱，可他的声音还是很镇静稳定，脸上也是我六周以前见到过的那种平和宁静。

"我需要用自己全部的力气来把他从床上挪到轮椅上，再推去厕所。"西尔维娅告诉我，明显能看到她的疲惫，"我甚至不知道自己搬动他的姿势是否正确，只能在自己走的时候尽量弥补一下，可我还是觉得我弄疼他了。"西尔维娅的眼睛肿肿的，因为劳累还有一层黑眼圈。

我和杰瑞德以及西尔维娅谈话时，艾德里安就坐在我身边。杰瑞德告诉我，开始几周我们开的药把疼痛控制得很好。可是一旦疼痛开始加剧，痛苦好像就指数性地增长了。"我太渴望解脱了。"他说，我握住了他的手。

　　我告诉他，我想用静脉药物取代药片来控制疼痛。我还问他最近有没有跟奥布莱恩医生聊过他癌症的治疗状况。

　　"检验结果显示他在好转。"西尔维娅打开笔记本告诉我他最近一次的检查结果，"所以我感觉是有效的。"

　　我迟疑着不知道自己该透露多少。其实他的癌症治疗根本没有效果，治疗既没有让他感觉好一点儿也没有让他恢复自理能力，而后者才是他想要的，并且是他在六个星期前就认可的。我需要想办法重新提起这些明晰的治疗目标。

　　"对于晚期癌症来说，有时候仅有实验室的检验数据并不能如实反映治疗是否有效。"我缓缓开口，"我觉得有必要和奥布莱恩医生聊一聊他认为治疗是否对你有效。我记得你说过希望药片能帮你感觉更好，也更加有自主性。可是就你刚刚所说的，你好像反而觉得更糟了。"杰瑞德点点头。

　　"是的，我觉得自己一点儿也没有变好，而我想要的只是能让疼痛在可承受的范围内。"他说，"我不想像这样生活。"

　　"我明白了。"我告诉他，"我还担心你的疼痛太过剧烈，你比几个星期前我见你时看上去要虚弱许多。我想让你们知道的是，我们可以将重心都转向控制疼痛，给你尽可能好的生活质量。奥布莱恩医生和我讨论过，临终关怀也许是个不错的选择。"

　　如我所料，西尔维娅退缩了："不，我想我们还不到那一步。"

　　两个选项摆在我的面前：停下或是继续。可是推迟谈话并不会让西尔维娅对此做好准备，她永远都不会做好准备，我也从没期待她能够做好准备。而我等的时间越久，杰瑞德就更有可能感染并发症从而无法回家。于是我选择继续。

　　"我明白临终关怀听上去很吓人。"我说，"跟我说说你们对此了解多少。"

"应该就是放弃治疗，没什么能再做了的吧。这种时候才会讨论临终关怀。"她说。杰瑞德看着她，没有开口。

我解释说，临终关怀是一种杰瑞德可以在家里接受的治疗，主要的目标是控制疼痛和其他可能发生的不适感。整个临终关怀的团队也会在情感上和精神上支持杰瑞德和西尔维娅，尽最大努力帮助他在剩下的生命中做自己最想做的事。西尔维娅想知道，接受临终关怀后杰瑞德能否继续癌症的治疗，我告诉她，这通常不太可能，一般到了这一阶段，癌症治疗已经无法改善生活质量，反而会使某些症状恶化。"还有很重要的一点是，需要有两位医生确认你可能只有六个月或更少的时间了，才有资格接受临终关怀。"我有点害怕把这些讲给西尔维娅听，她确实看到了杰瑞德的疼痛越来越严重，人也越来越虚弱，可是她不知道这些就是死亡的迹象，而非因为化疗产生的暂时退步。她看上去很震惊，杰瑞德则点点头。

"我明白信息量很大也很沉重。"我说道，"告诉你们的目的只是希望你们了解这也是一种选择，而且是我和奥布莱恩医生都已经讨论过的选择。"

"好的，我们会一起讨论一下的。"简短的沉默后杰瑞德说。

"当然可以。那现在，我要确保给你开的药都到位了。"我握着他的手说，"我早上会再回来的。"

....

艾德里安和我准备去见下一个病人，路上我向他说出自己的疑虑，说不知道是不是该这么快就提出临终关怀。

　　"你提到临终关怀的时候西尔维娅看上去吓坏了，但是杰瑞德一点也没有。"艾德里安根据自己的观察说，"她是真的很希望他继续化疗，可如果他本人想要临终关怀的话，你会怎么做？"

　　我对这样复杂的情况已经习以为常了，所以艾德里安的问题突然吓了我一跳。很多年前我也问过麦考密克医生类似的问题，那时我仍相信不论家属如何反对，医生的职责就是尊重病人的自主意愿。"这个问题很好，而且这些情况通常在医学院里都不怎么被提起。"我开始解释，"在医学院里你被教导要尊重病人的任何意愿，可是实际情况远比只考虑病人的自主意愿要复杂得多，他们有时候会听从家人的意愿，而非自己想要的。"艾德里安点点头，我继续说道："这就是为什么我想回到病人自己的目标，以及他们本人对受苦的定义。我想要帮助家人聆听病人对生活的想法以及他们对自己的所求。我觉得西尔维娅会认识到杰瑞德的想法的。当然要承认，杰瑞德似乎早就做好了打算，这对她来说一定很痛苦。我完全能理解。"

　　"好吧。所以对道格拉斯先生来说，他的目标是好好控制疼痛，而最好的方式就是临终关怀？"艾德里安的语调介于陈述和疑问之间。

　　"我刚遇到杰瑞德的时候，他告诉我，他的目标是将疼痛控制到不用拄拐行走。即便是那时，他也不确定化疗能否帮助他实现这一目标。六个星期之后，化疗只是让他变得更加虚弱更难行动了。而我觉得临终关怀是能让他回到自己家里尽量少受苦的最好办法。"我说，"还有，临终关怀并不等于放弃治疗，它只是承认治疗癌症不再是最佳选择，这可能是西尔维娅很难理解的一点。当一个人只剩下有限的生命，而他们的目标又是舒适和生活质量的保障时，临终关怀就是一个很好的办法。"

我们一起穿过医院大厅外的喷泉和棕榈树，沿路碰到好几群学生和培训中的医院志愿者。"我觉得西尔维娅需要一点儿时间来整理思绪。"我继续说道，"通常当我们提及临终关怀时，大多数家属都会很震惊。但在理解了现阶段这可能是解决他们亲人痛苦的最好方式时，他们往往都会变成支持。我会努力提醒所有人关注病人的目标，这会很有用。"

"能见证刚刚的对话真好。"回到办公室的路上，艾德里安对我说，"谢谢你，普里医生。"

"艾德里安，要不你明天早上去看看他？你可以检查一下他的疼痛情况，看看他是不是舒服一点儿了。然后，等晚一点儿的时候我们可以再一起去看他。"我建议道。艾德里安答应了。

....

核磁共振显示杰瑞德的癌症已经扩散到了他脊椎的中部，还压迫到了脊髓，这也解释了他为什么会没有力气，以及为什么仅仅过去了一天，他就需要导管来排尿了。肿瘤科的团队希望他能开始放疗，以此来减少对脊髓的压迫，也希望可以借此从一定程度上缓解他的疲劳和尿滞留问题。有意思的是，杰瑞德其实没有因为放疗而感到过疼痛，但是他还是犹豫了，因为以前的放疗经验让他觉得更加疲劳和虚弱。肿瘤科的同事来问我，能不能帮忙劝他接受放疗。"我知道他的日子不多了，我们可以只做四到五个疗程。那样至少可以帮他避免瘫痪吧。"

杰瑞德现在最主要的目标是没有疼痛，我告诉她。我很乐意和杰瑞德谈谈放疗这个选项，可是以我对他的了解，我无法劝说他做任何他不想做的事情。

去看杰瑞德的路上，艾德里安和我聊了聊同肿瘤科同事的谈话。艾德里安报告说，杰瑞德用了我们昨天新开的药后疼痛好多了，几个星期以来也第一次整晚熟睡。他还是很难移动双脚，不过因为我们给他开的利尿剂，脚已经不那么肿了。"所以你怎么看放疗这件事？"我问艾德里安。

"我也不知道。"他坦白说，"他说只想专注在控制疼痛上，但他现在疼的地方不是他们想要放疗的区域。可他如果真的有脊髓压迫的话，我们又怎么可能不给他放疗呢？"

"很棒的问题。"我们站到了杰瑞德的门外，"我们再回到他的目标。他不想要疼痛，想要尽量能够自理。我不清楚放疗是否能够实现其中任何一个目标，但是它能避免瘫痪。我想他也不会想要瘫痪的。不过这种权衡的结果可能是他会在医院里待得比想象中更久一点儿。"

"那他能不能先回家再过来放疗呢？"艾德里安问。

"可以是可以。"我说，"可是每天的往返会让他筋疲力尽，那就没有办法好好享受在家的时光了。"

....

我们进门便看见杰瑞德躺在病床上，西尔维娅坐在他身边的椅子上。"医生们，你们好呀。"我们进屋的时候他愉快地向我们打了个招呼。"疼痛感已经很微弱了。"杰瑞德咧嘴笑着说，可是他真的很纠结要不要放疗这件事。他不确定现阶段放疗能不能有帮助，之前一轮的放疗只不过加剧了他的疲劳感和疼痛感，而且那个时候的他要比现在强健许多。

"这个认识很重要。"我告诉他，"放疗有可能会让你更加疲惫，还会在短时间内加剧你的疼痛。但同时它能防止你双腿瘫痪，还可能改善你排尿的功能。你怎么想？"

在思考他的困境时，我想到的是他的尊严。就像受苦一样，尊严也是一个我在医学院的时候很少会想到的词。第一次有病人同我说出这个词的时候，他列举了许多作为病人所蒙受的羞辱，比如在阴茎装了导尿管、穿露背的衣服，还有需要在别人的监督下洗澡。我以前总是把这些当成是病人在康复过程中短暂却必要的麻烦事。可尤其是最近几天，我逐渐观察到病人在生病和接受治疗的过程中是如何不断妥协自尊的。"这值得吗？"一个得了心力衰竭的中年男人这样问我。"护士会来测量我的排尿，有人会在半夜把我叫醒来测我的体温，我只能在别人让我吃东西的时候才能吃，我觉得自己好像又变回了小孩。"他说，"这些事都是想让我好起来，我也很感激。可是如果一直这样下去，如果我需要一直被这样控制着，也许我宁愿在这个星球上少活些日子吧。"事关尊严的尴尬和难堪必然是为了更加紧要的回报，对那些已经时日无多的病人来说，维持尊严有时只是他们宣示自己力量和人性的方式，因为尊严已经是他们可以保护的最后一样东西了。对很多人来说，若连这个都要牺牲的话，那代价太大了。

我决定冒个险，希望结果不会太糟糕："对我来说，瘫痪的可能性和无法排尿事关尊严。"

"尊严。"杰瑞德重复了一遍我的话，"我觉得到现在为止我已经失去太多尊严了，不过我同意你说的。没什么比瘫痪和不能尿尿更糟的了。我可以试试，但我不想疼痛加剧。"我向他保证可以在放疗前再增加止疼剂的剂量，一旦他感觉不好，我们也不用继续疗程。他和西尔维娅都表示同意。我告诉了肿瘤科团队他们的决定。

"今天不聊临终关怀吗？"从走廊回到楼梯的路上，艾德里安问我。

"不了，如果他说不论如何都想回家的话，我会再提这个话题的。他至少会在这儿再待四天，我们还有时间，没必要每次都提。"我说道。

艾德里安回顾了一下他在培训期间见过的其他也需要讨论治疗目标的病人，他不知道要让所有的医生都进行这样的谈话是否可行，他们似乎都有自己专门的技能。"我们在谈话的时候，总是更多地谈论病人是否需要手术或是其他操作，却几乎不谈病人是怎么理解手术目的的。"

"我能理解这种情况为什么发生，但我并不很认可其中的理由。"我说，"我个人相信所有的医生都有能力进行关于治疗目标的谈话。可是他们需要帮助他去理解为什么这样的对话是必要的。医学院里从不谈论这些，我们总是更倾向于去做事而非谈论。"

那天我们见的另外几个病人都有各自不同的目标。一位心力衰竭的先生告诉我们，他希望能平静地在家中死去，但却固执地拒绝在家接受临终关怀。他解释说，如果他还待在亚美尼亚的家里，他就会去医院接受治疗的，那为什么不在这儿也这样呢？

艾德里安很怀疑，真的有人会在本可以在家接受临终关怀的情况下选择来医院吗？我自己做临终关怀时的病人教会我，平静安详地在家死去这一套并不是对每个人都适用的。我对艾德里安解释，对那些笃信医院才是治疗疾病的唯一场所的人来说，要在家里照顾某人是个很陌生的概念。如果你提议在家治疗他们，就好像是放弃了他们一样。

还有一个得了晚期食管癌、很难相处的病人，当我和他的肿瘤科医生试图问他的目标是什么的时候，他突然变得很沮丧。他告诉过他的护士说，自己厌倦了受苦，但又拒绝服用我们开给他用来缓解不适的药物。"我只是想确认你是否真的想要做化疗。"他的肿瘤科医生说，"因为配合服用我们给你的所有药物真的很重要。如果你不想要的话也没关系的，我们可以把重心放在让你舒适这件事上，但无论如何我想听听你的意见。"就在这时，他变得很生气，一再说他在医院里，当然想要治疗。"以前的时候，医生就只给我看病，不会围在我身边问我是不是想要治疗！"他咆哮着，对我们翻了个白眼。在我问他能不能问问他的症状时，他还讥讽我。他的妻子试着哄他来配合我们："他们只是想帮你，你这样会让事情很难办的！"可他又开始嘲笑她。之后有一次，我很严肃地告诉他说，我们需要他严格按照医嘱服药，这样才能恢复体力进行化疗，这就是我们的方案。他似乎对这种直白的家长式作风接受良好。

讨论结束后，艾德里安和我忍不住笑了起来。"不知道你是怎么保持冷静的。"他说，"要是我肯定觉得被冒犯了！"

"坦白来讲，我觉得他内心应该很害怕，所以才会这样。"我笑完后说道，"但同样，他的反应也提醒我，有些年长一点儿的病人真心认为医生就应该告诉他们该如何去做。就像他说的那样，四五十年前，我们确实不像现在这样关注病人的选择。如果他在等着我们告诉他要做什么，那么他会变得这么生气也就合情合理了。刚刚的摩擦其实是基于很大的文化差异，就像有些病人会说，如果一觉得不好了他就会回医院的一样。"

傍晚时刻，医院大楼上的影子愈发深沉。艾德里安和我在回办公室的路上遇到了肿瘤科的汤普森医生，他拦下我说，他有个刚刚三十出头得了转移性癌症的病人因为剧痛入了院。"我想请你帮忙解决一下他的疼痛问题。但是别和他聊别的。"他对我摇了摇手指继续道，"你老是问我癌症治疗的方案，可那不是你该担心的。还有也别提起临终关怀之类的，我只需要你控制他的疼痛，好吗？"

我眨了眨眼，抿紧双唇避免自己回嘴，尤其是当艾德里安在旁边看着的时候。我想起了曾经看过的汤普森医生的另一个病人，去看他的时候他正蜷缩在地上，因为一阵阵的恶心而痛苦万分。他的父母含着泪同我说，癌细胞已经侵袭到他的大脑、肺部和肝脏。他们问我，如果停止化疗，他能否接受临终关怀。汤普森医生听说我们的对话后，在肿瘤科病区的护士站就指责起我来，斥责道我以为自己是谁，可以给他的病人提供临终关怀。我解释说，我只是在回答病人父母提出的合理问题。他们眼见着儿子的生命在几个月里慢慢流逝，他想要在家里的床上度过最后的时光。可是这样说对于当时的情况根本于事无补。就在汤普森医生告诉我临终关怀很可笑，他绝不会放弃这个年轻人后的三天，病人就死了。

汤普森医生现在的语气就和当时一模一样，摆动的手指强调着话里的每个字。

我很想拒绝，想告诉他，他没有权利这样对我说话，也没有权利认定我不能和他的病人讨论临终关怀。可是就在我要回答他的要求之前，我想起了我和约翰聊起过早先和汤普森医生的交流。我告诉约翰，那段经历让我不想再看汤普森医生的任何病人。他很同情我，可还是提醒说为病人解除痛苦要比汤普森医生的不当行为重要得多。"你说得对。"我对约翰说。不管我的同事对缓和医疗理解到哪一步，我都必须像对待我的病人一样对待他们。

"好吧。"我对汤普森医生说。然后我假装在和艾德里安说话，这样能让我的语调尽量显得中立："吃过午饭我就去看他。我会像对待其他任何病人一样询问整个治疗方案的。"

汤普森医生点点头，走开了。艾德里安和我继续走着，两个人都没有说话。我能感觉到他对刚刚那一幕不是很舒服。我有点尴尬地说："刚刚你看到的那些，我很抱歉。"

"是有点奇怪。"艾德里安说，"好像他完全不明白你看诊的时候在干什么。"

"是啊，这个挑战一直都会在的。我得让那些抱有怀疑态度的同事相信，我不会让每个病人都接受临终关怀，或是让他们放弃治疗。"快走到凯克的电梯时我说道，"这算是一种职业风险。"我们俩都笑了起来。

······

写完那天下午的病历后，我去找艾德里安，问他是否适应轮转时巨大的情感压力。"说实话挺难的。"他说，"开车回家的路上我会想到我们见的那些人，我会问如果是我该怎么办？如果是我爱的人该怎么办？"他聊起了自己的女朋友，她是附近医院的一名护士。"这让我对生活充满了感激，因为你永远不知道你和你的爱人会发生什么。"

"这份工作的确会让你这么想。"那天下班的时候我对他说，"我觉得思考这些问题是很有益的。死亡是我们和父母都共享的经历。"

....

几天后，杰瑞德结束放疗，他和西尔维娅准备好聊聊临终关怀的事了。奥布莱恩医生前一天晚上去看了他们，告诉他们继续化疗只会给他造成伤害，甚至有可能加速他的死亡。见他们之前和之后，奥布莱恩医生都给我打了电话。我对他去做的沟通也表示了感激，我告诉他："他们很信任你。我觉得对他们两人来说，尤其是西尔维娅，能够从你这个他们已经熟悉了很多年的人那里获得信息是很重要的。"

杰瑞德告诉我们说，他的疼痛更严重了。"我又开始整晚睡不着觉。"他说不知道是不是放疗引起的，"我的腿还是很虚弱，只是不那么肿了。"他很期待回家。

"奥布莱恩医生昨晚来过。"他看着西尔维娅说，"他说癌症治疗已经不起作用了。鉴于我已经这么虚弱，继续治疗很可能会缩短我的寿命。"西尔维娅的表情仍是一脸的不敢相信，我想她还在消化这个信息。"所以我想是时候了解一下临终关怀了。"

我描述了一下临终关怀能提供的服务，也告诉杰瑞德他可以选择在家里或是疗养院里接受临终关怀。他看向西尔维娅："我不想她太勉强自己。这些天我会需要很多的照料，也许还是去疗养院吧。"

西尔维娅没有眨眼，她回答道："绝对不可以。你要回家。"她坐在窗边的椅子上专注地看着他，晨光在她的碎花裙子上打下各式各样的光影。

"亲爱的，我觉得我们需要仔细考虑这一点。我不希望你以后继续住在我死去的地方，这对你不公平。"

西尔维娅很坚持："我希望你在家，你得在你自己的家里，和我还有我们的狗还有……所有的一切在一起。我不会把你送去疗养院的。直到生命的最后一刻，你都会和我在一起。"

四天以前，我还不知道西尔维娅的恐惧和抗拒能否最终化为接受。我屏住呼吸看着他们旁若无人的对话。他对死后的担忧，以及她无论如何也想照顾他的心情，一切都开诚布公。

我的许多病人都病得很严重，所以我知道最终我会看着他们一个个离世，可是他们自己和他们的家人未必总是清楚这一点。许多人在我试图说出口的时候无法承受，可是如果通过几个小时有效的谈话，这种态度是可能改变的，而这种转变的功劳全都得益于我与之谈话的病人和家属。我可以告诉他们最残酷的真相，可是最终他们有权决定是否要接受并忍受这个心碎的消息和巨大的失去。我曾见过一个母亲对奇迹的虔诚信仰终于松动了。第一次，她不再一味期待女儿的痊愈，而只是期待一个可能性；我曾见过一位丈夫对他不久于人世的妻子耳语，"离开是没有关系的，我们都会好好的"，在几分钟后看着她吐出最后一丝气息。而现在，我看着西尔维娅告诉杰瑞德他应该回到自己的家里，应该死在他活过的地方。我想这些才是我工作的精神内核。

西尔维娅转向我，问起临终关怀能够提供怎样的支持。我们聊了聊后勤的事物，直到杰瑞德说他累了想要休息。"没问题。"我用双手握住他的手说，"谢谢你，杰瑞德。"西尔维娅从椅子上站起来拥抱我。走到门外，我把手交叉放在胸口深深吸气又呼气，提醒自己绝不要把目睹和参与这样一场对话当作理所当然。

....

就在杰瑞德周五早上出院前，他说，感觉自己像是赚了一百万。我们的对话从他的症状和临终关怀的问题，转向他对他家几条狗的感情。我说，我考虑领养一条治疗犬作为整个姑息治疗部的一员。这个想法让杰瑞德和西尔维娅都兴奋起来。"这样对每个人来说都会很平静和治愈的，真的。"西尔维娅说，"我能想象在一场不断升级升温的谈话中，人们可能会因此变得比平时更加文明和冷静，因为谁都不想打搅一只狗。"我们一起大笑。

杰瑞德的表情突然严肃起来。"如果你需要人来支持这个想法的话，随时告诉我。"他说，"比如需要我从病人的角度写封信，或者是去参加一个会议支持你，就给我打电话吧。"西尔维娅点点头。我对他的慷慨感到诧异，他知道自己的日子已经走向了倒计时，精力也十分有限。可我很清楚如果我真的寻求他的帮助，他一定会践行自己的诺言。"我们就是想乐观些，希望彼此还能在一起度过很多开心的时光。"杰瑞德看向西尔维娅，"我已经等不及和这位漂亮姑娘回家了。"

杰瑞德看着我，棕色的头发因为几天的住院变得凌乱，比我记忆里长长了许多，也厚实了许多。他的眼睛里泛着泪水，却折射出一种愉悦的智慧。"医生，谢谢你，谢谢你……所做的一切。

你很……你懂的。"我像以前一样拉住他的双手，"你真的很棒，杰瑞德。谢谢你让我加入你的治疗团队。如果还有任何我能为你做的，请你务必务必打电话给我。"

艾德里安也和杰瑞德握了握手，并感谢他的慷慨。不是所有病人到了这种时刻都愿意有个医学生来看他们的，艾德里安每天早上都去看杰瑞德，询问他的不适和情绪状态。杰瑞德留给我们的一份珍贵礼物，就是和艾德里安交谈，邀请他参与到自己在疾病中的这段旅程，不管是身体上还是情绪上。

⋯⋯⋯⋯⋯⋯⋯⋯

杰瑞德在两天后去世了，西尔维娅和他们的狗都陪在他身边。奥布莱恩医生通过邮件告诉了我这个消息，那是个周日下午，杰瑞德在咬了几口烤奶酪后想要打个盹，然后就再也没有醒来。我想起和杰瑞德最后一次聊天的情形，想起那时他眼中的光芒。我很欣慰他离去的时候就好像是睡着了一样。我写了张便条提醒自己要给西尔维娅打电话，然后给刚结束轮转的艾德里安写了封邮件。

"谢谢你通知我。"艾德里安回答说，"我只是有幸认识他没多久，可奇怪的是，我好像对生活有了多一点的了解，对死亡和病痛有了多一点的认识。但更重要的是，我明白了在病人时日无多时，我们可以提供给他们的舒适与尊严。我真的很感恩能遇到他。"

作为导师，读着这些句子，我感到无比骄傲，我所追求的就是能让学生有一点点思想的转变，能够设想存在另一种行医的方式。这种方式也许并不是医学院里教我们的，而是作为人类本身所自发的。我合上病历，又想起杰瑞德，希望他在离开的时候没有感觉到疼痛，我希望他曾用手抚过狗狗的皮毛，希望他能有更多的时间和西尔维娅互相陪伴。

我用常和学生说的那句话提醒自己：有的时候，当人们准备好了，他们就会走了。

第十三章 演讲

我坐在医学院的演讲厅里靠近讲台的一个座位上，看着外科的医学生、住院医师和主治医生们陆陆续续在灯光明亮的礼堂就座。那是十月里的一个周五早上，我需要做一个关于姑息治疗的大会诊演讲。大会诊演讲是医学界不同学科专家之间长久以来的一个传统项目，让彼此有机会学习到医学研究和临床诊断中的一些最新动向。

开讲前十分钟，我打量了一下观众席：一位移植科医生坐在观众席的右侧，端着咖啡正和同事聊天。我和他曾经就我们团队的名字发生过争执，他建议我改成"辅助护理服务"，因为他觉得"姑息治疗"这个词含义模糊又令人困扰，而且它和临终关怀的紧密联系会吓到病人及其家属。他后面几排坐着的是我在特护病房时一直紧密合作的一位创伤科医生。尽管他觉得去和一位临近死亡的病人家属谈话要比操作一台高危的手术更难，但他认识到姑息治疗对他的病人有很多好处，所以也频繁地来咨询我们团队。最后一排坐着一位心胸外科医生，他曾经向我形容过用手触摸人类心脏的感觉，他说那是一种兴奋、害怕和着迷交织在一起的情感。他还说当自己不得不去告知病人家属，他们亲人的心脏实在损毁严重无法修复的时候，他的内心就会承受巨大的负罪感。他能够优雅地进行那些最艰难的谈话，可还是会想，怎样才能做得更好。我深吸了一口气，试着平息紧张的情绪，提醒自己眼前的这些人的确全心投入医学操作，深谙令人敬仰的手术之道，可他们也仅仅只是普通人，会解决问题，也会在解决不了时就崩溃。

我们医生都是修补者，我们想要帮助病人活得长久、获得健康，达到这些目标与否也是我们衡量自我价值的评判标准。我们甚至从中延伸出一种想法，想要帮助病人超越他们的祖辈，甚至超越死亡。可是即便现代医学已经在预防曾经致命的传染性疾病、改善手术安全性以及提升从癌症到心脏病等各类疾病的诊断及治疗技术上大大向前迈进了一大步，我们依然无法修复所有的一切。事实上，对于大多数的慢性疾病和包括心脏衰竭、肺气肿还有多发性硬化之类的疾病，我们只能减缓其病发速度而无法做到真正治愈。每一次缓慢的进步，都是我们生命的一点延续。这一认识不应该成为阻挡我们继续为延长和改善病人的生命找寻新的治疗方案和先进技术的理由。我想知道当西方医学进化至今，是否能有一次革命性的突破能在推进自然极限的同时接受病人终将死去，接受这一自然最终极限的现实。我们能否尽全力减少疾病所带来的痛苦，但同时也能更加真心地认识到死亡并不是医学需要去治愈的一种状态？作为一个医生，我们能否两样都做到？

若我们还能在医学院就学着如何辨认和谈论痛苦与尊严，就像我们学习心脏和肾脏的运行机制、学习诊断身体的许多症状一样；若我们曾学过如何同病人讲述医学所能带给他们的好处，但同时也提及其限制；若每个医学生都能在学习到那些科学研究的同时，牢记人生的短暂无常，那么未来的医学会是什么样子？是否有可能未来最大的进步就是再无必要将姑息治疗作为单独的专业？

观众们陆续入席，我开始寻找母亲的身影。尽管对我的童年来说，她所在的医院就像是我的第二个家，可这才是她第二次来南加州大学，第一次看我做关于姑息治疗的演讲。她坐在一堆外科医生中间似乎一点也不违和，毕竟很多年里她都同他们一起分享着手术中的喜悦和争执。她在那儿，观众席正中的倒数几排，就在约翰和另一个资深外科住院医师，也是我的朋友旁边。看她咬着玛芬蛋糕小啜着咖啡的时候，我想起了她的那些外科同事们，那些在我还对奶奶牌布朗尼和史酷比感兴趣时遇到我，那些认为我绝对不会选择当医生的，那些会在手术室里同我母亲争吵，转头却告诉我很幸运能成为她的孩子的医生们。尽管她已经和外科医生并肩工作快三十年了，这还是她作为一名麻醉科医生第一次参加外科的大会诊演讲。她的出现对我既是安慰又让我焦虑，我仍然渴望得到她的认可。

是时候开始了。外科住院部主任对我做了介绍。他在演讲台上讲话时，我提醒自己不要把目标放得太大：如果我能够讲明白姑息治疗是什么，又不是什么，解释清楚这个专科对外科病人的其他治疗是一种补充而非互相抵牾的，那就足够了。我在心里告诉自己：只是一点点思想的转变便是成功。

我清了清嗓子，看向母亲，开始了演讲。

"有多少人不知道姑息治疗是什么？"我举起自己的手问大

家，很吃惊地看到母亲没动，手交叉着放在膝盖上。

观众中大约有三分之二的人和我一样举起了手。"我得承认，在申请专科的时候我以为自己知道什么是姑息治疗。但直到我成了主治医生，亲眼见到了许多病人，在无数错误中学习成长后，我才完全领悟了这个领域的意义和影响。"

尽管我花了几周时间，围绕着一个病例写了一份满是论据的演讲稿，真到讲的时候却很难顺着幻灯片进行下去。演讲慢慢转变成了一场对话，但这也是我在心里所期待的，因为一份关于肺癌治疗的 PPT 肯定无法适用于介绍姑息治疗中的沟通技巧。我们谈论着咨询姑息治疗会诊的合适时机、常见的沟通缺陷，以及如何为病人和家属争取到足够的时间，时间飞驰而过。我曾担心观众会很安静和游离，可事实上他们不断提出很有见地的问题，也回答我所提出的问题，还会坦言他们自己对那些失望家属的担忧，以及在面对病重者甚至是濒死病人时不知要如何指导他们做出选择。有一位外科医生担心如果他太早提及治疗目标会吓到病人，但也担心等得太久会带来严重的后果；还有一位医生告诉我他不知道要如何在不让一个家庭丧失希望的情况下组织一场关于目标的谈话；他的一位同事接着说，尽管在尽了自己的一切努力后也无法保证治愈疾病，他也会反复向病人强调绝不会放弃他们。他们一个接一个地说着，显然这些问题在他们心里积压已久，甚至可能和他们在手术室里要面对的那些关键选择一样重要。他们平时会组织论坛一起讨论和评论手术中出现的失误，我不知道他们是否会讨论面对重病患者时所面临的富有挑战性的家庭会议和棘手的道德问题。如果讨论的话，又会如何组织语言。

他们直白地讲述了各自遭遇的困难，我也分享了一些在自己训练和实践过程中摸索出的方法。这本不在计划之内，可我希望他们明白，就算看起来很吓人，但沟通就像打各式各样的外科结一样，只要通过练习，是所有人都可以习得的。我告诉他们，事先准备笔记并不能帮我好好同谭先生和他的家人沟通；我曾为无数的家庭会议做笔记并且反复研究，我会每天晚上站在镜子前练习要对爱丽斯说的话，直到自己可以脱口而出；还有总会有像特蕾莎和雷这样的家属不断测试着我同情心的极限。我谈到，我们中的大多数人都是在错误而非系统的训练和指导下才学会如何同病人谈论死亡与失去的，我对此感到遗憾。逃避那些令人惧怕的谈话是人之常情，可是沟通包含着所有医患关系中最神圣的基础：信任、脆弱、诚实和同情心。我们都能学会它并做好它。

随着观众的掌声响起，我偷偷瞟了一眼母亲。她正好也看向我，还高高地举起双手向我证明她在使劲鼓掌。突然她放下双手给我竖起了两个大拇指，笑得开怀，一脸骄傲。

················

那天晚上下班回家，我发现母亲正在等我。迎接我的还有洋葱和大蒜的香气，以及椰子油里茴香嗞嗞的声响。整间房间都是家的味道。

"你怎么这么晚才回来？"母亲略有些抱怨地问我。她那把小抹刀的边缘粘着一小点生姜和花椰菜。"你说你一个半小时前就能到的。"我最近才收养的两只小猫——科梅和希克莱绕在母亲的脚边。她低头用旁遮普语对它们说："嘿！想要外婆给你们弄点吃的吗？"它俩抬头看向她，眼睛直直地盯着她的小抹刀，仿佛期待能滴下一点食物。

"我知道，我很抱歉。"我上前拥抱她，"会后我们接到了很多咨询。"黄色的豆子汤在灶台上咕咕冒着泡，一边是母亲用冰冻菠菜和印度奶酪做成的芝士大力菜，原本这是她和父亲做给自己吃的。她撒了一把奶酪到地上，科梅和希克莱吵闹着争抢。

"你和你男朋友会煮饭吗？"她浅浅地笑着，"你的冰箱里什么都没有。"我有点羞愧。受训结束到现在已经三年了，我还是没有扔掉学生时代的一些习惯。比如买便宜的泰国外卖和塔克（也叫墨西哥卷），或是煮上一周量的豆子汤和米饭，然后第三天就厌倦了。

她最近开始质疑，自己是不是没有教会我任何生活技能。为什么我不能像她一样经常煮饭？她也有全职工作，但是会在漫长的一天结束后为全家做一顿香喷喷的饭菜。我只有工作，又有什么理由不为她做饭，或是不收拾餐桌上堆起的报纸呢？我上次给花园除草是什么时候？为什么我还不结婚，不安定好自己的小家庭？她怀疑我还不结婚的原因是她还不曾教我如何料理家务。我明白她不是想伤害我，可那些话让我很难过。

我知道自己已经用人生中很长的时间去效仿她，可我永远也学不来我的母亲。我想不明白她是如何平衡她所做的一切的。和她不同的是，我从未品尝过贫穷和为下一顿饭发愁的滋味。我能够想象迁入一个陌生国度的感受，却无法真正了解和全然陌生的丈夫如何做到这一点，或是远渡重洋没有父母依靠地独自抚养几个孩子。仅仅想到要在下班后给嗷嗷待哺的孩子煮饭，或是在一份已经占据我几乎全部生活的工作之余，还要给予他们时间，就已经让我心力交瘁了。可我的母亲都做到了，而且从未怀疑过自己。我没有多想，只是去做了。

"我希望可以像你一样。"我告诉她，"可我做不到，我试过了。"

她用小抹刀弄好的花椰菜在说话间已经耷拉着变软，颜色也变深了。

母亲开始把豆子汤、菠菜和花椰菜盛进碗里，我收拾起桌子。她把菜端上桌的时候说："你知道让我高兴的是什么吗？有一天也许你能邀请我过来，为我做一顿饭，那会让我无比骄傲的。我希望自己教会你的不仅仅是如何努力工作。"

她向我提出的，正是我一直以来对她所渴求的：情感上的滋养，还有陪伴。我没有预想到有一天我们会转换角色，母亲成了那个等待我下班、希望我能做到一些最简单事情的人：煮小扁豆、烹茶、不受干扰地坐着陪她一起吃饭、不去想任何工作。开始吃饭前我说："我答应你我会的。"

晚饭后，我把碗放到一边，给母亲拿了一条干净毛巾和睡袍，告诉她可以睡在我的卧房，我会去睡客人床。她躺下后拿起了一本每晚都会读的祈祷书，而我则在去客房睡觉前先躺到她身边和她一块儿读书。我打开了一本叫作《无肉日》的回忆录，作者是我大学时期仅修过的几门文学课的一位英语系教授。这本书我在上学的时候就买了，却一直没有读过。几周前才在父母车库的书架上又找到了它。我把第一章读了一遍又一遍，却心不在焉，一直无法集中精神。

我将书放到胸前，注意到书脊上挂着一条灰色的蛛网。我盯着书封上那张十五年前第一眼就喜欢上的封面照：一个小孩正抓着她母亲的手，那位漂亮的母亲似乎是要放手，可孩子却紧紧抓牢，就好像要拽着她走。孩子背对着镜头，所以我无法看清她脸上的神情，我很好奇她是以倔强还是嬉闹、恼怒还是甜美的表情拽着她的母亲的。我瞥了一眼我的母亲，想起有很多次都觉得自己和照片里的这个小孩一样，努力想将母亲拽向自己，却终于发现去追随她才是更简单的事情。

母亲看着看着书便睡着了，眼镜还挂在鼻子上。我看着她胸口的起伏，聆听着她微弱的鼾声。她的白发大都集中在太阳穴那儿，在夜晚就像金属箔片那样闪着光，额头和眼角又有新长出的细纹。

我已经有很多年没有在放学后把自己小小的身躯蜷在她的身体里了，细细看着她的脸庞等待她醒来，热切地渴望得到她的全部关注。而现在，当我再一次注视着母亲睡着的时候，我已经快37岁了。可我仍旧用和10岁时一样热切的眼神注视着她。这双眼睛，已经敏锐地意识到她的主人和母亲在一起度过的时间总是飞快，而她已没有很多的时间来陪伴她的母亲了。

时间会自己折叠。

我轻轻靠过去帮她摘下眼镜，小心地往上抬避免碰到她已经熟睡的脸庞，不想惊扰她的睡梦。那是在过去无数个夜晚，只要病人需要她就会给她打电话时无法享受的睡梦，还有无数个紧接着的下午当我和弟弟需要她时也无法享受的睡梦。

她没有醒来。我担心如果起身离开去客房可能会吵醒她，于是干脆躺在她的身边，看着她起伏的胸膛，直到自己也沉沉睡去。

致谢

　　我一直深信语言的力量，可我不知道言语能否完全表达出我对在我生命中出现的人们所怀有的最深和最真挚的感谢，因为没有他们，我不可能完成这本书。

　　我要感谢我了不起的版权代理人阿曼达·厄本，她在每件事上都展现出的智慧和经验是对我的一种馈赠。我还要感谢聪慧、有洞见又善良的梅兰妮·托特罗尼，是她最早发现了这本书的潜质，甚至在我还没开始写作前就表达出了积极的支持。若没有梅兰妮，这本书就不可能出现在您的手中，因此我对她的谢意难以言喻。还有我的编辑劳拉·蒂斯代尔，很荣幸能够同她合作。她总是能够精确而深刻地理解我想要传达的内容，对于在整个创作过程中她展现出的幽默以及耐心，我感激不尽。我还要感激维京品牌和ICM的所有员工，尤其是艾米·孙、安德莉亚·舒尔茨和玛丽斯·戴尔，是她们将我脑中的一个想法变成了现实的一本书。

　　若不是在医院之外仍有时间写作，我是无法完成这本书的。为此我要感谢麦克道威尔文艺营、尤克罗斯基金会和梅萨庇护所。若非他们慷慨地提供场地和物资，这本书的内容不会如此丰富。

　　凯蒂·巴特勒是一位才华横溢的人，她不仅是我的导师，也是我珍爱的朋友。她很照顾我，给予我许多有价值的建议和指导，还鼓励我清晰地表达内心所想。她的盛情是我在撰写这本书的过程中很重要的组成部分，一路上能有她的相伴是我的荣幸。我不知道该怎么用语言来表述我对梅根·多姆的谢意，每当我觉得自己永远都不可能写完的时候，是她一直对我抱有信心。梅根，谢谢你，谢谢你为所有作者订立的严苛标准和你奇怪的幽默感，还有你在写作和生活的方方面面所展现出的智慧。我要对萨曼莎·邓恩和伯纳德·库博致以我最深的谢意，他们都很善于激发他人，对这本书的初稿给出了必要的鼓励和有见地的评论。

　　罗德·弗拉格勒是我高中三年级的语文老师，对我要求严格却又十分和善。谢谢你，我很希望你能读到这本书，因为字里行间都是你对我的影响。菲莉丝·亨特，你从我高中一年级开始就读过我写的所有东西（包括我那可怕的少女诗作），谢谢你，你是个值得信任的读者、我最好的朋友之一，更重要的是，我很感恩你是我的犹太养母。

　　我还要向那些帮助我成为一名医生的医学教育者们致以最深的敬意。罗伯特·那提盖尔医生是我见过的最好的人之一，感谢你对我的辅导、指引和支持，没有你我无法做到这一切。古佩特·达利瓦医生一直相信我的能力，这份信任在我过去十年的训练中支撑着我。他业务精湛却十分谦逊，是我长期以来的榜样。我还要谢谢岁·帕姆医生、盖里·辛医生、盖里·李医生、B.J. 米勒医生、埃里克·维德拉医生、尊敬的第纳尔·约瑟夫、V.J.佩里雅克医生、克里斯·巴奈特医生和瑞塔·瑞德伯格医生，很荣幸能同你们一起工作，我也从你们身上学到了许多东西。特别要感谢薇薇安·罗宾森和艾米·福赛斯施予我的善意与支持。对那些在我进行医学训练时给予我支持的保罗和黛西·索罗斯研究会的成员们，我也心存感激。

我要感谢那些陪我走过无数旅程的朋友们：艾利克斯·菲，你是个书虫，也是医学迷，更是我自医学院至今最亲密的挚友。我很珍视彼此一起大笑过的瞬间，还有你对本书的细心阅读。我还要将最深的感激送给帕特里西奥·里克尔梅（女朋友！）、哈希姆兰·萨奇德维·辛、玛丽莎·米卡、阿尔蒂·饶、萨拉·卡塔尼亚、雅书·叶拉古塔、拜伦·德库里、罗纳尔德·卡尔、安娜·马丁内兹、卡林·沙西、吉尔·皮亚森特、布莱恩·考夫曼、艾拉·约翰逊、索菲亚·比考丝、妮姬·雅塔娜、艾米·凡·戴克和弗雷德·马克西。你们的友谊是上天对我的馈赠，我爱你们大家。

我所成长的社区是我很珍视的地方。谢谢马努基和拉佳妮·乔希、丽卡和希瓦妮·简、帕拉蒂勃、妮塔、迪薇娅和索娜丽·隆巴、尼兰詹和赫马·雷迪、瓦莱丽和吉姆·瑞尔，多年来承蒙你们的善意与支持。

感谢帕梅林·克洛斯医生给了我在南加州大学工作的机会，从姑息治疗到照顾大象，谢谢你对我方方面面的指导。能在卡林·凡·齐尔医生、艾伦·斯托姆医生和艾米丽·比尔斯医生身边工作是我的荣幸，她们都是我珍视的同事，令我钦佩，我要感谢她们在我写作过程中给予的支持和友谊。我还要将谢意致以内科主任迈克尔·卡普医生，是他给我一个在凯克和诺里斯建立姑息治疗项目的机会，也感谢他在我撰写本书时给予的支持。对他的病人和我们整个团队来说，临时社工约翰·帕帕斯就是同情心、正直以及奉献的代名词，他的友谊对我来说就是全世界。谢谢查尔·埃罗塔总是那么风趣幽默，她总对我说，其实我没有很多白头发，我会一直记得我们一起去农贸市场的那些经历。

　　不管是做学术还是从事临床，南加州大学都是一个很棒的地方，那里对我来说就像家一样，我非常幸运可以同那里的同事一起工作，是他们让我的工作成为一场愉悦而又有价值的挑战，在这里我要感谢罗纳尔德·霍尔医生、史蒂芬妮·霍尔医生、萨碧娜·布列克医生、戴蒙·克拉克医生、尤里·格涅克医生、安德莉亚斯·凯撒医生、艾敏·奇安库伊医生、辛重勋医生、大卫·奎恩医生、艾利克斯·卡普隆教授、刚刚过世的大卫·A. 戈德斯坦医生、珍妮弗·马克斯医生、戴莉亚·科普帝护士和雅各布·斯普瑞尔护士。

　　我很荣幸能参与到对医学生、住院医师和研究员的指导工作中，我想要答谢以下的这些实习生，他们都已经成长为了合格的、能令所有病人信赖的医生，他们是：艾莉森·肯尼迪医生、德里克·安德医生、丹尼尔·克莱因医生、布里塔妮·阿布特医生、马特·马丁内兹医生、凯利·范医生、卢卡斯·克鲁兹医生、珍妮弗·洛布医生、詹姆斯·申医生、李明医生，还有悉勒尔·博西昂医生。是你们帮助我成长为一名更好的导师和更好的医生，谢谢你们。

　　我要代表母亲和我自己感谢那些陪伴在她身边也启迪了我的医生们：刚刚逝去的罗伯特·内志医生、约翰·康顿医生、盖里·贝尔兹伯格医生、埃里克·罗宾斯医生、布莱恩·斯杜尔兹医生和唐娜·科纳尔斯基护士。

没有外婆就不会有我人生的种种。感谢你相信我母亲想要成为一名医生的狂野梦想，以及在你的时代之前就相信女性教育和独立的重要性。我多么希望你还在，能够阅读这本书，可我也希望你能够在字里行间的这些故事里长存。我十分感激我的舅舅拉珠·马马能够同我分享关于母亲和外公外婆的故事，谢谢你在我每次去孟买时对我的慷慨招待。还要感谢你仔细阅读这本书，帮我指出了一些事实错误和我记忆中的偏差。我母亲的堂弟汉斯·拉杰·曼昌达医生在她读医学院的时候指导着她每一步的选择，感谢你对母亲和对我们整个家庭长期的友善和慷慨，我很爱你。在旧金山的时候，我同堂弟阿什温度过了一段愉快的时光，我感激他那么多年来给予我的友谊。

亲爱的托尼，谢谢你在本书撰写的过程中给我的支持，也谢谢你机智的幽默和深厚的友谊。

我最深的感谢还要给我的弟弟希达斯，为他的友谊、善良、聪慧和对生命的洞察与包容。你是我最好的朋友，是你让我成为一个更好的人。

我的父母不会明白他们的人生是如何启迪我的，也不明白我为什么要在书里写下他们的故事。他们都是很谦逊的人，我特别感谢他们允许我写下这些他们自己都不太愿意记起的往事。我很感激我的父亲从苦难中积累出来的无穷无尽的智慧，谢谢你成为我的榜样，谢谢你在必要的时候对我的严苛，却无论何时都给我的关爱。

我的母亲是我一直想要成为的那种人，可我似乎永远都赶不上她。是她的爱和鼓励让我能够在这里，成为现在这样一个人。谢谢你给我的情谊和无尽的支持。我永远也无法偿还你给我的母爱。

还有我过去和现在的病人及其家属，是你们让我每天都意识到自己能从事这份工作是多么的荣幸。感谢你们让我进入你们的人生，去共享你们生命中那些悲痛与欢愉的时刻。是你们磨炼了我的耐心，促进了我的思考，让我对此生的美妙与脆弱敞开胸怀。能成为你们的医生是我的荣幸。